U0868985

中央民族大学国家“985工程”项目
ZHONGYANG MINZU DAXUE GUOJIA JIUBAWU GONGCHENG XIANGMU

# 指甲生命信息学

## Nail Life Informatics

主　编＼刘　颖
副主编＼冯金朝　李金淑　秦俊法　李增禧

中央民族大学出版社
China Minzu University Press

**图书在版编目（CIP）数据**

指甲生命信息学/刘颖主编.—北京：中央民族大学出版社，2009.12

ISBN 978-7-81108-757-4

Ⅰ.指…　Ⅱ.刘…　Ⅲ.指（趾）甲—望诊（中医）　Ⅳ.R241.29

中国版本图书馆 CIP 数据核字（2009）第 152936 号

**指甲生命信息学**

主　　编　刘　颖
责任编辑　蔚　然
封面设计　布拉格
出 版 者　中央民族大学出版社
　　　　　北京市海淀区中关村南大街 27 号　邮编：100081
　　　　　电话：68472815（发行部）　　传真：68932751（发行部）
　　　　　　　　68932218（总编室）　　　　　68932447（办公室）
发 行 者　全国各地新华书店
印 刷 者　北京华正印刷有限公司
开　　本　880×1230（毫米）　1/16　印张：20.25
字　　数　495 千字
版　　次　2009 年 12 月第 1 版　2009 年 12 月第 1 次印刷
书　　号　ISBN 978-7-81108-757-4
定　　价　55.00 元

**版权所有　翻印必究**

# 前　言

环境污染和疾病多发是当代面临的两大难题，而随着社会文明和社会生活整体水平的提高，人们对自己生活质量的要求越来越高，对自我健康管理的需求也逐渐增强，各国都在苦苦寻求监督环境和防病健身的简单办法。最近几年，人们逐渐认识到，指甲和头发是环境监测和疾病诊断最为重要的活检生物标记物。

指甲和头发，采样容易，储存方便，样品制备简单，不易感染和玷污，最为广大群众所接受。指甲诊察和头发分析已成为发展中国家最具吸引力的诊断工具，并向人们提供了大量的生命信息。

指甲常被人们称为人体健康的晴雨表、环境污染的指示器和重危疾病的警报器。与头发分析的广泛应用相比，指甲应用则相对报道较少。为全面、科学地了解指甲的生物学本质，完整、系统地掌握指甲的人体代谢规律，继承和研究指甲应用的理论与方法，发扬和普及自我保健管理的技能，我们对涉及指甲的研究成果和临床实践做了力所能及的调查分析，并结合自己的专业知识，写成本书，以飨读者。

感于寻找资料的艰难，本书力求全面、完整地反映古今中外关于指甲的科学研究和临床重大成果。全书分四编 17 章。第一编为指甲生命信息篇，介绍指甲生命信息学说的源流、基础、发展历程及国内外关于指甲的风俗；第二编为指甲生理病理篇，介绍指甲的结构、形态、生长控制及异常；第三编为指甲元素篇，介绍指甲元素、相互关系、正常值及分析应用；第四编为指甲诊病篇，介绍五类指甲诊病方法、临床经验及主要疾病诊断。本书知识新、内容全、图文并茂，许多方面为国内首次论及。

中国医学认为，“盖有诸内者，形诸外”，体内有病，必然会从体表上，包括从指甲上反映出来。传统意义上，指甲探病是以观察人体两手十指指甲的色泽、形态或血气符号的变化，来判断人体疾病或病变程度，属于望诊范畴，是独特的中医诊法之一。该方法简便、安全，经济且有效，不仅适用于广大农村医务人员门诊和巡回医疗，也适合于城乡居民的家庭保健和自我健康管理。

在现代科技发达的今天，指甲元素分析还可以用作环境暴露监测、职业危险性诊断、营养状况评估和疾病的流行病学调查。有人统计，人体疾病首先在指甲上显现出来的比例高达60%。因此，指甲不仅是一把人类共同信赖的、随时随地可以测量健康的尺子，而且也是预报或通报疾病的警报器。指甲作为一种活质，可发出几百种人体疾病和体质变化的生命信息。当然，在指甲生理和实践应用中，还有许多课题值得我们去深入研究。由于作者知识有限，书中可能有许多表述或归纳不确切的地方，对某些问题可能还需进一步探索，错误和不当之处，恳请读者批评指正。

编　者

2009年1月

# 目 录

## 第一编　指甲生命信息篇



## 第二编　指甲生理病理篇

## 第三编　指甲元素篇

# 第四编　指甲诊病篇

第一编

# 指甲生命信息篇

指甲内含有自然界存在的几乎所有元素，含有一切生态物质成分。指甲可反映环境暴露变化和人体膳食摄取状况，也可反映体内元素和其他物质代谢状况。指甲作为一种活质，可发出几百种人体疾病和体质变化的生命信息。

[中]秦俊法　李增禧

# 第一章

# 指甲的生命信息

## 第一节 指甲的奥秘

指甲，古称爪甲。我国殷代甲骨文中已有“爪”字。《说文》中说：“爪，覆手曰爪。”段玉裁注：“仰手曰掌，俯手曰爪，今人以此为叉。”甲骨文的“叉”字象手指夹物之形。甲骨文中的“采”字又像以手指摘取果实之形。这些史料表明，远在商代（约公元前16—前11世纪），人们已经认识到爪甲有覆盖指、趾末端，抓取物类的功能。战国时《列子·天瑞》说：“亦如人自世（生）至老，貌色智态，无日不异，皮肤爪发随世（生）随落。”《尸子·君治》说：“禹于是疏河决江，十年未阚其家，手不爪，胫不毛，生偏枯之疾。”这些论述说明，在战国时代（前475—前221），人们已认识到爪甲和毛发一样，无时不在生长，疾病时爪甲会发生变化，大禹治水中患偏枯病，爪甲枯萎（靳士英，1995）。

人的指甲是由皮肤衍生出来的一种平而坚硬的细胞角朊所组成，它们在胎儿8-12周之间的胚胎期开始发育，到13周时，在甲弧影部位开始形成甲板，23-36周时，完成一个完整的甲板——手指甲和脚趾甲。在中国传统医书中统称爪甲，或“指”、“趾”通用。

关于指甲的功能，美国当代灵长类学缔造者约翰·内皮尔（2001）这样描述：指甲的主要功能是为肉质的指尖提供坚硬的支撑和保护硬壳，这对于操纵微小的物体以及分辨物质的质地至关重要。次要的功能很多——从给手表上发条到打开玻璃胶纸的包装。习惯性咬指甲有许多恶劣的情绪提示，但是更为糟糕的损失是，咬指甲者失去了切刀、钳子、刮刀和螺丝刀等一套与生俱来的工具。指甲对内部环境和对外界环境不同条件的反应，长期以来医生们很感兴趣，尽管不引人注目，但指甲是医生视诊的一个重要方面。指甲是健康的一个晴雨表。纵向的条痕，脆弱的甲板，横沟，半月的大小，通过半透明的指甲见到的底板颜色以及甲板上的斑点，都是健康的某种指征。任何严重的疾病——体质的或精神性的——都会在每个指甲上留下横条的凹陷。

在古代，指甲印也像指纹一样，被制陶者用来作为装饰烘烤在陶器上。一些古籍中还留有“莫邪剪爪铸剑”（《吴越春秋》）、“成汤断爪求雨”（《吕氏春秋》）的传说。有些科学家又把指甲看作是反映健康的“镜子”，或称为“体质的窗户”（陈济光，1989），“通报疾病的警报器”（东禹彦，2000）。

指甲内含有自然界存在的几乎所有元素，含有一切生态物质成分。指甲可反映环境暴露变化和人体膳食摄取状况，也可反映体内元素和其他物质代谢状况。作为一种药物，指甲有或曾经有某种医疗应用价值；作为一种活质，指甲可发出几百种人体疾病和体质变化的生命信息。经过医家对文献的稽考、梳理、归纳以及临床观察、验证，一门具有中国特色的学科——中华指甲学正趋成熟完善之中。

## 第二节　指甲生命信息学说的源流

指甲生命信息学说形成于战国至秦汉时期，隋唐至明清时期有所发展，现代有了突破。

### 一、理论基础

传统指甲生命信息学说的核心是望甲诊病。《内经》奠定了甲诊的理论和实践基础。《四库全书简明目录》在介绍《黄帝内经》（简称《内经》）时说："其书云出上古，固未必然，然亦周、秦间人传述旧闻，著之竹帛。"医史专家认为此说基本上是正确的，亦即《内经》并非一时一人之手笔，成书大致是在战国至秦汉时期（甄志亚，1984）。牛兵占（2003）则倾向于认为在公元前91年至公元前26年之间，即在西汉时期。有人统计，《内经》所引用的古代医书达21种，可见古人关于甲诊的论述还要更早些。

#### （一）肝华在爪说

《素问·六节藏家论》载："肝者，罢极之本，魂之居也，其华在爪，其充在筋，以生血气。"《素问·五藏生成篇》又云："肝之合筋也，其荣爪也，其主肺也。"这些论述说明，指甲的荣枯直接关系到"筋"，进一步关系到"肝"的盛衰现象，指甲为肝所主宰，肝为罢极，即四肢之本。

《素问·五藏生成篇》还云："肺之合皮也，其荣毛也，其主心也"，"心之合脉也，其荣色也，其主肾也"，"肾之合骨也，其荣发也，其主脾也"，"脾之合肉也，其荣唇也，其主肝也"。这说明肝与肺、心、肾、脾之间又有着密切的联系。

不仅如此，五脏和六腑之间也有密切的关系。《灵枢·本输》曰："肺合大肠，大肠者传道之府。心合小肠，小肠者，受盛之府。肝合胆，胆者中精之府。脾合胃，胃者五谷之府。肾合膀胱，膀胱者，津液之府也。三焦者，中渎之府也。"《素问·六节藏象论》云："脾胃大肠小肠三焦膀胱者，仓廪之本，荣之居也。名曰器，能化糟粕，转味而入出者也，其华在唇四白，其充在肌……凡十一藏，取决于胆也。"

五脏和目、舌、口、鼻、耳之间也有密切联系。《素问·阴阳应象大论篇》中说："肝生筋，筋生心，肝主目。心生血，血生脾，心主舌。脾生肉，肉生肺，脾主口。肺生皮毛，皮毛生肾，肺主鼻。肾生骨髓，髓生肝，肾主耳。"

#### （二）经络起止说

《灵枢·经脉》载："肺手太阴之脉，起于中焦，下络大肠……循鱼际，出大指之端。其支者，从腕后直出次指内廉出其端"；"大肠手阳明之脉，起于大指次指之端，循指上廉，出合谷两骨之间”；“胃足阳明之脉，起于鼻之交頞中……其支者，别跗上，入大指间，出其端”；“脾足太阴之脉，起于大指之端，循指内侧白肉际”；“心手少阴之脉，起于心中……循小指之内出其端”；“小肠手太阳之脉，起于小指之端，循手外侧上腕出踝内”；“膀胱足太阳之脉，起于目内眦，上额交巅……其支者……至小指外侧”；“肾足少阴之脉，起于小指之下，邪趋足心”；“心主手厥阴心包络之脉，起于胸中……其支者……入掌中，循中指出其端。其支者，别掌中，循小指次指出其端”；“三焦手少阳之脉，起于小指次指之端，上出两指之间，循手表腕，出臂外两骨之间”；“胆少阳之脉，起于目锐眦……其直者……循足跗上，入小指次指之间。其支者，别跗上，入大指之间，循大指歧骨内出其端，还贯爪甲，出三毛”；“肝足厥阴之脉，起于大指丛毛之际，上循足跗上廉”。由此可知，人身十二条经脉的起止部位都在指甲周缘。

指甲亦处于十二经脉井穴的位置，具有经络脉气所发的初始优势，通过经络气血使指甲与五脏六腑、四肢百节保持密切的联系。《灵枢·本输》有如下记述：“肺出于少商。少商者，手大指端内侧也，为井水……手太阴经也”；“心出于中冲。中冲者，手中指之端也，为井木……手少阴也”；“肝出于大敦。大敦者，足大指之端及三毛之中也，为井木……足厥阴也”；“脾出于隐白。隐白者，足大指之端内侧也，为井木……足太阴也”；“肾出于涌泉。涌泉者，足心也，为井木……足少阴经也”；“膀胱出于至阴。至阴者，足小指之端也，为井金……足太阳也”；“胆出于窍阴。窍阴者，足小指次指之端也，为井金……是少阳也”；“胃出于厉兑。厉兑者，足大指内次指之端也，为井金……是足阳明也”；“三焦者，上合手少阳，出于关冲。关冲者，手小指次指之端也，为井金……手少阳经也”；“手太阳小肠者，上合手太阳，出于少泽。少泽，小指之端也，也为井金……手太阳经也”；“大肠上合手阳明，出于商阳。商阳，大指次指之端也，也为井金……手阳明也”。

### （三） 经筋网络说

在经络系统中，十二经筋所起所行，与十二经脉多相合，其中有小异者，乃其支别。但经筋扩大了经脉与指甲的联系，正如《灵枢识》所述：“虽经筋所行之部，多与经脉相同，然其所结所盛之处，则唯四肢溪谷之间为最，以筋会以节也。筋属木，其华在爪，故十二经筋皆起于四肢指爪之间，而后盛于辅骨，结于肘腕，系于膝关，联于肌肉，上与颈项，终于头面，此人身经筋之大略也。”又云：“然一身之筋，又皆肝之所生，故唯足厥阴之筋络诸筋。”此又印证了肝荣爪之说。

《内经》论述经筋起于爪甲，普遍反映与四肢及所述部位病征的关系，以手三阳、手三阴经筋为例，《灵枢·经筋篇》有如下所述：“手太阳之筋，起于小指之上，结于腕，上循臂内廉，结于肘内锐骨之后，弹之应小指之上，入结于腋下。其支者，后走腋后廉，上绕肩胛，循颈出走太阳之前，结于耳后完骨。其支者，入耳中。直者，出耳上下，结于颔，上属目外眦。其病小指支肘内锐骨后廉痛，循臂阴入腋下，腋下痛，腋后廉痛，绕肩胛引颈而痛，应耳中鸣痛，引颔目瞑，颈筋急则为筋痿颈肿。”“手少阴之筋，起于小指次指之端，结于腕，上循臂，结于肘……其病当所过者，即支转筋，舌卷。”“手阳明之筋，起于大指次指之端……其病当所过者支痛及转筋，肩不举，颈不可左右视。”“手太阴之筋，起于大指之上……其病当所过者，支转筋痛，甚成息贲，胁急，吐血。”“手心主之筋，起于中指，与手太阴之筋并行……其痛当所过者，支转筋，胸痛息贲。”“手少阴之筋，起于小指之内侧……其病当所过者，支转筋，筋痛，其成伏梁而唾脓血者，死不治。经筋之病，寒则反折筋急，热则筋纵不收，阴痿不用。阳急则反折，阴急则俯不伸。”

（四）皮部四末说

指甲为皮肤之附属物，按《内经》的说法，属“皮之部”。《素问·皮部论》云：“凡十二经脉者，皮之部也。”而皮部的精华全输于四肢端末，《灵枢·卫气失常》云：“皮有部，肉有柱，血气有轮，骨有属。皮之部，输于四末……”故皮肤的表现主要反映于指甲。

人体的身体结构，从表到里是皮、脉、筋、骨几个层次，它们既是生理机能互相连结的层次，又是病邪入侵先后传变的层次。《素问·皮部论》说：“皮有分部，脉有经纪，筋有结络，骨有度量。其所主病各异，别其分部左右上下，阴阳所在，病之始终。”又说：“是故百病之始生也，必先于皮毛，邪中之，则腠理开，开则入客于络脉，留而不去，传入于经，留而不去，传入于腑，廪于肠胃……感虚乃陷下，其留于筋骨之间。寒多则筋挛骨痛，热多则筋弛骨消，肉铄䐃破，毛直而败。”由此亦可推测，其病可最先反映于皮部之指甲上。

（五）根结开合说

手足三阳经的经脉皆自“井穴”而出，并通过“经穴”、“合穴”或“原穴”，入于颈部及络脉。而这些“井穴”均在四肢末端附近。《灵枢·根结》载：“足太阳根于至阴，溜于京骨，注于昆仑，入于天柱、飞扬也。足少阳根于窍阴，溜于丘墟，注于阳辅，入于天容、光明也。足阳明根于厉兑，溜于冲阳，注于下陵，入于人迎、丰隆也。手太阳根于少泽，溜于阳谷，注于小海，入于天窗、支正也。手少阳根于关冲，溜于阳池，注于支沟，入于天牖、外关也。手阳明根于商阳，溜于合谷，注于阳溪，入于扶突、偏历也。”

足三阴三阳经都根于四肢末端，而分别结于头、胸、腹等部位。从根部到结部的走向都是由四肢走向躯干，十二经的经气都是出自四肢末端，而分别走向头面及躯干内脏，渐行渐深，渐行渐大的。《灵枢·根结》载：“太阳根于至阴，结于命门，命门者目也。阳明根于厉兑，结于颡大者钳耳也。少阳根于窍阴，结于窗笼，窗笼者耳中也。”“太阴根于隐白，结于太仓。少阴根于涌泉，结于廉泉。厥阴根于大敦，结于玉英，络于膻中。”

经络根部位于指甲周缘，专司开合枢转，开合正常，则生机通达，关折 枢败，则百病由是而生。《灵枢·根结》指出：“太阳为开，阳明为合，少阳为枢。故开折则肉筋渎而暴病起矣，合折则气无所止息而痿疾起矣，枢析即骨繇而不安地。”又曰：“太阴为开，厥阴为合，少阴为枢。故开折则仓廪无所输膈洞，合折即气绝而喜悲，枢折则脉有所结而不通。”

指甲与经络开合的关系，在《素问·阴阳离合论》中亦有详细论述。《内经》记载：“圣人南面而立，前曰广明，后曰太冲，太冲之地，名曰少阴，少阴之上，名曰太阳。太阳根起于至阴，结于命门，名曰阴中之阳。中身而上，名曰广明，广明之下，名曰太阴，太阴之前，名曰阳明，阳明根起于厉兑，名曰阴中之阳。厥阴之表，名曰少阳，少阳根起于窍阴，名曰阴中之少阳。是故三阳之离合也，太阳为开，阳明为合，少阳为枢，三经者，不得相失也，博而勿浮，名曰一阳。”又载：“外者为阳，内者为阴，然则中为阴，其冲在下，名曰太阴，太阴根起于隐白，名曰阴中之阴。太阴之后，名曰少阴，少阴根起于涌泉，名曰阴中之少阴。少阴之前，名曰厥阴，厥阴根起于大敦，阴之绝阳，名曰阴之绝阴。是故三阴之离合，太阴为开，厥阴为合，少阴为枢，三经者，不得相失也，博而勿浮，命曰一阴。阴阳雩重，积传为一周，气里形表而为相成也。”

经络有根有结，而爪甲处于根部的优势地位，故能调节经络开合枢机，凡内外因素所致阴阳失调，均能反映于指甲的各个层次。

（六）气血濡养说

气血的生成、运行及作用与指甲密切相关。《灵枢·邪客》认为：“五谷入于胃也，其糟粕、津液、宗气分为三隧。故宗气积于胸中，出于喉咙，以贯心脉而行呼吸焉。营气者，泌其津液，注之于脉，化以为血，以营四末，内注五脏六腑，以应刻数焉。卫气者，出其悍气之慓疾，而先行于四末、分肉、皮肤之间，而不休者也，常从足少阴之分间行于五脏六腑。”

关于气血在指甲生理病理中的重要性，《素问·五藏生成篇》指出：“诸脉者皆属于目，诸髓者皆属于脑，诸筋者皆属于节，诸血者皆属于心，诸气者皆属于肺，此五支八谿之朝夕也。故人卧血归于肝，肝受血而能视，足受血而能步，掌受血而能握，指受血而能摄。”《素问·调经论篇》指出：“人之所有者，血与气耳。”又云：“五藏之道，皆出于经隧，以行血气，血气不和，百病乃变化而生……气有余，则喘咳上气，不足则息利少气。血有余则怒，不足则恐。”

《内经》还指出了因气血失调而引起的疾病及相关经络的腧穴所主治的疾病，如《灵枢·经脉》指出：“胃足阳明之脉……是动则病洒洒振寒，善伸数欠颜黑。是主血所生病者，狂疟，温淫汗出，鼽衄，口呐唇胗，颈肿喉痹，大腹水肿，膝膑肿痛，循膺、乳、气街、股、优兔、骭外廉、足跗上皆痛，中指不用”；“三焦于少阳之脉……是动则病耳聋浑浑焞焞，嗌肿喉痹。是主气所生病者，汗出，目锐眦痛，颊痛，耳后肩需肘臂外皆痛，小指次指不用”；“手太阴气绝则皮毛焦，皮毛焦则津液去皮节，津液去皮节者则爪枯毛折，毛折者则毛先死”；“足厥阴气绝则筋绝……筋急，筋急则引舌与卵，故唇青舌卷卵缩则筋先死”。

由此可见，四肢爪甲与气血的关系非常密切，血虚、血瘀、血热、血贲，均足以引起指甲形质变化；气虚、气焰、气滞、气逆，皆能导致指甲偏枯晦涩；气血津液的错综胶结，更会融汇层叠多种甲象。

## 二、临床观察

《内经》对指甲的形质、四肢爪甲与病证的关系曾有多篇论述。

（一）指甲的形质

《灵枢·本藏》载：“肝应爪，爪厚色黄者，胆厚；爪薄色红者，胆薄；爪坚色青者，胆急；爪濡色赤者，胆缓；爪直色白无约者，胆直；爪恶色黑多纹者，胆结也。”从这段论述可以看出，当时已经观察到指甲的形质包括厚、薄、坚、濡、外形端直、粗恶、纹理有无；色泽包括黄、红、青、赤、白、黑诸色。当然，这些形质、色泽的变化虽均属与常人禀赋不同，亦是正常范围内的形色偏颇，但也有病理状态下指甲形态变化的记述，特别是“爪枯”。

### （二）爪枯与疾病

上文提到，手太阴气绝时皮毛焦、爪枯、毛折。在《灵枢·阴阳二十五人》中还记述：“足少阳之上，气血盛则通髯美长；血多气少则通髯美短；血少气多则少髯，血气皆少则无须，感于寒湿则善痹，骨痛爪枯也。”这说明肺（手太阴经为肺经）、胆（足少阳经为胆经）功能障碍所致疾病可能出现指甲干枯的现象。《素问·五藏生成篇》记载了饮食单一化或偏食癖者引起的甲象变化：“是故多食咸，则脉凝泣而色变；多食苦，则皮槁而毛拔；多食辛，则筋急而爪枯；多食酸，则肉胝䐢而唇揭；多食甘，则骨痛而发落。此五味之所伤也。”在《灵枢·痿论篇》中还提到：“肝热者，色苍而爪枯。”可见，爪枯主要见于热病的肺气厥、肝热、寒湿痹、五脏气绝等症，其病机为气血津液的不足。

### （三）四肢障碍与风痹痿厥证

风、痹、痿、厥四大证均为重笃病证，《内经》中已记述四肢以至爪甲见证。如在《素问·风论篇》中记载：“脾风之状，多汗恶风，身体怠惰，四肢不欲动，色薄微黄，不嗜食。”《素问·痹论篇》记载：“脾痹者，四肢解惰，发欬呕叶，上为大塞。”《素问·痿论篇》记载：“骨痿者，生于大热也。何以别之？肺热者，色白而毛败。心热者，色赤而络脉溢。肝热者，色苍而爪枯。脾热者，色黄而肉蠕动。肾热者，色黑而齿槁。”《素问·厥论篇》记载：“寒厥……阳气衰不能渗营其经络，阳气日损，阴气独在，故手足为之寒也；热厥……阴气虚则阳气入，阳气入则胃不和，胃不和则精气竭，精气竭则不营于四肢也……肾气日衰，阳气独胜，故手足为之热也。”又载：“三阴俱逆，不得前后，使人手足寒，三日死。”

四肢不用还与阴阳失调有关。《素问·阴阳别论篇》记载：“三阳三阴发病，为偏枯痿易，四肢不举”，“结阳者，肿四肢”。与“偏枯”病略有区别的“痱”病，也存在四肢障碍。《灵枢·热病》记述：“痱之为病也，身无痛者，四肢不收；智乱不甚，其言微知，可治；甚则不能言，不可治也。”

### （四）四肢不用与经脉功能

经脉不但能够运行气血，濡养周身，而且还可以用来决断生死，诊断百病，调和虚实、治疗疾病。经脉的虚实病证亦可在四肢爪甲上表现出来。如在《灵枢·经脉》中就记有不少见证。现引录于下：

1. 手太阴肺经

是动则病：肺胀满，膨膨而喘咳，缺盆中痛，甚则交两手而瞀，此为臂厥。是主肺所生病者：咳，上气，喘渴烦心，胸满，臑臂内侧前廉痛厥，掌中热。

2. 手阳明大肠经

是动则病：齿痛，颈肿。是主津液所生病者：目前，口干，鼽衄，喉痹，肩前臑痛，大指次指痛不用。

3. 足阳明胃经

是动则病：洒洒振寒，善伸数欠，颜黑，病至则恶人与火，闻木声则惕然而惊，心欲动，独闭户塞而处，甚则欲上高而歌，弃衣而走，贲响腹胀，是为骭厥。是主血所生病者：狂疟，温淫，汗出，鼽衄，口㖞唇胗，颈肿，喉痹，大腹水肿，膝膑肿痛，循膺、乳、气街、股、伏兔、骭外廉、足跗上皆痛，中指不用。

4. 足太阴脾经

是动则病：舌本强，食则呕，胃脘痛，腹胀善噫，得后与气，则快然如衰，身体皆重。是主脾所生病者，舌本痛，体不能摇，食不下，烦心，心下急痛，溏、瘕、泄、水闭、黄疸，不能卧，强立股膝内肿、厥，足大指不用。

5. 手少阴心经

是动则病：嗌干，心痛，渴而欲饮，是为臂厥。是主心所生病者：目黄，胁痛，臑臂内后廉痛厥，掌中热。

6. 手太阳小肠经

是动则病：嗌痛颔肿，不可以顾，肩似拔，臑似折。是主液所生病者：耳聋，目黄，颊肿，项颔肩、臑、肘臂外后廉痛。

7. 足太阳膀胱经

是动则病：冲头痛，目似脱，项似拔，脊痛，腰似折，髀不可曲，腘如结，踹如裂，是为踝厥。是主筋所生病者：痔，疟，狂、癫疾，头额项痛，目黄，泪出，鼽衄，项、背、腰、尻、腘、踹、脚皆痛，小指不用。

8. 足少阴肾经

是动则病：饥不欲食，面如漆柴，咳唾则有血，喝喝而喘，坐而欲起，目䀮䀮如无所见，心如悬若饥状。气不足则善恐，心惕惕如人将捕之，是为骨厥。是主肾所生病者：口热，舌干，咽肿，上气，嗌干及痛，烦心，心痛，黄疸，肠辟，脊、股内后廉痛，痿、厥，嗜卧，足下热而痛。

9. 手厥阴心包经

是动则病：手心热，臂、肘挛急，腋肿。甚则胸胁支满，心中憺憺大动，面赤，目黄，喜笑不休。是主脉所生病者：烦心，心痛，掌中热。

10. 手少阳三焦经

是动则病：耳聋浑浑焞焞，嗌肿，喉痹。是主气所生病者；汗出，目锐眦痛，颊肿，耳后、肩臑、肘、臂外皆痛，小指次指不用。

11. 足少阳胆经

是动则病：口苦，善太息，心胁痛不能转侧，甚则面微有尘，体无膏泽，足外反热，是为阳厥。是主骨所生病者：头痛，颔痛，目锐眦痛，缺盆下肿痛，腋下肿，胸胁、肋、髀、膝外至胫、绝骨外踝前，及诸节皆痛，小指次指不用。

12. 足厥阴肝经

是动则病：腰痛不可俯仰，丈夫溃疝，妇人少腹肿，甚则嗌干，面尘脱色。是主肝所生病者：胸满，呕逆，飧泄，狐疝，遗溺、闭癃。

以上说明，经脉功能的病证可最先在指甲周围组织反映出来。指甲周围温度变化及四肢皮肤功能改变，不仅影响指甲生长速度，而且影响指甲形质。

（五）四肢爪甲与脾病

脾和胃同属于消化系统的主要脏器，被称为气血生化之源，后天之本。《素问·三部九候论篇》认为："人有三部，部有三候，以决生死，以处百病，以调虚实，而除邪疾。"三候者，有天有地有人也。下部之天以候肝，下部之地以候肾，下部之人以候脾胃之气。脾胃之气，"太过则令人四肢不举；其不及，则令人九窍不通。"《素问·太阴阳明篇》又载："脾病而四肢不用，何也？四肢皆禀气于胃，而不得至经，必因于脾，乃得禀也。今脾病不能为胃行其津液，四肢不得禀水谷气，气日以衰，脉道不利，筋骨肌肉，皆无气以生，故不用焉。"由此可知，脾胃对四肢爪甲生理是何等的重要。

临床也观察到，脾气虚弱就会使手足不能运动，五脏不能安和；脾气壅滞，会出现腹部胀满，小便不利等症状。《灵枢·本神》记载："脾藏营，营舍意，脾气虚则四肢不用，五脏不安，实则腹胀经溲不利。"另一种叫"血枯"病的，也有类似情况。《素问·腹中论篇》记载："有病胸胁支满者，妨于食，病至则先闻腥臊臭，出清液，先唾血，四肢清，目眩，时时前后血。"还有一种"黄疸"病，也与脾病有关。《灵枢·论疾诊尺》记载："目赤色者病在心，白在肺，青在肝，黄在脾，黑在肾。"又载："身痛而色微黄，齿垢黄，爪甲上黄，黄疸也。"可见，指甲黄与脾病有关。

## 第三节 传统指甲生命信息学说的形成与发展

汉晋至明清时期，传统指甲生命信息学说得到了继承和发展：一是沿用了《内经》重视观察爪甲及"视其外应，以知其内脏，测知所病矣"的理论和经验；二是丰富了四肢爪甲与疾病关系的临床知识；三是提出了察声色定死生的要诀；四是发明了判断疾病的具体观察方法；五是确定了诊爪甲法的临床意义和地位；六是记录了药物可致甲色异常的结果；七是萌发了观四末治未病的思想。

### 一、汉晋时期

这一时期对传统指甲生命信息学说发展有贡献的主要著作有《难经》、《金匮要略》、《中藏经》和《脉经》。

（一）《难经》的记载

传统指甲生命信息学说源于《内经》，而《难经》（原名《黄帝八十一难经》）则是继《内经》之后的又一部中医古典著作，传说为战国时秦越人（扁鹊）所作，但有待进一步考证。书中提出对脏腑病疑之间，有时要从四肢见证加以鉴别。如《难经·十六难》载："其内证脐左有动气，按之牢若痛，四肢闭满，癃溲便难转筋，有是者肝也，无是者非也"；"其内证当脐有动气按之牢若痛，腹胀满食不消、体重、节痛、怠惰嗜卧，四肢不收，有是者脾也，无是者非也”。《难经·五十六难》又载：“脾之积名痞气，在胃脘覆大如盘久不愈，令人四肢不收。”可见，对发病机理不同而脐周动气按之若痛和四肢征象并见时，四肢胀满者归入肝病，而四肢不收者归入脾病。

在《难经·六十难》中还记载：“手足青者，即真心痛。真心痛者，旦发夕死，夕发旦死。”

### （二）《金匮要略》的记载

《金匮要略》成书于公元3世纪初，系东汉时期张仲景（约150—219）所著。

张仲景在该书中记述了许多关于中暍、中风、历节、虚劳、寒疝、痰厥、水肿、黄疸、下利等病证的四肢见证，现择部分摘录如下。

《痉湿暍病脉证治》：“太阳中暍，发热恶寒，身重而头痛，小便已，洒洒然毛耸，手足逆冷，小有劳，身即热，口开，前板齿燥。”

《疟病脉证并治》：“阴气孤绝，阳气独发，则热而少气烦冤，手足热而欲呕，名曰瘅疟。”

《中风历节病脉证并治》：“大风，四肢烦重，心中恶寒不足”；“(历节病）诸肢节疼痛，身体尫羸，脚肿如脱，头眩短气，温温欲吐”。

《血痹虚劳病脉证并治》：“劳之为病，其脉浮大，手足烦，春夏剧，秋冬差，阴寒精自出，酸削不能行”；“(阳气虚衰）脉沉小迟，名曰脱气，其人疾行则喘喝，手足逆寒，腹满，甚则溏泄，食不消化也”；“(虚劳病脾虚营弱）虚劳里急，悸，衄，腹中痛，梦失精，四肢酸疼，手足烦热，咽干口燥”。

《腹满寒疝宿食病脉证治》：“(阴寒性腹痛）寒疝绕脐痛，若发则自汗出，手足厥冷，其脉沉弦”；“寒疝腹中痛，逆冷，手足不仁”。

《痰饮咳嗽病脉证并治》：“胸中有留饮，其人短气而渴，四肢历节痛。脉沉者，有留饮。”

《水气病脉证并治》：“脾水者，其腹大，四肢苦重，津液不生，但苦少气，小便难；肾水者，其腹大，脐肿腰痛，不得溺，阴不湿如牛鼻上汗，其足逆冷，面反瘦。”又载：“皮水为病，四肢肿，水气在皮肤中，四肢聂聂动”；“(气分病）寒气不足，则手足逆冷；手足逆冷，则营卫不利；营卫不利，则腹满胁鸣；阳气不通即身冷，阴气不通即骨疼；阳前通则恶寒，阴前通则痹不仁”。

《黄疸病脉证并治》：“夫病酒黄疸，必小便不利，其候心中热，足下热，是其证也”；“额上黑，微汗出，手足心热，薄暮即发，膀胱急，小便自利，名曰女劳疸；腹如水状，不治”。

《呕吐哕下利病脉证治》：“下利，手足厥冷，无脉者，灸之不温，若脉不还，反微喘者死；少阴负趺阳者为顺也”；“下利后脉绝，手足厥冷，晬时脉还，手足温者生，脉不还者死”。

张仲景特别强调未病先防、有病早治的思想。认为疾病的发生变化，原因虽多，无非三种情况，一旦发觉四肢重滞，就应及早治疗。如《脏腑经络先后病脉证》中说：“客气邪风，中人多死，千般疢难，不越三条：一者，经络受邪，入脏腑，为内所因也；二者，四肢九窍，血脉相转，壅塞不通，为外所中也；三者，房室、金刃、虫兽所伤。以此详之，病由都尽。若人能慎养，不令邪风干忤经络；适中经络，未流传脏腑，即医治之；四肢才觉重滞，即导引、吐纳、针灸、膏摩，勿令九窍闭塞；更能无犯王法、禽兽灾伤，房室勿令竭乏，服食节其冷热苦酸辛时，不遗形体有衰，病则无由入腠理。”

### （三）《中藏经》的记载

《中藏经》传说为华佗所作，华佗的外孙邓处中为该书作序，但颇不足信，疑为六朝人假托华佗之名所作。

《中藏经》首次提出了察手足辨生死的方法。主张甲象与症状合参，每遇危难重病，常诊察指甲以决生死。

在《诸病察手足辨死法》中指出：“手足爪甲肉黑色青者死”；“筋绝、魂惊、虚恐，手足爪甲青，呼骂不休，八九日死”。

在《论脾脏虚实寒热生死逆顺脉证之法》中又指出：“脾病，面黄，体重，失便，目直视，唇反张，手足爪甲青黑，四肢逆，吐食，百节疼痛不能举，其脉当浮大而缓，今反弦急，其色当黄而反青，此十死不治也。”

### （四）《脉经》的记载

《脉经》为西晋王叔和（210—285）所撰。该书记载诸病四肢爪甲见证甚多，摘录如下：

《诊五脏六腑气绝证候》：“病人筋绝九日死，何以知之？手足爪甲青，呼骂不休”；“病人脾绝十二日死，何以知之？口冷足肿，腹热胪胀，泄利不觉，出无时度”。

《诊百病死生诀》：“诊人心腹积聚，其脉坚强急者生，虚弱者死。其脉大腹大胀，四肢逆冷，其人脉形长者死”；“上气喘息低昂，其脉滑手足温者生，脉涩四肢寒者死”；“人内外俱虚，身体冷而汗出，微呕而烦扰，手足厥逆，体不得安静者死”。

《扁鹊华佗察声色要诀》：“病人爪甲青者死”；“病人爪甲白者不治”；“病人手足爪甲下肉黑者八日死”；“病人手掌肿无纹者死”；“病人脉绝口张足肿者五日死”；“病人足趺肿，呕吐头重者死”；“病人足趺上肿，两膝大如斗者十日死”；“面色微黄，齿垢黄，爪甲上黄，黄疸也。安卧，小便黄赤，脉小而涩者不嗜食”。

《扁鹊诊诸反逆死脉要诀》：“病若谵言妄语，身当有热，脉当洪大，而反手足四逆，脉反沉细微者死”；“病若四肢厥逆，脉反浮大而短者死。”

《热病五脏气绝死日证》：“外见瞳子青小，爪甲枯，发堕，身涩，齿挺而垢。人皮面厚尘黑，咳而唾血，渴欲数饮，大满，此五脏绝，表病也。”

## 二、隋唐宋元时期

这一时期的临床有关见证主要反映在《巢氏诸病源候总论》（《诸病源候论》）及《儒门事亲》中，也散见于其他一些著作中。

### （一）《诸病源候论》的记载

隋代巢元方著《诸病源候论》成书于公元610年。该书提到风病、虚劳病、疰病、黄疸、积聚病、注病、四肢病、小儿杂病等，并均可见到四肢爪甲见证，并提到两种毒药可致指甲色泽异常。

《风病诸候》（卷一）：“脾中风，踞而腹满，身通黄，吐咸汁出者，可治。若手足青者，不可复治”；“风腲退者，四肢不收，身体疼痛，肌肉虚满，骨节懈怠，腰脚缓弱，不自觉知是也”；“风痱之状，身体无痛，四肢不收，神智不乱，一臂不随者，风痱也，时能言者可治，不能言者不可治”；“诊脾脉缓者为风痿，四肢不用。又心脉肾脉俱至，则难以言，九窍不通，四肢不举，肾脉来多即死也”。

《虚劳病诸候上》（卷三）：“夫虚劳者，五劳六极七伤是也……三曰筋极，令人数转筋，十指爪甲皆痛，苦倦不能久立；四曰骨极，令人瘦削，齿苦痛，手足烦疼，不可以立，不欲行动。”

《虚劳病诸候下》（卷四）：“夫蒸病有五，一曰骨蒸，其根在肾，腰疼，两足逆冷，手心常热；二曰脉蒸，其根在心，日增烦闷，掷手出足……五曰内蒸，亦名血蒸，其根在五脏六腑，骨肉自消，饮食无味，或皮燥而无光，蒸盛之时，四肢渐细，足趺肿起。又有二十三蒸……六曰筋蒸，甲焦……”

《黄病诸候》（卷十二）：“（黄疸候）黄疸之病，此由酒食过度，腑脏不和，水谷相并，积于脾胃，复为风湿所博，瘀结不散，热气郁蒸。故食已如饥，令身体面目及爪甲小便尽黄，而欲安卧。若身体多赤黑多青皆见者，必寒热身痛，面色微黄，齿垢黄，爪甲上黄，黄疸也。渴而疸者，其病难治。疸而不渴，其病可治”；“（酒疸候）夫虚劳之人，若饮酒多进谷少者，则胃内生热，因大醉当风入水，则身目发黄，心中懊痛，足胫满，小便黄，面发赤斑。若下之久久变为黑疸，面目黑，大便正黑，皮肤抓之不仁，其脉浮弱。心中热，足下热，是其候证明也”。

《积聚病诸候》（卷十九）：“诊得肝积，脉弦而细，两胁下痛，邪走心下，足胫寒，胁下引小腹，男子积疝也，女子病淋也。身无膏泽，喜转筋，爪甲枯黑，春瘥秋剧，色青也。”

《注病诸候》（卷二十四）：“（凉注）心下乍热乍寒，一年之后，四技重，喜卧，噫酢，体常浮肿，往来不时，皮肉黑，羸瘦生澼，目黄，爪甲及口唇青。”

《虫毒病诸候》（卷二十六）：“又有两种毒药，并名当孤草，其一种著人时脉浮大而洪，病发时啬啬恶寒，头微痛干呕，背通急口噤，不觉嚼舌，大小便秘涩，眼匡、唇口、指甲颜色皆青是也。又一种当孤草毒者，其病发时，口噤而干，舌不得言，咽喉如锥刀刺，胸中甚热，髆胛满，不至百日，身体、唇口、手脚指甲青而死。”

《唇口病诸候》（卷三十）：“代指者，其指先肿，焮焮热痛，其色不黯，然后方缘爪甲边结脓，极者爪甲脱也，亦名代甲，亦名糟指。夫爪甲筋之余也，由筋骨热盛气涩不通，故肿结生脓而爪甲脱”；“手足爪甲际皮剥起，谓之逆胪。风邪入手腠理，血气不和故也”。

《小儿杂病诸候》（卷四十六）：“黄疸之病，由肠胃气实，而外有温气积之，变生热，热博水谷，气蕴积成黄，蒸发于外。身疼，背强，大小便涩，皮肤、面目、齿、爪皆黄。小便如屋尘色，著物皆黄是也。”

《小儿杂病诸候》（卷四十七）：“小儿腹痛，多由冷热不调，冷热之气与脏腑相击，故痛也。其热而痛者，则面赤或壮热，四肢烦，手足心热是也。冷而痛者，面色或青或白，甚者乃至面黑，唇口、爪皆青是也。”

（二）《千金要方》的记载

《千金要方》，唐代医家孙思邈（581—682）撰。该书中说：“故风毒中人，或先中手足十指。”

（三）《儒门事亲》的记载

《儒门事亲》，金朝张从正著述，成书于公元1217—1221年间。该书记述了风病、寒病、厥病的爪甲见证以及扁鹊华佗察声色定死生诀要和诊百病死生诀，现摘要引录如下。

卷一《指风痹痿厥近世差玄说二》：“夫风之为状，善行而数变；痹之为状，麻木不仁；痿之为状，两足痿弱不能行用；厥之为状，手足及膝下或寒或热也”；“然厥当分二种，次分五脏。所谓二种者，有寒厥，亦有热厥。阳气衰于下则为寒厥，阴气衰于下则为热厥。热厥为手足热也，寒厥为手足寒也……又五络皆会于耳中，五络俱绝，则令人身脉皆动，而形体皆无所知，其状如尸，故曰尸厥。有涎如拽锯，声在喉咽中为痰厥，手足搐搦者为风厥，因醉而得之为酒厥，暴怒而得之为气厥，骨痛爪枯为骨厥，两足指恋急、屈伸不得、爪甲枯结为臂厥，身强直如橡者为肝厥，喘而惋者、狂走攀登为阳明厥，皆气逆之所为也”。

卷四《寒六》：“夫寒者，是太阳寒水之主也……屈伸不便，上下所出不禁，目盲，坚痞，色炱，渴而饮冷积水，足浮肿，囊缩，四肢冷，爪甲青，心火为病。”

卷十一《风论》：“大风头风眩晕，手足麻痹，胃脘发痛，心腹满闷，按之有声，皆因风，风寒湿三气杂至，合而为痹也。”

卷十四《扁鹊华佗察声色定死生诀要》：“诊血者，脉多赤多热，多青多痛，多黑多黄，多痹多赤，多黑多青，皆见者，寒热身痛，面色微黄，齿垢黄，爪甲上黄，黄疸也。安卧少黄赤，脉小而濇者，不嗜食。”

卷十四《诊百病死生诀》：“诊人心腹积聚，其脉坚强急者生，虚弱者死。又实强者生，沉者死。其脉大，腹大胀，四肢逆冷，其人脉形长者死”；“上气喘息低昂，其脉滑，手足温者生，脉涩、四肢寒者，必死”；“人内外俱虚，身体冷而汗出，微呕而烦扰，手足厥逆，体不得安静者死。脉实满，手足寒，头热，春秋生，冬夏必死矣”。

《古今图书集成医部续录》（赵立勋，2002）还引述《儒门事亲》下述记载：“凡人初觉大指次指麻木不仁或不用者，三年内有中风之疾也，宜先服愈风汤、天麻丸各一料，此治未病之先也。”此论对诊察指甲的意义已说得十分明确。

（四）《东垣十书》的记载

《东垣十书》，南宋李杲（李东垣，1180—1251）著。该书记载：“内伤等病，是心肺之气已绝于外，必怠惰嗜卧，四肢沉困不收。”又载：“内伤及劳役，饮食不节，病手心热，手背不热；外伤风寒，则手背热，手心不热，此辨至甚皎然。”

### （五）《丹溪心法》的记载

《丹溪心法》，元朝朱震亨（1281—1358）著。该书记述：“手足麻者，属气虚；手足木者，有湿痰、死血；十指麻木，是胃中有湿痰、死血。”在《能合色脉可以万全》一节中还指出：“盖有诸内者，形诸外。”它既道出了脏腑、器官、组织与体表的关系，也肯定了体内有病可以从体表上，包括从指甲上反映出来，可以通过望诊而察知。

## 三、明清时期

明清时期是传统指甲生命信息学说发展的关键时期，不仅是临床见证更丰富，而且在一些四诊专著中对甲诊做了专门论述，如《四诊抉微》有《论爪甲》，《望诊遵经》有《爪甲望法提纲》，《形色外诊简摩》有《诊爪甲法》等。

### （一）《赤水玄珠》的记载

在明朝孙一奎撰《赤水玄珠》（1584）中载有《看小儿外证形色声音脉息》，专论“十死一生”的体征，其中提到指甲青黑是厥证的危兆之一：“眼上赤脉，下贯瞳人，囟门肿起，兼及作坑，鼻干黑燥，肚太青筋，目多直视，睹不转睛，指甲青黑……”

### （二）《医方考》的记载

明朝吴昆撰《医方考》（1584）载有中风、伤寒、劳瘵、脾胃病、痿痹等证的四肢爪甲见证及治疗方剂。

卷一《中风门第一》载：“中风手足不能运动，舌强不能言语，风邪散见不拘一经者，大秦艽汤主之”；“中风手足不用，目久不愈者，经络中有湿痰死血，活络丹主之”；“中风表虚，手足顽痹者，蠲痹汤主之”；“中风之久，语言蹇濇，半身不遂，手足拘挛，不堪行步，痿痹不仁者，史国公药酒甚良”。

卷一《伤寒门第二》载：“伤寒食谷欲呕者，少阴犯真寒，吐利，手足厥冷，烦燥欲死者，吴茱萸汤主之”；“少阴病，身体痛，手足寒，骨节痛，脉沉者，附子汤主之”；“伤寒手足厥寒，脉细欲绝者，当时四逆汤主之”；“阴毒，四肢逆冷，腹痛暴绝者，葱熨法主之”；“阴毒，手足厥冷，不省人事者，阴毒着艾法行之”；“少阴吐利，手足不冷反发热，脉不至者，灸少阴法行之”。

卷三《虚损劳瘵门第十八》载：“筋极之状，令人数转筋，十指爪皆痛，苦倦不能久立，宜猪膏酒主之”；“骨极者，腰脊酸削，齿痛，手足烦疼，不欲行动，虎骨酒主之”；“冷劳病瘠，血气枯竭，齿落不已，四肢倦怠，语言不足者，补火丸主之”。

卷四《脾胃门第二十八》载：“脾胃不调而气弱者，语言轻微，手足倦怠，调中益气汤主之。”

卷五《痿痹门第四十五》载："肝气热，色青、爪枯、口苦，筋膜干而挛急者，名曰筋痿，宜龙胆泻肝汤主之"；"阳明虚，宗筋失养，不能束骨而利机关，令人手足痿弱者，四君子汤主之"。

（三）《太素脉秘诀》的记载

《太素脉秘诀》，明朝张太素著述，刘伯祥注解，万历己亥年（1599）刻。

卷下《望色察脉法》指出，望而知之谓之神，爪甲黑为死证之一。文载："病人心绝者，则面赭赤，死在一日；肝绝则面如蓝青色，眼眶陷入，死在三日；脾绝者面黄如土，四肢肿起，九日死；肺绝者则面如白垩土，鼻掀而扇，三日死；肾绝者则面色黧黑萎黄，兼卒呻吟者，四日死；筋绝者爪甲黑，八日死；脉绝四体张，唇青，毛发干，五日死；骨绝齿热百日死。凡脚趺肿，身体沉重，卒失尿溺，妄言错乱，身有屎臭，阴囊肿，口反张，爪甲黑，目直视，如此者皆死也。"

（四）《医灯续焰》的记载

《医灯续焰》，明朝王绍隆著，清朝潘楫增注，公元1652年刻。

卷十九《补遗》将下列四肢见证列为死证：

(1) 爪甲下肉里。

(2) 手掌无纹，脐凸，足跗肿。

(3) 手足爪甲青或脱落，呼骂不休，筋绝，八日死。

(4) 口冷，足肿，腹热，胪暖，泄利无时不觉，脾绝，五日死。

卷十九《补遗》将下列四肢见证列为五脏绝证：

(1) 唇吻反青，四肢漐漐汗出，肝绝。

(2) 阴气先绝，阳气后竭者，死时身、面、手足必赤，腋下温，心下热。

(3) 六腑气绝，足冷脚缩。五脏气绝，便利不禁，手足不仁。

（五）《四诊抉微》的记载

《四诊抉微》，清朝林之翰编著，公元1742年刻。

该书首次列出《论爪甲》专论，除引述《脉经》中"病人爪甲青者，死"、"爪甲白者，不治"、"手足爪甲下肉黑者，八日死"以及《医灯续焰》中"爪甲下肉黑，有瘀血，亦有下出能生者"以及"手足爪甲青，或脱落，呼骂不休，筋绝，八日死"外，还引用了两首歌谣：

**入门审候歌**

五指梢头冷，　惊来不可当。
若逢中指热，　必定是伤寒。
中指独自冷，　麻痘症相传。
女右男分左，　分明仔细看。

**八段锦歌（《医学源流》）**

指甲青兼黑暗多，
唇青恶逆病多瘥，
忽作鸦声心气急，
此时端的病难过。

### （六）《医林改错》的记载

《医林改错》，清朝王清仁著，公元1830年刊出。

该书卷下《记未病以前之形状》中，记述了未得半身不遂以前的四肢症状，全文如下：“或曰，元气既亏之后，未得半身不遂以前，有虚症可查乎？余生平治之最多，知之最悉，每治此症，愈后问及未病以前之形状，有云偶尔一阵头晕者，有头无故一阵发沉者，有耳内无故一阵风响者，有耳无故一阵蝉鸣者，有下眼皮长跳动者，有一只眼渐渐小者，有无故一阵眼睛发直者，有眼前长见旋风者，有长向鼻中攒冷气者，有上嘴唇一阵跳动者，有上下嘴唇相凑发紧者，有睡卧口流涎沫者，有平素聪明忽然无记性者，有忽然说话少头无尾、语无伦次者，有无故一阵气喘者，有一手长战者，有两手长战者，有手无名指每日有一时屈而不伸者，有手大指无故自动者，有胳膊无故发麻者，有腿无故发麻者，有肌肉无故跳动者，有手指甲缝一阵阵出冷气者，有脚指甲缝一阵阵出冷气者，有两腿膝缝出冷气者，有脚孤拐骨一阵发软、向外棱倒者，有腿无故抽筋者，有脚指无故抽筋者，有行走两腿如拌蒜者，有心口一阵气堵者，有心口一阵发空气不接者，有心口一阵发忙者，有头项无故一阵发直者，有睡卧自觉身子沉者，皆是元气渐亏之症，因不痛不痒，无寒无热，无碍饮食起居，人最易于疏忽。”

### （七）《望诊遵经》的记载

《望诊遵经》，清朝汪宏撰，公元1875年陈祖舜序刊。

该书除有《爪甲望法提纲》专论外，还在其他章节多处提到病理状态下的指甲见证，现引述或摘录于下。

《爪甲望法提纲》：“爪之生，发之长，营卫之行，无顷刻止。且爪者，筋之余，胆之外候也。灵枢曰：胆应爪，爪厚色黄者胆厚，爪薄色红者肿薄，爪坚色青者胆急，爪濡色赤者胆缓，爪直色白无约者胆直，爪恶色黑多纹者胆结，盖胆者肝之府，爪者肝之华，故以爪候胆也。然候胆者言其常，而诊病者论其变也。其变维何？爪甲青者多凶，爪甲赤者多热，爪甲黄者疸病，爪甲白者寒证，爪甲黑者，或因血瘀而痛，或因血凝而死。要之润则吉，枯则凶。爪甲虽殊，其变皆决于此矣。诸书谓痹病，骨痛爪枯者，足少阳血气皆少。色苍爪枯者肝热，爪甲黑、干咳面青、肢厥冷者病凶。病人爪甲白者不治，爪甲青者死。爪甲下肉黑者，八日死。手足爪甲青，呼骂不休者筋绝，九日死。小儿爪甲青黑，忽作鸦声者肝绝。小儿咬爪甲者，乳少成疸，心病为疟，心烦甚，欲得清水，反寒多热不甚。若其人本来心性和雅，今忽弊急，言未竟便住，以手剔脚爪，此人心死，名曰行尸，是皆诊爪之目也，能参合而行之，庶无虚虚实实之弊矣”。

《青色主病条目》：“腹痛，尿白，爪甲白，面多青，喜热饮，或腹满下利者，寒痛也”；“色苍而爪甲枯者，肝热也。耳前青者，风也。肝病色青，手足拘急，胁下苦满，或时眩冒，其脉弦长者，可治之证也”；“色青脉弦而细，两胁下痛，邪气走心下，足胫寒，胁痛引小腹，善转筋，爪甲枯黑，春瘥秋剧者，肝积之病，男子积疝，女子瘕淋也”；“脾病色黄体青，失溲直视，唇反张，爪甲青，饮食吐逆，体重节痛，四肢不举，其脉当浮大而缓，今反弦急，其色当黄而反青者，此是木克土为大逆，十死不治，是皆青色之目也”。

《黄色主病条目》："一身尽疼发热，身色如薰黄者，湿家之为病也……身病，面色微黄，齿垢黄，爪甲上黄者，黄疸也。"

《望诊遵经》还列出了砒霜中毒的指甲和四肢症状。《青色主病条目》中说："烦燥如狂，心腹搅痛，头旋欲吐，面目青黑，四肢逆冷者，中砒霜之毒也。中毒，手足面皆青者，时过救之，恐不及也。"在《诊唇形容条目》中又进一步指出："身发小疱，作青黑色，眼睛耸出，舌上生小刺疱绽出，口唇破裂，腹膨胀，爪甲青黑者，中砒霜之毒也。"

《望诊遵经》对诊手法、诊足法的总结亦全面而确切。以诊手法为例，《诊手望法提纲》指出："望之之法，以形言之，则形盛为有余，形瘦为不足。手之壅肿者为实，手之枯细者为虚。左右偏枯曰偏风，手指堕落曰疠风。手掌肿无纹，曰阴虚气绝，手背肿至腕，曰阳虚气结。此皆以形言也。以容言之，则强者，病气实；痿者，形气虚。撒手者，阳气外脱；握手者，阴邪内伏。手之伸者，病在阳；手之屈者，病在阴。屈不易伸，伸不易屈者，阴阳交合，阴阳俱病也。屈而不伸，其病在筋；伸而不屈，其病在骨。汗漏不止，四肢微急者，亡阳之证。小腹急痛，手足拘挛者，将死之容。挛急转筋者，邪气实而伤于寒；弛纵不收者，正气虚而因于热。瘛疭不定者，筋脉相引而难瘳。振振不定者，血气俱亏而可疗。两手不举者，脾实。四肢不收者，脾虚。掣衣扬手者，烦燥犹可解。循衣摸床者，实热已难除。叉手冒心者，血液大亏。交手目瞀者，肺病臂厥。槌胸者，胀闷之状。拒按者，疼痛之容。手如数物者，风痫。手不欲动者，脾亏。指不用者，属脉。臂不遂者，为痹。手足瘈习者，肝绝之形。手足亸曳者，风懿之状。此皆以容言也。于是合形容而诊之，按经络而验之，审其寒温，察其部位，参四诊以究同异，分三因而辨本标，病症之殊，疗治之变，庶乎知所适从矣。"

### （八）《形色外诊简摩》的记载

《形色外诊简摩》，清朝周学海撰，公元1894年出版。

该书有《诊爪甲法》专论，引述了《内经》、《脉经》中的有关论述，如"肝之华在爪，爪为筋之余"；"肝热者，色苍而爪枯。肝绝者，爪甲青而怒骂不休"；"肝应爪，爪厚色黄者（色为爪下血色）胆厚，爪薄色红者胆薄，爪坚色青者胆急，爪濡色赤者胆缓，爪直色白无约者胆直，爪恶色黑多纹者胆结"；"身黄、目黄、爪甲黄者，疸也。爪甲青者，厥也"；"手太阳气绝，爪枯毛折"；"循衣摄空，心虚败证也。若执持有力者，内实也，宜清之泄之"。

该书对中华指甲学的一个重要贡献是提出了观甲诊病的一种具体方法——指压观察法或称甲下肉色观察法。原文如下："爪内应筋，爪之枯润，可以占津液之虚实也。至于爪下之血色，亦与面色同法。按之不散，与散而久不复聚者，血死之证也。"其法是医者用手按压病人指甲，如甲下血色呈青紫色不散，或散而变白，放松指压后久久不能变红，说明气血不能流通，为瘀滞所致，这是病情凶险的体证，预后不良。此法与如今压甲观察甲床微循环的方法完全相同，也是王文华（1990，2001）指甲血气符号诊病法的基础。

### （九）《通俗伤寒论》的记载

《通俗伤寒论》，清朝俞根初著（公元1776年），后经何秀山加按语，复经何廉臣增订，曹炳章补缺，徐荣斋重订而成，以1916年浙江绍兴医药学报社铅印本为早。

该书多处指出，辨指甲形色可决生死和鉴别诊断病情。

在《伤寒诊法》中，引述清初张石顽的如下见识："细观爪之刚柔，以征胆液之淳清；指之肥瘦，以征经气之荣枯；掌之厚薄，以征脏气之丰歉；尺之寒热，以征表里之阴阳。"又云："白而消瘦，爪甲鲜赤，气虚有火也；白而夭然不泽，爪甲色淡，肺胃虚寒也；白而微青，或臂多青脉，气虚不能统血，若兼爪甲色青，则为阴虚之证矣。"

在《伤寒本征》中指出："寒中厥阴者，初起即手足厥冷，上吐涎沫，下利清水有生腥气……手足指甲皆青，恶寒战栗。"又云："厥阴则肢冷脉细，甚则脉绝，青唇舌卷；筋吊囊缩……手足自冷，爪甲或青或紫，血色自不红活。"

在《伤寒兼证》中，指出伤寒兼痧"面色青黯而指甲亦青，舌苔灰白而滑者，冷痧挟食也。面色紫浊而指甲亦紫，舌红苔白而糙者，热痧挟食也"；而伤寒兼疟则"发冷时形寒战栗，面、头、手足皆冷，甚则口唇、指甲皆青"。

在《伤寒夹证》中，指出夹阴伤寒"或昏沉不省，手足爪甲皆青，冷过肘膝，舌苔淡白滑嫩，或苔黑滑，舌本胖嫩"；而夹胀伤寒则"胀而成蛊，非血即虫，非虫即血……血蛊则腹胀如鼓，青筋横绊腹上，或手足有红缕赤痕，甚则爪甲青紫……"

在《伤寒坏证》中，指出伤寒转厥"阴厥脉沉弱，指甲青而冷；阳厥脉沉滑，指甲红而温"。又云："厥证身温汗出，入腑者生，身冷唇青，入脏者凶。如手冷过肘，足冷过膝者死，指甲红赤者生，青黑者死。"而伤寒转脱之热深阳郁外闭内脱者，则"一身肌表反不发热，虽热亦微，恶寒无汗，仅欲拥被向火，甚则四肢厥冷，指甲青紫"。

## 第四节　现代指甲生命信息学说的形成与发展

传统指甲生命信息学说是祖医学的宝贵遗产，是中国先民的重要发现和发明之一，但望甲诊病（甲诊）的具体方法过去仅散落在民间，或仅在某些医家之间父传子、子传孙，口传心授，一直未能得到发扬。在祖国医学文献中虽略有记载，但资料分散，而且据以察视的部位较少，观察的变化不多，诊断的病种范围也较窄。历经医学工作者的热心收集、发掘和整理以及实践、创造和总结，传统指甲生命信息学才得以传承和完善。现在，已臻于成熟，甲诊可望与舌诊、脉诊一样，成为临床诊断全身疾病的重要手段。

### 一、概　　况

现代指甲生命信息学说崛起于20世纪50年代，其特点是进行系统临床观察。

1959年，南通市中医院朱子青医生积20余年临床工作经验，认为指甲有60余种变化现象，可据以诊断多种不同病种和不同阶段的病变，涉及的范围不仅有肝与筋，还关系到五脏、六腑、气、血等的病理变化，将其运用于临床诊断，可为望诊增加范围和内容，有时且可据以诊断某些"四诊"、"八纲"不能诊断的器质性病变。朱子青发表于《江苏中医》(1959）上的论文"指甲病理变化在临床上的诊断价值"是目前已知我国记述指甲诊病具体方法的最早文献。

1964年，杨春波收集了散于福建民间的医药经验，整理成书，由人民卫生出版社以《几种中医简易诊断法》为书名正式出版，其中包括观指甲诊断蛔虫病、钩虫病、妊娠和损伤的诊断要点、诊断方法和注意事项，尤以报伤甲征最具特色。

1983年，覃保霖根据前代壮医的有关秘诀及自己数十年深入壮乡苗岭、侗寨瑶村所积累的经验，写成“诊察指甲与甲象辨证”、发表于《辽宁中医杂志》，并于1988年出版具有民族传统医学特色的《观甲诊病》一书。该书全面论述了指甲与人体生理及病证的关系；指甲结构形态与诊察甲象方法；28种甲象特征；八纲、六经、卫气营血及三焦甲象辨证。这是我国第一部可供临证运用的专著。

1990年，王文华根据自己10余年在农村巡回医疗和在城市开办指甲诊病咨询门诊的实践，写成《指甲诊病》一书，阐述了察看指甲血气符号诊断45种疾病的原理、方法和结果，并附有有关疾病的指甲血气符号示意图。之后，又在继续探索的实践过程中，获得新认识、新经验和新体会，经不断补充和修正，逐写成《指甲诊百病》一书于2001年由上海科技教育出版社出版。

1990年，李学诚著述的《指甲诊病彩色图谱》，详细叙述了根据十指指甲形态诊断各种疾病的方法，并附有100多种疾病的典型指甲特征彩色照片。

1993年和2003年，又相继出版了周立寰的《指甲诊病》和视恒琛的《辨甲诊病》专著。

在同一时期，各类医学期刊上还报道了其他学者的临床观察和研究成果（表17–1）。甲诊法亦被列为“诊断类”书籍的望诊内容，如《中医诊断学》（邓铁涛，1987）、《中医疾病预测学》（杨力，1991）、《中国民间局部诊法》（彭清华，1995）、《中国中医独特诊断大全》（张云鹏，1999）、《中医临床诊断》（张洪义，2002）等，均辟出专章或专节加以论述。

**表1–1 指甲诊病的部分文献报道**(1959—1989)

| 作者 | 文题 | 期刊(年) |
|---|---|---|
| 朱子青 | 指甲病理变化在临床上的诊断价值 | 江苏中医(1959) |
| 林紫宸 | 癌肿诊断 | 福建中医药(1960) |
| 林云章 | 验指辨伤 | 福建中医药(1960) |
| 俞长荣 | 验指甲晕辨虚实 | 福建中医药(1960) |
| 张超然 | 介绍中医判断骨折愈合的方法——观察指(趾)甲状态 | 江苏中医(1963) |
| 覃保霖 | 诊察指甲与甲象辨证 | 辽宁中医杂志(1983) |
| 侯明钟 | 指甲与疾病 | 大众医学(1983) |
| 赵鹤龄 | 谈谈“辨爪甲” | 广西中医药(1984) |
| 宋孟斋 | 爪甲荣枯与溃疡病 | 河北中医(1984) |
| 赵桂馨 | 甲诊心得 | 云南中医杂志(1984) |
| 詹爱菊 | 四肢骨骨折患者的指(趾)甲变化观察 | 中西医结合杂志(1985) |
| 李博鉴 | 辨甲论治 | 中医杂志(1985) |
| 潘德年 | 中医望诊法在消化道癌临床诊断应用初探 | 中医杂志(1985) |
| 毕业东 | 浅谈爪甲诊断 | 天津中医学院学报(1987) |
| 李元文 | 辨甲在中医诊断中的意义 | 云南中医杂志(1988) |
| 王文华 | 关于胃窦炎的指甲诊断的探讨 | 上海中医药杂志(1988) |
| 袁肇凯 | 爪甲色诊与甲皱微循环关系的初步研究 | 中医杂志(1988) |
| 彭清华 | 指(趾)甲诊研究的进展 | 北京中医杂志(1989) |
| 张越林 | 简易妊娠诊断 | 上海中医药杂志(1989) |

## 二、标　　志

现代指甲生命信息学说业已成熟的标志体现在以下几个方面：认识程度深化；观察部位全面；区位命名标准化；藏象对应关系明确；主病方式多样；诊断病证宽广；判断准确度较高。

### （一）认识程度深化

通过对古代文献的复习和整理以及现代临床观察和实验研究，人们对指甲的生理解剖结构、指甲的化学成分、指甲的生长控制、指甲的形色异常规律有了深入的了解，对指甲学的源流、形成、发展和意义有了更充分的认识。这些知识为现代指甲生命信息学说的完善和应用奠定了扎实的理论和实践基础。

以对甲床的血液供给为例，现已充分了解，指甲甲床的血液供应有两个主要来源：一是来自各指掌侧的指固有动脉桡侧支与尺侧支，它们均发出1~2支较粗的分支至甲床；二是来自指背动脉弓，它们由指固有动脉桡侧支与尺侧支发出的横行吻合支构成（郭家松，2001）。

指背动脉弓可看成由三级血管弓组成。其第一级血管弓即指背动脉弓，居于上甲皮近侧6mm（拇指）或4~5mm（其余四指），它向远端发出4~6支或更多支与指长轴一致的纵行排列小血管，直至甲床的第二级血管弓，分布于甲床根部及甲床浅面，它们之间有毛细血管交通吻合，形成较稀疏的网眼。其第二级血管弓居于甲弧影（甲半月）远侧边缘下方，它发出众多微血管，交织排列成环形或多角形均匀稠密的网眼，而达甲床的第三级血管弓。其第三级血管弓居于甲床前1/5与后4/5交界处，它发出微血管交叉排列，形成指端血管聚集弓，与来自指腹动脉弓及其分支的手指掌面真皮层血管相汇合。

甲床的血液回流主要靠指背静脉及其属支，甲床的微小动、静脉同存在着大量直接吻合的短路支和血管球形成血管旁路。

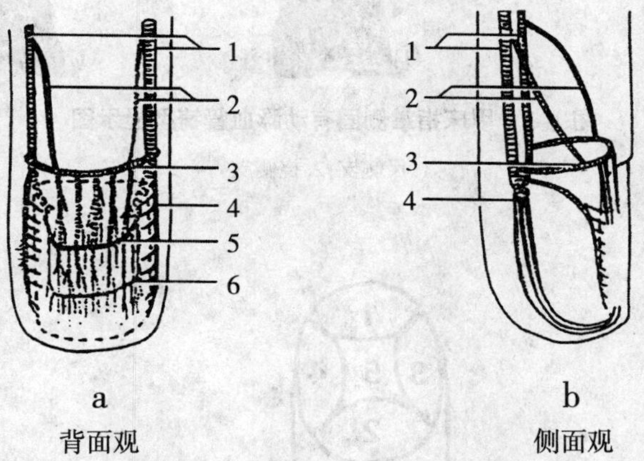


**图1-1　甲床血管来源示意图**

1. 指掌侧固有动脉；2. 从指掌侧固有动脉发出到指背动脉弓的吻合支；3. 指背动脉弓；4. 甲皱支；5. 甲床第二级动脉弓；6. 甲床第三级动脉弓

各指甲床存在的三级血管弓发出的多条微小血管，与指固有动脉桡侧支、尺侧支的甲床支形成近侧、左侧、右侧、远侧四面供血，保证了动脉血的源源流入。另一方面，甲床上的微小静脉亦极丰富，它们与微小动脉直接吻合形成短路支、血管球，血液可不经毛细血管而迅速回流，保证了甲床的血流量与流速。这就是甲下肉色红活或据以诊病的最基本因素。

甲床血管来源如图 1–1 至图 1–3 所示。

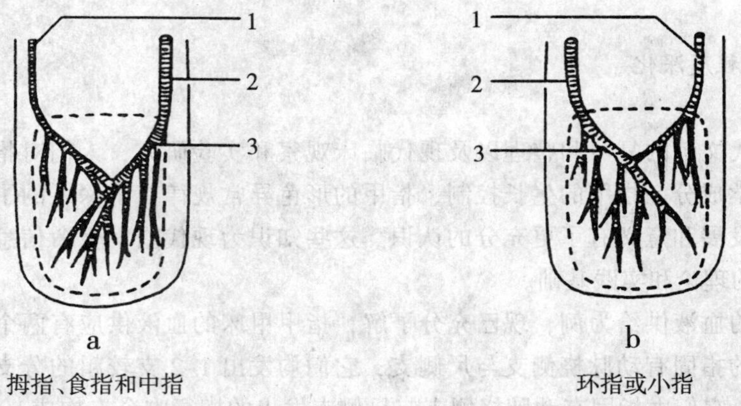


**图 1–2　指腹动脉弓及其分支示意图**

1. 指掌侧固有动脉挠侧支；2. 指掌侧固有动脉尺侧支；3. 指腹动脉弓

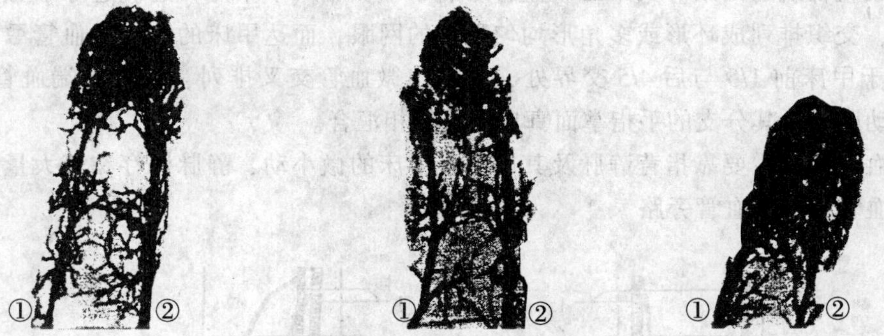


**图 1–3　甲床指掌侧固有动脉血管铸型显示图**

1. 尺侧支；2. 挠侧支

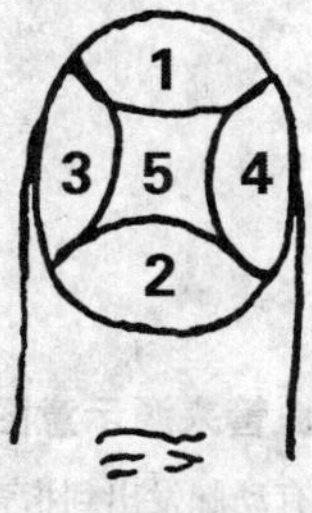


**图 1–4　指甲的五区分类(左手)**

1. 甲端区；2. 甲根区；3. 甲桡侧区；4. 甲尺侧区；5. 甲中央区

### （二）观察部位全面

完整意义上的指甲由甲板和指甲单元组成，后者包括甲襞（甲皱）、甲床、甲母质、甲下皮，而甲板还含甲弧影（甲半月）。有人称甲周皮肤为甲缘皮肤，而甲根处一条紧贴指甲、薄而透明的皮肤称之为皮带，皮带下方较肥厚的皮肤称之为皮囊。甲缘皮肤（包括甲板远侧的皮缘）、皮带及皮囊统称为甲周软组织。

所有这些指甲部位的变化，都能反映或部分反映机体内部的生理、病理变化。现已证明，单独查看其中之一部或各种综合观察，对疾病均有一定的诊断意义。

### （三）区位命名标准化

为判定疾病部位，均应采用医学术语，按标准方法命名、描记，将甲板划为几个区域。

1. 指甲方法命名

正确的指甲方位及术语，按人体解剖学体位确定：身体直立，两手自然下垂于躯体两侧，两手掌心向前，两脚靠拢。此时，以手指甲为例，甲体的前面称腹面，甲体的后面称背面；指甲的上端称近端，指甲的下端称远端；指甲的内侧称尺侧，指甲的外侧称桡侧。

2. 指甲区位的划分

指甲甲板的分区，不同学者略有不同，但主要是两类：一类是九分位法或九畴十区法（参见图 14–4），另一类是五分位法（参见图 13–1 或图 1–4）。这种划分仅是为了叙说方便，也可不这样划分而直接如李学诚（1990）那样按图 15–1 至图 15–3 估定。

### （四）藏象对应关系明确

各指指甲与脏腑器官之间存在某种对应关系，左右手同名指甲间以及同手不同指甲间反映的疾病部位既有相同点，也有不同点，并且具一定的规律性。一般而言，拇指指甲多反映头部、颈部病变；食指指甲反映头部以下至膈肌以上区间的病变，包括上焦、胸、心、肺等疾病；中指指甲反映膈肌以下至脐以上区间的病变，包括中焦、肝、胆、脾、胃等脏腑疾病；环指指甲反映脐以下至二阴以上区间的病变，包括下焦、肾、膀胱、肠道等疾病；小指指甲反映二阴以下及下肢的病变，包括下焦、二阴、下肢等疾病。

不同指甲代表身体不同部位或不同脏腑器官，同一指甲的不同区域所对应的组织部位也各不相同，详细情况可参见图 14–5 至图 14–9，以及图 15–1 至图 15~3。

划定指甲区位更便于临床确定藏象的关系，根据病理信息符号在指甲上出现的部位，就可据以指示病变大致发生在身体的那一位置，例如，对五分法而言，区位与脏腑有如表 1–2 的对应关系。指甲的区位分布如图 1–4 所示。

**表 1–2　各指指甲的脏腑反映部位**

| 指　甲 | 区　位 | | | | |
|---|---|---|---|---|---|
| | 1 | 2 | 3 | 4 | 5 |
| 拇　指 | 头上部、部分上焦 | 头下部 | 左侧头部 | 右侧头部 | 头部(总) |
| 食　指 | 颈、气管、心脏 | 中焦、胸、胃 | 左侧胸、肩、肺 | 右侧胸、肩、肺 | 咽喉、气管、肺、心血管 |
| 中　指 | 膈、肺 | 脐、腹 | 胃、膈、胰 | 肝、胆 | 中焦、胃肠、膈 |
| 环　指 | 腰椎、脐 | 膀胱、肝、胆 | 脾、结肠 | 肝、胆 | 脐、小腹、腰、膀胱、肾 |
| 小　指 | 腰、膀胱 | 两下肢 | 左下肢、右生殖系 | 右下肢、右生殖系 | 下肢、生殖系 |

区位：1– 甲端区；2– 甲根区；3– 甲桡侧区；4– 甲尺侧区；5– 甲中央区

（五）主病方式多样

与秦汉至明清时期仅见以指甲形色决生死、判重病比较，现代已发展和创立了多种多样的指甲主病方式。例如，①指甲血气符号主病法（周立寰，1993；王文华，1990，2001）；②指甲形色主病法（朱子青，1959；李学诚，1990）；③甲床肉色主病法（王晨霞，2002）；④甲板变化主病法（覃保霖，1988）；⑤甲半月变化主病法（庄振西，1994）；⑥指甲甲皱微循环主病法（彭清华，1995）；⑦指甲元素主病法（见本书第十二章）等。

前五种方法主要是重点检查或综合检查甲板或（和）其他指甲单元的形状、质地、颜色、泽度、孙络、动态等变化（表 1–3），确定发生异常的区位及对应的病理部位。目前已发现，在各种病理状态下，可出现 20 余种甲诊符号（王文华，2001；祝恒琛，2003）、60 多种指甲形态（祝恒琛，2003）、7 类 20 余种色泽异常（李学诚，1990）。覃保霖（1983，1988）总结概括的 28 种甲象已在壮医临床中作为常规诊察手段。

**表 1–3　指甲结构与甲诊内容**

| 结　构 | 检查内容 |
|---|---|
| 甲　板 | 甲体形状（大小、长度、宽度、厚薄、弧线、裂隙、缺损、斑点、沟纹、弯曲度）；质地（粗糙、浑浊、软硬、脆性、韧性）；颜色；泽度；生长速度；动态变化 |
| 甲　床 | 甲床形态；甲床斑块、纹彩、瘀点；色泽(光华充溢、苍白、红绛、紫绀、青蓝、乌黑、黄浊)；孙络动态；血气符号 |
| 甲弧影 | 月痕形态(扩大、缩小、变形、残缺)；颜色；泽度；间质(浑浊、枯涩)；孙络、动态 |
| 甲周组织 | 甲襞形态、色泽；甲襞与甲体结合状况；角化，皮囊肿胀；皮带撕裂；倒刺；甲皱循环 |

指甲甲皱微循环主病法主要检查甲皱微循环管袢的数目、形态、色泽、血流状况等，以预测气血阴阳的虚实及病情判断。近 30 年来，甲皱微循环已用于许多疾病的诊断（表 1–4），还广泛应用于八纲、卫气营血、气血、病因病机和脏腑等辨证及估计预后等研究中（彭清华，1995）。

**表 1-4 甲皱微循环的部分应用举例(1976—1985)**

| 疾 病 | 报道者 | 期刊(年) |
|---|---|---|
| 急、慢性肾炎 | 李 贵 | 中西医结合杂志(1984) |
| | 戈莉莉 | 云南中医杂志(1937) |
| | 桂金水 | 上海中医药杂志(1981) |
| 糖尿病 | 池芝盛 | 中华内科杂志(1930) |
| | 翁维良 | 中医杂志(1982) |
| | 马秀华 | 中西医结合杂志(1985) |
| 冠心病 | 赵鹏飞 | 天津医药(1976) |
| | 金惠明 | 中西医结合杂志(1982) |
| | 中国医科院 | 新医药学杂志(1976) |
| 病毒性肝炎 | 盛定中 | 浙江中医杂志(1980) |
| | 北京部队总医院 | 中华内科杂志(1980) |
| | 翁维良 | 中西医结合杂志(1985) |
| 肝硬化 | 金惠明 | 中西医结合杂志(1982) |
| | 袁申元 | 北京医学(1984) |
| 类风湿性关节炎 | 钱永益 | 中西医结合杂志(1985) |
| 硬皮病 | 中国医科院 | 新医药学杂志(1976) |
| | 桂金水 | 上海中医药杂志(1981) |
| 系统性红斑狼疮 | 金惠铭 | 天津医药(1980) |

指甲元素主病法主要通过测定指甲元素含量，分析、判断元素平衡失调与疾病的关系。目前已知，指甲中含有80种左右的自然界元素，元素含量、比例、组合或相互关系可为疾病诊断、病情监督及愈后提供重要的生命信息。

## 第五节 指甲能够诊断的疾病

我国历代医家从一开始就把甲诊置于诊断全身疾病窗口的重要位置，但在20世纪以前，主要用于急重病的决生死、辨轻重，特别是以厥证出现指甲青黑为凶兆（靳士英，1995）。经过近几十年的努力，现在已能通过检查甲板形态、色泽、甲下肉色信息符号以及甲周组织变化诊断几百种疾病。例如：

朱子青（1959）报道，观察指甲色泽和形态变化可诊断肺痨、肺痈、肺结核、肺胀、哮喘、胃痛、腹痛、肠结核、痛风、骨病、癌瘤、心脏病、肺虚、肾虚、脾虚、心虚、大寒症、湿热症、高血压、糖尿病、阴虚、阳虚等症（表1-5）。在内脏器官发生严重病理损伤时，还可反映在指头的特殊变形上：指头内侧（掌侧）突出，指甲弯曲，两手异常者，多见于心、肺、肝、脾及肾脏的实质性病变达严重阶段时；指头内侧突出，两手指甲弯曲如杵头状者，多见于慢性肿瘤、心脏病、肠疾患及痛风等。其中胃、子宫、肝癌多见于中指特别显著；肠癌、肠结核等多见于拇指、食指；瘿瘤多见于拇指、食指和中指；心脏病多见于拇指和中指；

痛风独见于两手拇指；肝、脾病变时，食指及中指最显著；心脏扩大、肺癌、肺痨等实质病较严重时，拇指特别显著；肾病时，十指均甚显著，特别是慢性肾炎、肾结核，肾结石症亦可见之。

**表 1–5　指甲病理变化反映的病候**

| 检查内容 | | 指甲病变 | 反映病候 |
|---|---|---|---|
| 指甲形态 | 甲板轻变弧形 | 拇指、食指、环指一指或并见，指头不变者 | 多为肺痨、肺痿、肺胀、哮喘及小儿发作性喘息症初期 |
| | | 食指、中指，开始映色白者 | 慢性胃病、腹痛 |
| | | 见于拇指 | 心脏病早期征候 |
| | | 见于拇指、小指 | 痛风、骨病早期 |
| | | 十指皆见 | 若干年后水肿胀满 |
| | 甲板弧形特别显著 | 内映绯红特甚者 | 肺痨、肠疲、瘤肿 |
| | | 内映灰白特甚者 | 肺痨、肺痈严重时 |
| | | 内映色白无华 | 肺痨、溃疡病、癌病 |
| | | 中间高起、两侧收缩 | 瘀血凝滞 |
| | | 中间高起、两侧宽润 | 肝癌、肠癌、肠结核 |
| | 甲板弯曲如钩 | 内映紫色带 | 心、肝病 |
| | | 内映苍白色 | 肝、肺损害已甚 |
| | | 内映灰白如死骨 | 肺病晚期 |
| | | 内映灰白，仅见于拇指 | 心脏病变 |
| 指甲色泽 | 点或线状色变 | 灰白点状 | “风斑”，鹅掌风 |
| | | 细小白点，见于一、二指甲 | 肠道寄生虫病 |
| | | 粗大白点或横条，内映绯红 | 肺痨初期 |
| | | 灰黑直线条 | 肝、肾阴虚，血虚 |
| | 整甲色变 | 白如死骨，无光泽 | 热病末期，多为死征 |
| | | 两手同一指甲同现乳白色 | 慢性风湿性、脊骨病 |
| | | 鲜黄色 | 湿热郁蒸 |
| | | 晦黄色 | 寒湿型脾肾两虚 |
| 内映血色 | 绯红色 | 压指急放迅速恢复者 | 肺痨、肠痨初期 |
| | | 压放恢复缓慢 | 同上，并见腹痛 |
| | | 甲尖、甲根绯红 | 虚劳，慢性胃病 |
| | | 甲根绯红 | 肺脾两虚 |
| | 白　色 | 色白无华，如白蜡者 | 血虚已极，出血症 |

续表

| 检查内容 | | 指甲病变 | 反映病候 |
|---|---|---|---|
| | | 色白无华，压之隐见血流 | 脾虚 |
| | | 同上，压之不见血液流通 | 血枯症 |
| | | 映色灰白，压之隐见血行 | 慢性哮喘，浮肿症 |
| | | 映白灰白，隐见淡紫色斑 | 肺痨，肺痈，肺胀 |
| | 青蓝色 | 不紫不蓝而突发者 | 大寒症 |
| | | 青色而突发者 | 经闭症，胎死腹中，寒厥 |
| | | 小儿指甲青色而非突发者 | 肺寒大症前兆 |
| | | 指甲青紫而突发者 | 即将抽搐或正在抽搐 |
| | | 青紫而非突发者 | 瘀血凝滞，经脉阻塞 |
| | | 指甲呈青蓝色 | 霍乱、白喉等急性病征 |
| | 黄　色 | 内映黄色而指甲不黄者 | 黄疸病 |
| 其　他 | 指甲形色正常 | 长出指头部分无故自裂者 | 高血压，消渴症 |
| | 指甲柔软 | 长出指头部分反折不断者 | 阴虚体质 |
| | 凸　变 | 从根至尖有一、二条直线条变 | 肺痨征兆 |
| | 凸　变 | 横波浪形条变 | 肺痨有空洞，严重肾病 |

覃保霖（1988）报道，逐一检查各指甲体、甲床、弧影、皱襞、孙络，分辨其形状、质地、颜色、泽度、动态等，可用于脏腑、八纲、气血津液、卫气营血及三焦辨证（表 1–6）。

**表 1–6　诊察甲象可以辨证的中医病症**

| 辨证体系 | 证　候 | 病症种数 |
|---|---|---|
| 脏　腑 | 心病、肺病、脾病、肝病、肾病、胃病、胆病、小肠、大肠、膀胱、三焦病 | 35 |
| 八　纲 | 阴、阳、表、里、虚、实、寒、热证 | 18 |
| 六　经 | 太阳经、阳明经、少阳经、太阴经、少阴经、厥阴经病证 | 9 |
| 气血津液 | 气、血、津液病变 | 9 |
| 卫气营血 | 卫分、气分、营分、血分证候 | 4 |
| 三　焦 | 上焦、中焦、下焦证候 | 3 |
| 合　计 | 35 种 | 78种 |

李学诚（1990）报道，诊察双手指甲（包括甲周组织）可以对呼吸、消化、心血管、泌尿生殖、血液、神经、骨骼各系统及妇科、五官科等 129 种疾病（表 1–7）做出诊断，并给出各种疾病的典型指甲特征彩色图片。

**表 1–7　诊察指甲形态可以诊断的疾病**

| 器官系统 | 疾病种数 | 器官系统 | 疾病种数 |
|---|---|---|---|
| 呼吸系统 | 12 | 脑部 | 9 |
| 消化系统 | 35 | 妇科 | 17 |
| 心血管系统 | 23 | 骨骼系统 | 7 |
| 泌尿生殖系统 | 13 | 鼻、咽、口腔 | 7 |
| 血液系统 | 6 | 合计 | 129 种 |

王文华（1990，2001）报道，诊察两手十指指甲血气符号变化可以诊断122种疾病或病变程度（表1–8），并给出了每种疾病的血气符号区位、形态和色泽资料，给出了许多病例的典型指甲血气符号示意图。

**表1–8 诊察指甲血气符号可以诊断的疾病**

| 器官系统 | 疾病种数 | 器官系统 | 疾病种数 |
|---|---|---|---|
| 呼吸系统 | 7 | 泌尿、男性生殖系统 | 10 |
| 循环系统 | 20 | 骨、关节系统 | 11 |
| 消化系统 | 31 | 眼科 | 7 |
| 神经系统 | 9 | 耳鼻咽喉与口腔 | 14 |
| 代谢、内分泌系统 | 3 | 合计 | 122种 |
| 妇科及乳房 | 10 | | |

牛德英（1997）在《指甲趾甲百病防治200问》一书中列出了甲板病症62个、甲床病症9个、甲周组织病症14个，共计85种疾病。

祝恒琛（2003）根据自己40余年积累的数万例观察心得及文献资料，在《辨甲诊病》一书中列出了250余种病症的甲诊特点资料。

中国医生的这些成果不仅证明指甲诊病是现实的，也使百姓自我监督、自我管理成为可能。

## 第六节　指甲诊病临床效果评估

为评估甲诊的实际临床意义，许多医生曾作过统计分析。

祝恒琛（1987）对964例各种疾病20余种甲征进行分析，发现甲床毛细血管舞蹈对主动脉闭锁不全有高特异性（阳性率为90%），月牙缘舞蹈对孕妇分娩（阳性率73.9%）、甲横纹对重症疾病（阳性率84%）、肌肤甲错对营养不良（阳性率55%）、月牙缘增重对怀孕三个月以上（阳性率64%）有高特异性和高敏感性。

周立寰（1993）诊断499例癌症病例，经临床医技辅助检查，确认符合率为70%。

庄振西（1994）认为，望手诊病可得出比较准确的诊断结果，对心脑血管疾病、呼吸系统、消化系统、生殖泌尿系统以及运动器官等100多种全身脏腑功能和结构病变的临床符合率（双盲法研究）在78%–94%之间，平均在89%以上。

王文华（2001）认为，如果对血气符号的“形认准、位定对、色辨明”，一般临床常见病证多可诊辨，诊断符合率在各种疾病上有所不同，多数为70%—84%，其中肿瘤为70%左右。参考检出率通常在90%左右。根据该作者（1990）对1985—1987年收集的67种疾病8196例资料所作的统计分析，假设以X线摄片检查为标准，对颈椎骨质增生的参考检出率为98.38%，阳性预测率为93.65%，阴性预测率为85.71%（表1–9）。对高血压病的诊断，假设以血压计测量为标准，在174例中指甲检出132例，参考符合率为75.86%。但指甲检查还能诊断被检查者有无高血压病史，在有病史记载的69例中检出57例，参考检出率为91.93%，而血压计测量是不能检查出高血压病史的。

**表 1-9　甲诊对颈椎骨质增生的诊断试验结果**

| 指甲检查 | X线摄片检查 | | 合　计 |
|---|---|---|---|
| | 阳　性 | 阴　性 | |
| 阳　性 | 59 | 4 | 63 |
| 阴　性 | 1 | 6 | 7 |
| 合　计 | 60 | 10 | 70 |

灵敏度:98.33%；特异度:60.00%；误诊率:40.00%；漏诊率:1.67%；阳性预测值:93.65%；阴性预测值:85.71%

其他疾病的指甲诊断效果见表 1-10。

**表 1-10　甲诊对几种疾病的诊断效果评估**

| 疾　病 | 总例数 | 比较标准 | 符合率(%) |
|---|---|---|---|
| 慢性胃炎 | 227 | 胃镜 | 82.76 |
| | | X 线钡餐 | 95.25 |
| 胃、十二指肠球部溃疡 | 110 | X 线钡餐 | 95.35 |
| 慢性胆囊炎 | 162 | B 超 | 94.94 |
| | | X 线胆囊造影 | 72.72 |
| 胃窦炎 | 143 | 胃镜 | 81.81 |
| | | X 线钡餐 | 79.09 |
| 颈椎骨质增生 | 70 | X 线摄片 | 98.33 |
| 支气管炎 | 142 | X 线胸透 | 93.27 |
| 高血压病 | 216 | 血压计 | 75.86 |
| | | 病人记载 | 91.93 |
| 肝肿大 | 61 | B 超 | 73.77 |
| 脾肿大 | 43 | B 超 | 68.75 |
| 偏头痛 | 97 | 主诉症状 | 88.06 |
| 阵发性心动过速 | 205 | 主诉症状 | 91.50 |
| 过早搏动 | 110 | 主诉症状 | 92.41 |
| 肺钙化点 | 205 | X 线胸片 | 94.87 |

## 第七节　指甲诊察对疾病的预报意义

指甲诊察这一独特的诊病方法具有许多优势。大量的临床实践证明，它可以辅助临床诊断疾病，了解病变程度，观察病情变化，判断转归预后，以指导临床治疗和护理；它有助于诊察未病，发现疾病先期征兆，或潜伏性疾病，以提示进一步检查或早期治疗；还可监测健康状况，提示发病倾向，及早预防或采取保健措施；又可察知某些既往病变，包括未被察觉的隐性感染，以供临床参考。

许多医生都有指甲能“超前诊断”的体验。

朱子青（1959）最先注意到，指甲可早期诊断某些“隐性病变”，在数月乃至数年前，并无自觉的或他觉的临床征候发现，而指甲已开始发生变化。如指甲骨质（甲板）现较粗大白点或条状（多横条），边缘不整齐，内映血色绯红者，为肺痨初期征候。此时患者多无自觉症，约半年后即可出现肺部症状。又如，指甲骨质发现灰黑色直线条，每指甲一至二条，自指甲根生出直至指尖并伸出指头部者，为肝肾阴虚，初见一二指甲时，患者毫无症情，一切如常。初见时为极淡青灰色，逐渐形成灰黑色，以至十指指甲皆见。从青灰色至灰黑色，约一至二三年时间。所见此类病例，均于若干月后发现黄疸。至发黄疸时，指甲已呈灰黑色，体征均为肝肾病阴虚型，治愈极不易。再如，两手同一手指整个指甲骨质同时逐渐变成乳白色，渐至完全不能见到内映血色，先由一个指甲逐渐发展至十指指甲皆然者，均为复杂慢性病变，包括经脉循环阻滞、慢性风湿痛、脊骨病变、高血压等，而以属于肾水之肿胀为主征。这种指甲变化多于发病前3年从两手拇指开始，发病至严重时，足趾甲亦完全如此。

杨维益（1978）发现，拇指、食指两指指甲出现紫纹多见于食管癌、胃癌，先兆价值可早于局部症状3年。拇指、中指两指指甲出现紫纹可见于女性生殖系统肿瘤的最早期。

李学诚（1990）报道，甲板凹凸不平呈现不同形态变化，甲以干燥黄厚，还有多种不同颜色存在，实际上这是癌变的早期表现，但不易发现，约要在一年以上才会被查出。中医理论中的“肝气郁结”是符合人体病理反应的表现的，但还没有什么诊断技术能检测出来，而甲诊却能清楚地看出：中指指甲根部有红斑为轻度肝充血；红斑转变为紫红斑时表明充血已有较长时间；斑块面积扩张说明有伤肝的表现；不加控制则会有器质性的病理变化，如乳腺癌和肝癌肿的产生；中指指甲根红斑、环指指甲根有比中指大的淡紫色斑块，则为精神抑郁造成的创伤—精神分裂症的表现。

庄振西（1994）在高血压、心血管病、痔疮等疾病检查时发现，许多患者并无任何体征或病症而却有指甲异常变化，其后半个月或长至半年、一年，出现了明显的病理表现，并为现代仪器确诊。

杨力（1999）认为甲象对肝病和瘀血有特殊的预报意义，对先天性、遗传性疾病尤有早期诊断价值：凸变甲伴杵状指为先天性心脏病气血不运的标志，亦为喘息性支气管炎慢性供血不良的征兆；指甲横沟是结核病的预兆；指甲枯萎常指示人体气血大衰，预后往往不良；全甲光白为气血大亏和心阳大衰的危兆。

有人认为，指甲诊病除了可以提供现有中西医诊断的结果外，还可弥补现有诊断之不足，是一种比较完善而又需要不断总结提高的诊断疾病的好方法（庄振西，1994）。

## 参考文献


[1] 牛兵占、肖正权：《黄帝内经素问译注》，中医古籍出版社 2003 年版。

[2] 王洪图：《黄帝内经灵枢白话解》，人民卫生出版社 2004 年版。

[3] 沈炎南：《脉经校注》，人民卫生出版社 1991 年版。

[4] 何廉臣：《增订通俗伤寒论》，福建科学技术出版社 2004 年版。

[5] 徐大椿：《难经经释》，江苏科学技术出版社 1985 年版。

[6] 吕志杰：《金匮要略注释》，中医古籍出版社 2003 年版。

[7] 赵立勋、苏学卿、李洁：《古今图书集成医部续录》，中国医药科技出版社 2002 年版，第 144—179 页。

[8] 孙一奎、赤水玄珠：《人民卫生出版社》1986 年版，第 937—938 页。

[9] 周学海：《形色外诊简摩》，人民卫生出版社 1987 年版。

[10] 张太素述，刘伯详注：《太素脉秘诀》，见曹炳章辑：《中国医学大成（第一分册）》，岳麓书社，第 670—700 页。

[11] 潘楫撰：《医灯续焰》，见曹炳章辑：《中国医学大成（第一分册）》，岳麓书社，第 700—854 页。

[12] 汪宏撰：《望诊遵经》，见曹炳章辑：《中国医学大成（第一分册）》，岳麓书社，第 926—969 页。

[13] 巢元方撰：《巢氏诸病源候论》，见曹炳章辑：《中国医学大成（第二分册）》，岳麓书社，第 652—839 页。

[14] 张从正撰：《儒门事亲》，见曹炳章辑：《中国医学大成（第二分册）》，岳麓书社，第 839—956 页。

[15] 王清任撰：《医林改错》，见曹炳章辑：《中国医学大成（第二分册）》，岳麓书社，957—976 页。

[16] 林之翰：《四诊抉微》，中国中医药出版社 2002 年版。

[17] 靳士英：《甲诊的源流与理论探索》，载《广州中医学院学报》1995 年第 4 期，第 51—53 页。

[18] 覃保霖、覃自容：《诊察指甲与甲象辨证》，载《辽宁中医杂志》1983 年第 10 期，第 21—23 页。

[19] 靳士英、周侠君、何尚宽等：《恶性肿瘤甲象特点的观察研究》，载《广州中医学院学报》1997 年第 3 期，第 156—158 页。

[20] 朱子青：《指甲病理变化在临床上的诊断价值》，载《江苏中医》1959 年第 9 期，第 46—50 页。

[21] 郭家松、尹保国、何尚宽等：《甲床动脉的解剖学研究》，载《中国解剖与临床》2001 年第 2 期，第 81 页。

[22] 覃保霖、覃自容：《观甲诊病》，广西民族出版社 1988 年版 。

[23] 李学诚：《指甲诊病彩色图谱》，山西科学教育出版社 1990 年版。

[24] 王文华、李捷珈：《指甲诊病》，上海中医学院出版社 1990 年版。

[25] 王文华、李捷珈、傅建萍：《指甲测百病》，上海科技教育出版社 2001 年版。
[26] 祝恒琛：《辨甲诊病》，上海中医药大学出版社 2003 年版。
[27] 周立寰：《指甲诊病》，南京出版社 1993 年版。
[28] 杨春波：《几种中医简易诊断法》，人民卫生出版社 1964 年版。
[29] 庄振西：《手形手纹手诊》，华龄出版社 1994 年版，第 68—122 页。
[30] 甄志亚：《中国医学史》，上海科学技术出版社 1984 年版。
[31] 朱文锋：《中医诊断学》，人民卫生出版社 1999 年版。
[32] 彭清华、朱文锋：《中国民间局部诊法》，湖南科学技术出版社 1995 年版，第 378—411 页。
[33] 张云鹏：《中国中医独特诊断大全》，文汇出版社 1999 年版，第 222—230 页。
[34] 张洪义、陆小左、吴复苍：《中医临床诊断》，天津：天津科学技术出版社 2002 年版，第 141—149 页。
[35] 杨力：《中医疾病预测学》，北京科学技术出版社 1991 年版。
[36] 邓铁涛：《实用中医诊断学》，人民卫生出版社 2004 年版，第 146—149、第 468—473 页。

# 第二章

# 指甲的风俗

## 第一节 指甲，生命的象征

古人认为，本主与其发爪有同感的关系，即使发爪已经同本主分离，它所受的待遇、处境，仍被认为能影响到本主的健康、心情等。

### 一、毁伤指甲促年伤身

中国人的蓄甲之风由来已久。《庄子》云："天子之诸御，不爪前，不穿耳。""不爪前"就是不剪指甲。

我国的蓄甲之风直到明末清初还弥漫于上层社会之中。那时的缙绅阶级里的男男女女，怎样热心于蓄长指甲以及怎样不厌其烦地刷洗保护之，可以说与当时中国男子的垂发辫和女子的裹金莲，同样引人注目（江绍原，1928）。安迪先生在《须发爪》一文①中，曾提到清末进士梁鼎芬为保护受之父母的发肤而闹的笑话：梁从 29 岁开始就留起胡子，因一脸络腮胡子而一直被称为"梁髯"。梁髯在其后几十年中没有剪过指甲，到花甲之年时脚上的趾甲长到弯过来直抵脚掌，所以不能踏步而走，只能以脚后跟着地并需人搀扶才能行走。

蓄爪之风的兴起自然与下列因素有关：爪甲为人身之精华；爪甲受磨难足以影响到本人，甚至父母。古人为了种种实际需要，如婚嫁丧祭、赴任出行、开仓建库、出征经商以及其他举动，有时又不能不剪去手足爪甲时，故须选择吉日。

唐人孙思邈《千金要方》卷二十七"养性篇"指出："常于正月寅日烧白发，吉。凡寅日剪手甲，午日剪足甲及烧白发，吉。"

另外，中医认为，人周身布有穴位，头部的穴位很多，手足和指端也有。有些病，灸头部有时须牺牲头发；灸手足指端，有时又不能不先去爪甲，而后针之。例如，《针灸大成》卷一中说："尸厥，刺足大指内侧爪甲上，去端如韭叶，后刺足心，后刺足中指爪甲上各一痏，后刺少阳、少冲、神命。"

## 第二节 指甲的处置

古代各阶级的人，无论男或女，死后棺殓前，应有人为之洗头洗身，梳发理须，剪手足指甲，梳下的乱发和剪下的指甲，士者埋于坎，君大夫者置棺内。死者生前所积的发爪，从

①《新民晚报》，2003 年 8 月 18 日。

某时代起，也在此时处置。将军出征亦先要剪甲，士大夫出国三个月内不剪甲。

死者指甲的处置办法，早在先秦的典章礼制，如《仪礼》、《礼记》中就有记载。

《仪礼·士丧礼》云士人入殓前，外御入为之沐，其时：主人皆出户外，北面。乃沐，栉，挋用巾；浴，用巾，挋用浴衣。渜濯弃于坎。蚤前如他日。鬠[①]用组，乃并……巾，柶，鬊，蚤，埋于坎。

《礼记》中亦有类似的记述："人君死后，御者二人浴，浴水用盆，浴用絺巾，挋用浴衣，如他日。小臣爪足。浴余水，弃于坎。其母之丧，则内御者抗衾而浴……乃沐，沐用瓦盘，挋用巾，如他日。小臣爪手剪须。渜濯弃于坎。"又云："君、大夫鬊爪，实于角中；士，埋之。"

《仪礼》、《礼记》所记的各种仪节，自唐以来的官制丧记中均有保留，例如：

唐《开元礼》记：为死者"剪须断爪，如平常。须、发、爪，盛以小囊，大殓内于棺"。品官庶人礼同。

《通典》卷八十四：大行皇帝沐、栉、浴已，又为之"易床设枕，理其须发，断爪，盛于小囊，大殓即内于棺中"。

宋《五礼新仪》："剪须断爪，盛以小囊，大殓纳于棺。"品官与士庶人丧礼，文同。

明《会典》：品官丧礼中关于剪须断爪的仪文，与宋政和礼同；庶人丧礼，也有剪爪一条。又大殓时，"子孙妇妇女俱盥手，掩首结绞，共举尸纳于棺中，实生时所落发、齿及所剪爪于棺角"。品官礼、庶人礼均同。

清《大清通礼》卷五十二：品官丧，越日小殓，侍者迁尸浴床，诸子哭踊，妇人出（女丧则男出），先沐后浴，埋巾栉及余水于屏处；三日大殓，奉尸入棺，实生时所落齿发，卷衣以塞空处，令充实。庶士丧同，庶人丧亦同：沐浴后，彻巾栉及余水而埋之；大殓时实生时所落齿发，以衣实其空处。

死者发爪或"埋于坎"，或"置于棺"的目的，据江绍原（1928）分析，其因可能有三：全受全归如他日，以慰幽灵；保护发爪以免死者蒙不利；排除被人从尸体剪下危及生人。

不但送终之礼要去手足爪甲，将军出征前亦要先剪爪。

《淮南子·兵略训》云："凡国有难，君自宫召将诏之……将军受命，乃令祝太史卜。斋宿三日，之太庙，钻灵龟，卜吉日，以受鼓旗。主亲操钺，持头，授将军其柄。复操斧，持头，授将军其柄。将已受斧钺，乃爪鬋，设明衣也，凿凶门[②]而出。乘将军车，戴旌旗斧钺，累若不胜。其临敌决战，不顾必死，无有二心。"爪鬋，设明衣，凿凶门而出等举动，可能也是古代一切作战的人或其将领们所同，未必限于将军。

将军出征的爪鬋，其意亦可能有三：行送终礼兼送行礼；减少在路上或入敌境后不能蚤鬋之苦；避免在远行中或到异国后留下爪鬋。

与将军之出须先爪鬋形式上略有不同，士大夫因故去国，在三个月内，却"不蚤鬋"。

《礼记·典礼》云："大夫士去国，祭器不逾竟。大夫寓祭器于大夫，士寓祭器于士。大夫去国，逾竟，为坛位乡国而哭。素衣，素裳，素冠，彻缘，提履，素簚，乘髦马，不蚤鬋，不祭食，不说人以无罪。妇人不当御。三月而复服。"

---

①鬠、鬊、鬋、髦——据《辞海》(1999)：鬠——同髻，指丧吉；鬊——自落的发，或遗发；鬋——通剪，爪鬋或蚤均为修剪指甲；髦——毛中的长毫。

②明衣——丧服；凿凶门——出北门。将军之出，以丧服处之，表示必死的决心。

## 第三节 外国人的指甲习俗

据江绍原（1928）的调查和研究表明，世界其他国家和地区的人也有与中国人类似的风俗。奥祖（2001）和布莱耶尔（2000）也谈到了类似的情况。

轻易不肯修治爪甲的倾向并非中国民族所独有。英国有些地方的婴儿，长满1岁才许剪指甲，欧洲其他地方也相信初生小儿第一年不宜剪指甲。牙买加也有人忌为婴儿剪指甲。有些民族忌用刀剪等铁器修指甲。

非中国人也有择吉修爪的习俗。希不律兑斯群岛忌星期五剪发修指甲，有些地方则忌星期五理发和忌星期日修指甲。罗马帝国晚期正好相反：星期五剪发，主吉；星期四修须与星期三去指甲，亦皆主吉。耶路撒冷城中的犹太人认为，每个星期的前几天最宜修指甲理发。希腊人祭神节不得剪指甲和理发。

收藏、埋葬和烧毁发爪亦极常见。古罗马人的头发和指甲须埋在吉祥的树底下，童贞女祭司的发，则挂在一棵老树上。阿米尼亚人修剪下的发爪和落下的齿，不随手弃去。

## 第四节 指甲之谜

古人关于发爪的风俗，在前科学时代或在科学还不发达的时代是不足为怪的，人们往往把极小一部分有客观真实性的事实，夹杂着多量的不可靠的观察和言过其实的传闻，无稽的古说和颠倒的记忆，白天的幻想和夜间的梦寐——又加之以不合章法的推论，而做出错误的判断。既成之后，又受习惯的约束或其他错误的烘托而根深蒂固，代代相传，变为我们所谓的旧俗。然而，近现代均有人把发爪看作是“身体的灵魂”和“精力的体现”（Hopkins, 1923）；看作是“人身的一种精华，其中寓有人之生命与精力”（江绍原，1928）；看作是“生命的象征”、“灵魂的栖息地”（叶大岳，2000）；看作是“神灵保护的命根，神奇力量的象征，体格强壮或娇柔的标志”（Auzou, 2003）。

古人的传说（书载的或民间的）中是否含有合理的内核？今人的判断（间接的或局部的）是否符合科学事实？关于头发，科学家们已为之做了150年“绞尽脑汁”的研究，最近出版的《头发微量元素分析与疾病诊断》一书，已用最权威、最新的研究成果和最丰富的历史与临床资料证明，头发能反映人体健康状况，头发元素分析能筛选和诊断疾病（秦俊法，2003）。对于指甲的研究，也已有100多年的历史，本书中将对指甲的生理学及生命信息进行详细阐述。

## 第五节 指甲的医药应用

我国自唐代开始，即有关于指甲性味、主治和药物功效的记载。

## 一、指甲的性味

指甲，又名手指甲（《日华子本草》）、人退（《眼科龙木论》）、爪甲或筋退（《本草纲目》）、人指甲（《中药大辞典》）。指甲的性味各家所述略有不同（表2–1）。

表2–1 指甲的性味

| 记载 | 性味 |
|---|---|
| 《日华子诸家本草》 | 平 |
| 《本草蒙鉴》 | 甘咸,无毒 |
| 《医林篡要》 | 咸、温 |
| 《本草纲目》 | 甘咸,平,无毒 |
| 《中药大辞典》 | 甘咸,平 |

## 二、指甲的功用主治

指甲须用碱水或皂角水洗净，晒干，或再和滑石粉入锅内同炒至指甲黄色鼓起为度，取出筛去滑石粉，放凉，碾成粉后，可治鼻衄、尿血、喉蛾、目翳、中耳炎等（表2–2）。

表2–2 指甲的功用主治

| 记载 | 主治 |
|---|---|
| 本草拾遗(陈藏器) | 取细粉量目中,去翳障 |
| 本草衍义(寇宗奭) | 治鼻衄,细刮吹之;去瘀血,于所衄鼻中吹之 |
| 本草纲目(李时珍) | 催生,下胞衣,利小便,治尿血及破伤中风,去目翳 |
| 千金方(孙思邈) | 妇人无故便血,少儿腹胀 |
| 本经逢原 | 乳蛾 |
| 太平圣惠方(王怀隐) | 眼生珠管,胞衣不下 |
| 普济方(朱橚) | 破伤风,针刺入肉 |
| 中药大辞典(江苏新医学院) | 鼻衄,尿血,喉蛾,目生翳障,中耳炎 |

指甲治病的方法，一般内服入丸、散，外用研末点目、吹鼻、吹耳。

指甲治病有一定的通例，即男病宜用女子的指甲，女病宜用男子的指甲，小儿病大半用父母的指甲。

指甲治病还有一定的适用范围，例如，去目翳用怀孕妇人的指甲；破伤中风用本人手、脚指甲；物入目中用手指甲；止鼻衄本人独不可备时可用众人指甲；小儿腹胀用父母指甲；胎衣不下取本妇手、脚指甲；妊娠尿血用丈夫指甲；小便转胞取自己指甲；诸痔肿痛用男子指甲和童子顶发。

## 三、指甲的药物功效

中国古代历史上，用人体的一部分（器官或排泄物）作为药物应用的例子很多，其中指甲和头发是最易获得和最简单的两种。李时珍在《本草纲目》中列出了指甲药用的20种附方（表2–3）。

表2–3　指甲的药物功效

| 应　用 | 来　源 | 应　用 | 来　源 |
|---|---|---|---|
| 斩三尸法 | 太上玄科 | 诸痔肿痛 | 万表积善堂方 |
| 消除脚气 | 外台秘要 | 针刺入肉 | 普济方 |
| 破伤中风 | 普济方 | 飞丝入目 | 危氏得效方 |
| 阴阳易病 | | 物入目中 | |
| 小儿腹胀 | 千金方 | 瘢痘生翳 | 圣惠方 |
| 小便转胞① | 金匮要略 | 一切目疾 | 圣惠方 |
| 男女淋疾 | 肘后方 | 目生花翳 | 集简方 |
| 小便尿血 | 圣济总录 | 目生珠管 | 圣惠方 |
| 妊娠尿血 | 千金方 | 积年泻血 | 圣济总录 |
| 胞衣不下 | 圣惠方 | 鼻出衄血 | 简便方 |

注：①转胞——《巢氏病源》卷十四曰："胞转者，是胞屈辟，小便不通。其病状，脐下急痛，小便不通，是也……此病至四五日乃有致死者，饱食食讫，应小便而忍之；或饱食讫而走马；或小便疾，因急走；或忍尿入房；亦皆令胞转或胞落，并致死。"

在古代的各种治疗术中，有不少是相互影响和相互假借的，甚至带有明显的巫医治疗术的性质。

除了书籍中记载的应用外，指甲的某些药用在民间也有流行。例如，指甲刮末相传为治鹅喉良药，这是民间一个很流行的方子（江绍原，1928）。此外，指甲还被看作是补益之品。

## 四、指甲与头发主治功用的比较

在古代的治疗术中，指甲的功用主治与头发大同小异（表2–4）。例如，与头发相同的有：鼻衄；胞衣不下；小便不利；尿血；破伤中风；小便转胞；男女淋疾；泻血。其余的有：阴阳易；脚气；痔肿痛；目生花翳；目生珠管；一切目疾；针刺入内；飞丝或他物入目。此外，治疗某些疾病，有些古方兼用发爪，如诸痔肿痛，其法是：蚕茧内入男子指甲令满，外用童子顶发缠裹，烧存性，研末，蜜调敷之；又如小便尿血，用人指甲半钱，头发二钱半，烧研末，每服一钱，空心温酒下（李时珍，1985）。

古人认为，指甲除有药物功效外，通过观察指甲形态和色泽变化还可了解或判断脏腑病证。关于后者，我们将在本书有关章节详细介绍。

表 2-4　指甲与头发功用比较

| 类　别 | 指　甲 | 头　发 |
| --- | --- | --- |
| 小儿病 | 小儿腹胀 | 惊热百病，热疮，客忤①，斑疹，重舌，燕口（两角生疮），断脐，惊啼 |
| 女子病 | 阴阳易病，男女淋病，妊娠尿血，胞衣不下，催生 | 胎产便血，漏血，月水不通，阴吹，胞衣不下 |
| 出血 | 小便尿血，积年泻血，鼻出衄血 | 鼻血不止，咳嗽有血，齿缝出血，血闷，肺疽吐血，肌肤出血，诸窍出血，血运，无故遗血，小便尿血，大便泻血，血淋，血痢，瘀血 |
| 诸疮 | | 疔肿恶疮，疮口不合，下疳湿疮，大风疠疮，瘰癌恶疮，全疮 |
| 其他诸病 | 破伤中风，小便转胞，诸痔肿痛，癍痘生翳，一切目疾，目生珠管 | 大小便闭，哽咽，尸疰，伤寒，女劳黄疸②，霍乱，转胞，肚痛，赤白痢，破伤中风沐发中风，擦落耳鼻，耳卒肿痛，蜈蚣螯咬 |
| 其他功效 | 消除脚气，针刺入肉，飞丝入目，物入目中，斩三尸 | 补阴，令发长黑 |

①客忤——《巢氏病源》卷七十四曰："小儿中客忤者，是小儿神气软弱，忽有非常之物或未经识之人触之，与鬼神气相忤而发病，谓之客忤也。亦名中客，又名中人。其状吐下青黄白色，水谷解离，腹痛反倒夭矫，面变易五色。其病似痫，但眼不上摇耳。其脉急数者，是也。若失时不治，久则难治。若乳母饮酒过度醉及房劳喘后乳者，最剧，能杀儿也。"

②女劳黄疸——《巢氏病源》卷十二曰："女劳疸之状，身目皆黄，发热，恶寒，小腹满急，小便难。由大劳大热而交接，交接竟，入水，所致也。"

## 参考文献


[1] 江绍原：《发须爪：关于它们的迷信》，开明书店，1928 年版；《发须爪——关于它们的风俗》，上海文艺出版社 1987 年影印本。

[2] 李时珍：《本草纲目》，人民卫生出版社 1985 年版，第 2927—2936 页。

[3] 江苏新医学院：《中药大辞典(上册)》，上海科学技术出版社 1990 年版，第 39—40 页。

[4] 十三经. 据《四部丛书》初编初印本影印，上海书店出版社 1997 年版，第 676—873、第 1390 页。

[5] 谢华：《黄帝内经（白话释译）》，中医古籍出版社 2001 年版，第 673—675 页。

[6] 叶大岳、叶丽娅：《头发与发饰民俗——中国的发文化》，辽宁人民出版社 2000 年版。

[7] 奥祖(Auzou M)、梅尔基奥尔—博纳原著；童新耕，叶习贤译：《秀发丝语》，上海译文出版社 2003 年版。

[8] 秦俊法、李增禧、梁东东：《头发微量元素分析与疾病诊断》，郑州大学出版社 2003 年版。

[9] 佟维学主编：《忠经》、《孝经》，吉林摄影出版社 2003 年版，第 195 页。

第二编

# 指甲生理病理篇

只有认识到真理往往存在于表面现象之下，正确理解事物的大门才会对我们敞开。

［英］汤姆·柯克伍德

# 第三章

# 指甲的解剖学与生理学

## 第一节　指甲的结构

指甲的解剖学和胚胎学研究始于19世纪后期（Unna, 1883; Pinkus, 1927），而现代解剖学则由20世纪中叶的Lewis（1954）和Eaias（1963）开创。

### 一、指甲的胚胎发育

人的手指甲（以下简称指甲）从胚胎的第9周开始发生。在此之前，整个手指覆有皮上层和生发层两层未分化表皮。由原始的表皮反折形成甲沟，最后形成甲襞。此时的表皮分为三层，中央有中间层。在近侧沟的边缘，原始的表皮向下增殖，在近端进入真皮，产生围绕甲根的物质。它分化为两个部分，表面的部分形成近端甲襞，较深的部分形成背侧和中间甲母质。

到13周时，在甲弧影部位开始形成甲板。甲襞和甲母质中有透明的角质蛋白颗粒，至22周时消失。

16–18周时，通过电镜可以见到背侧和中间甲母质。甲母质为一自近端尖顶部到远端甲弧影的上皮细胞聚集而成，呈楔形，围有基底膜，细胞的朝向与中心轴平行。

20周时通过光镜能观察到空泡细胞，它是发展中的母质细胞和成熟的母质细胞之间的过渡型细胞。甲母质细胞发生分化并角化，甲板开始越过甲床向远端推移。此时的甲床已失去颗粒层，正在发生角化的甲床上皮细胞为腹侧甲母质，它有助于甲板向远端移动。

24–36周时，稀薄但完整的甲板已到达手指或脚趾骨的末端，显示一个已形成的甲上皮和一个突起的甲侧皱襞。

脚趾甲（以下简称趾甲）的发育约比手指甲晚一个月，其发育过程和结构与指甲类似。

### 二、指甲的解剖结构

完整意义上的指甲分为甲板和指甲单元两部分，指甲单元则由四种结构组成，即甲床、甲母质、甲下皮、近端甲襞和侧甲襞，这些结构合起来构成并支撑着通常所称的指甲——甲板或甲体（图3–1和图3–2）。

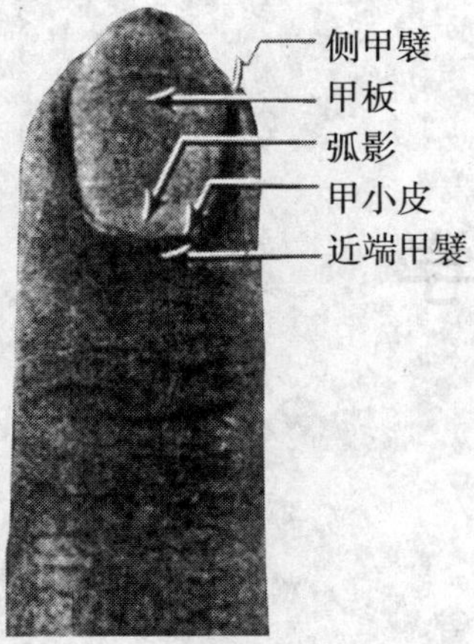


图 3-1　指甲单元的局部解剖图

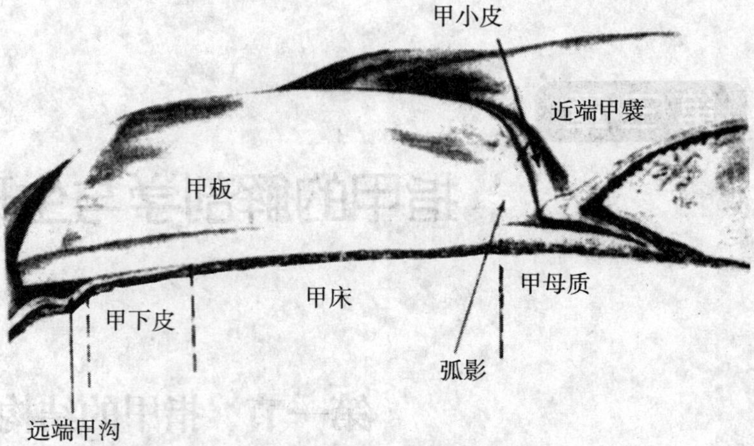


图 3-2　指甲单元的矢状切面图

（一）甲板

甲板是长在各个指头末节背面的角质板。甲板的厚度决定于甲母质的长度，一般男性约为 0.6mm，女性约为 0.5mm（Hamiltaon，1955；Eaias，1980），但可随人的年龄增加及指甲生长速度降低而增厚（Germann，1980）。

甲板的前缘（末端）游离，称远端，附游离层，后缘（近端）隐蔽在皮肤深处，叫甲根。如果除去甲板，则可见近端甲沟和两个侧甲沟，这些甲沟由称为近端甲襞和侧面甲襞的皮肤皱襞与甲板迭合而成。近端甲襞有两个上皮面，即背侧面和腹侧面，在两个上皮面连接处向远端覆盖，在甲表面形成甲上皮。

关于甲板是如何形成的问题，曾存在着不同的看法。Unna（1883）和 Pinkus（1927）认为，甲板是由甲母质形成的。然而，Lewis（1954）用银蛋白着色斑和角化细胞形态学研究得出结论，甲板是三种不同甲母质的产物：近端甲襞顶部的背侧甲母质（构成甲板的背侧部分）、普通甲母质（构成中间体指甲）、甲床上的腹侧甲母质（构成甲板的腹侧部分）。指甲的腹侧和背侧部分由“充气—放气循环”产生，而中间体指甲由“梯度角化不全”产生。与中间体指甲相比较，背侧指甲较薄，而腹侧指甲的厚度是中间体指甲的 0–1/3（Lewis，1954）。这两种观点在其后各有许多实验事实支持，但 Samman（1959，1961）认为，在正常条件下，甲板是由甲母质专一地形成的；而在某些病理条件下，甲床会将腹侧甲母质加到甲板的下表面上。

甲板近端近甲根处有一乳白色的半月形区域，称为弧影，亦称半月弧、甲半月或月痕，又称小月亮或健康圈。甲根下方的甲床特别厚，即是甲母质。

（二）甲床

甲床始于弧影或甲母质远端，没有颗粒层，但有一层极薄表皮，约 2–3 层细胞厚，因而容易从组织学上识别甲床的起始部位。

甲床没有皮下脂肪，甲床上皮（腹侧甲母质）下方的真皮结缔组织与指骨末端的骨膜粘附。这些区域没有透明的角质蛋白形成，角化方式与毛囊的内根鞘相同，生长中的细胞形成角蛋白和无形体进入腹侧甲板，甲床的角化细胞便随甲板移动而向远端游离缘推进，从而保持甲板与甲床的整体性。

在甲床上皮与指骨骨膜的连接中，通过主要的结缔组织网垂直紧密相连，另一次要的胶原纤维网呈水平排列。在这些结缔组织网中，包括有丰富的血管、淋巴管和弹力纤维网。在甲床的表真皮中，有一均匀的纵向排列的生发层嵴和乳头状乳头，当甲下皮的螺旋状血管破裂时，血液外渗进入这些纵沟中，就形成裂片状出血（Martin，1959）。

（三）甲母质

甲母质是分化和形成甲板的幼稚上皮细胞。近端甲襞的腹面构成近端甲沟的顶部，甲母质则构成它的底面，甲板躺在两者之间。甲母质中无颗粒层，无角质蛋白形成，在近端甲沟前有些弯曲，极易看到从近端甲襞到甲母质的过渡（图 3-2），也极易用外科手段将甲母质与甲沟分离。甲母质拥有基底膜，有进行分化的能力。甲母质细胞基底层含有桥粒和半桥粒，正在分化的细胞富含核糖体和多核糖体，比表皮细胞含有更多的核糖核酸（RNA）。

前面提到，有人认为甲母质分为背侧部、中间部和腹侧部三类，背侧部形成甲板的背层，中间部形成甲板的中层，腹侧部形成甲板的腹层。甲母质的最底两层细胞中含有黑素细胞，甲板中含有的黑素颗粒即来自这些黑素细胞。黑种人指甲中的黑素颗粒最为明显，常可见到纵向线状条纹。白种人指甲中黑素细胞较疏且发育较差，而日本人每平方毫米甲母质中含有几百个发育较好的黑素细胞，而且远端多于近端，多巴反应也远强于近端（Higasti, 1969）。

（四）甲下皮

甲下皮起始于甲板下的甲床终端，并过渡到指末端表皮。甲下皮存在颗粒和正常附属物，它是指甲单元中最先角质化的部位，也是胚胎中所有表皮最先角化的部位（Holbyook，1979）。在甲板脱离甲床的地方，甲下皮可起防水作用。甲下皮也是远端甲真菌（包括皮肤癣菌、酵母或酵母杆菌以及其他霉菌）侵犯的最初部位（Zaias，1972）。

在甲板的远端，在标志甲板与甲下皮分离的白线之前，手指上有一条宽度为 0.5-1.5mm 的狭带，称为甲皮带（Onychodermal band），它的颜色与粉红色的甲床相比，则较为苍白，并略带透明质的琥珀色色彩。一些指甲，如拇指指甲，其甲皮带可以更窄或缺失，颜色可呈黄色。黑种人的甲皮带为棕色。Terry (1955) 推测，这一部位的血液供应与甲床的主体部分可能不同，Martin (1959) 的研究支持这种假设。许多疾病可使甲皮带呈现不同的色泽改变（Raffle，1984）。

（五）甲襞

近端甲襞和侧甲襞的结构与邻近的周围皮肤相似，但缺乏纹理学特征和毛囊。近端甲襞和侧甲襞均有颗粒层，通过透明的角质蛋白形成角化。近端甲襞和远端的表皮反折至甲板表面，并紧密黏附形成甲上皮。甲上皮主要由角质层组成。

甲上皮的角化细胞大部分来自近端甲襞腹侧面的上皮，少部分来自背侧面的上皮。甲上皮宽 1–2mm，它封闭了近端甲襞腹侧面和甲板背侧面之间的潜在空隙，对甲板底部结构，特别是生发层的甲母质起保护作用。

（六）甲弧影

当甲母质从甲根向前推进超出近端甲襞时，就可见到指甲近端呈乳白色的半月形区域，这就是甲弧影。甲弧影在拇指上最大且明显可见，其余各指依次减少，甚至消失，小指上一般较难见到。也有人认为，其余手指有无不定。东禹彦（2000）对 20 岁左右男性所作的调查表明，拇指指甲出现甲弧影的几率为 95%，而食指的出现率为 55%，中指和环指的出现率分别为 85%和 75%，小指指甲出现甲弧影的几率最低，仅为 35%。女性的弧影出现率比男性低 5%~10%。在 200 名 20 岁左右健康男女性青年中，有 6 人没有出现弧影，21 人有 1–2 个指甲有弧影，26 人有 3–4 个指甲有弧影，43 人有 5–6 个指甲有弧影，49 人有 7–8 个指甲有弧影，55 人有 9–10 个指甲有弧影。

甲弧影呈乳白色有以下几种解释：

(1) 甲母质与其下的结缔组织黏附不紧，因产生反射面而呈现白色（Burrows，1919）。

(2) 弧影的颜色与白甲病指甲颜色相同，在后者的甲板中往往可发现有核细胞（Mitchall，1953）。

(3) 近端甲板扁平而有光泽，表皮下层相对无血管存在，对弧影颜色有贡献的皮肤胶原结构松散（Lewin，1965）。

(4) 弧影区甲板保持着其下甲床的外观，弧影的颜色与甲板的未充分角化及其下的结缔组织结构疏松两者有关（Samman，1978）。

(5) 弧影区甲板比甲床区甲板薄，弧影区与产生角化的区域相对应，该区域正是细胞形成甲板前甲母质的胞浆凝聚区（Zaias，1980）。

# 第二节　指甲的血液供应

手指和足趾的血液主要分别由指掌侧动脉和跖动脉供应，并通过毛细血管网和经络系统输布和运送。

## 一、血液供应

（一）手指的血液供应

手指的血液主要由桡动脉和尺动脉的分支供应（郑思尧，1995）。

●桡动脉经拇指三个长肌腱深面至手背，穿第一掌骨间隙潜入手掌深部，分出拇主要动脉后，其末端与尺动脉掌深支吻合，形成掌深弓。桡动脉在行径中的主要分支是掌浅支和拇主要动脉。掌浅支起自桡动脉转向手背处，沿鱼际肌表面或穿拇短展肌下行达手掌，与尺动脉末端吻合，形成掌浅弓。拇主要动脉出现于掌深部时发出，分为 3 支，分布于拇指掌面两侧缘和食指桡侧缘。

●尺动脉由尺侧下行经豌豆骨桡侧至手掌，其末端与桡动脉掌浅支吻合，形成掌浅弓。尺动脉沿途发出骨间总动脉和掌深支，掌深支穿过小鱼际至掌深部与桡动脉末端吻合，形成掌深弓。掌浅弓和掌深弓是分布于手指末端的主要动脉分支。

掌浅弓发出四个分支，其中 3 支称为指掌侧总动脉，各再分为两条指掌侧固有动脉，分别供应第 2–5 指的相对缘；另一支供应小指尺侧缘（图 3–3）。掌深弓发出三条掌心动脉，沿三条骨间掌侧肌表面下行，至掌指关节附近，分别注入相应的指掌侧总动脉。

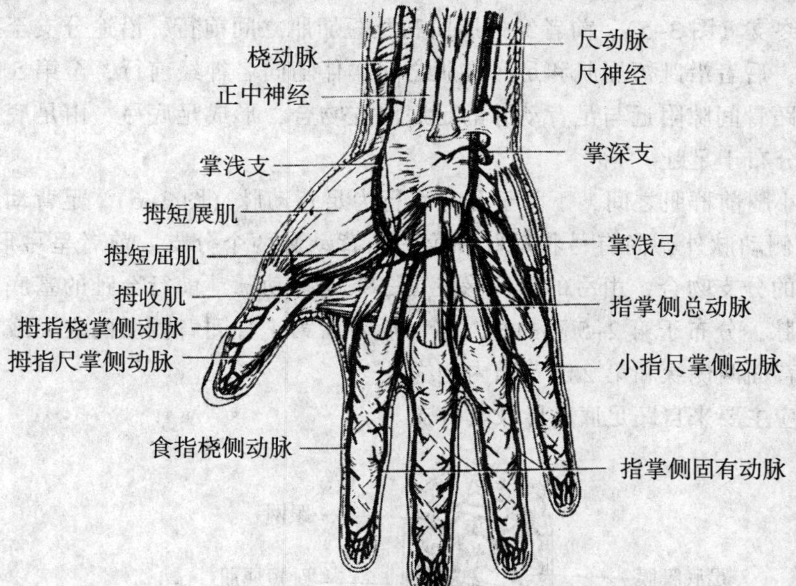


图 3–3　手部的动脉（掌侧面浅层）

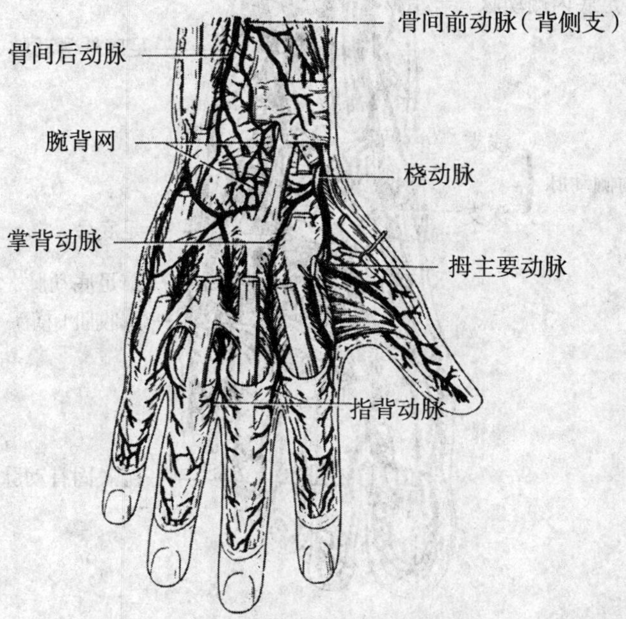


图 3–4　手部的动脉（背侧面）

●在腕关节背面，由桡、尺动脉的腕背支和骨间前后动脉的分支组成的腕骨网，发出数条细小的掌背动脉，下行至掌指关节附近分为指背动脉，分布于2–5指背面相对缘（图3–4）。

（二）足趾的血液供应

足趾的血液主要由胫后动脉和胫前动脉的分支供应（郑思尧，1995）。

●胫后动脉沿小腿后面浅、深屈肌之间下降，经内踝的后方转入足底，分为足底内侧动脉和足底外侧动脉两终支（图3–5）。前者经拇展肌和趾短屈肌之间前行，沿途分支至拇趾侧诸肌和足底内侧皮肤；后者沿趾短屈肌和足底方肌之间，伴随同名神经前行，至第5跖骨底附近弯向内侧至第一跖骨间隙附近与足背动脉的足底深支吻合，形成足底弓，由足底弓发出数支跖足底动脉，再分布于足趾。

●胫前动脉行于小腿前群肌之间，下降至足背移行为足背动脉（图3–6）。足背动脉沿途除分出数条跗内、外侧动脉外，尚有弓状动脉和第一跖背动脉两个分支。前者呈弓形弯曲，其末端与跗外侧动脉的分支吻合，由弓的凸侧缘发出3条跖背动脉，前行至趾的基底部各分为2支细小的趾背动脉，分布于第2–5趾的相对缘。后者沿第1骨间背侧肌的表面或穿肌前行，分支分布于拇趾背面两侧缘和第2趾背面内侧缘。

●足趾的血液供应主要来自跖足底动脉及其分支。

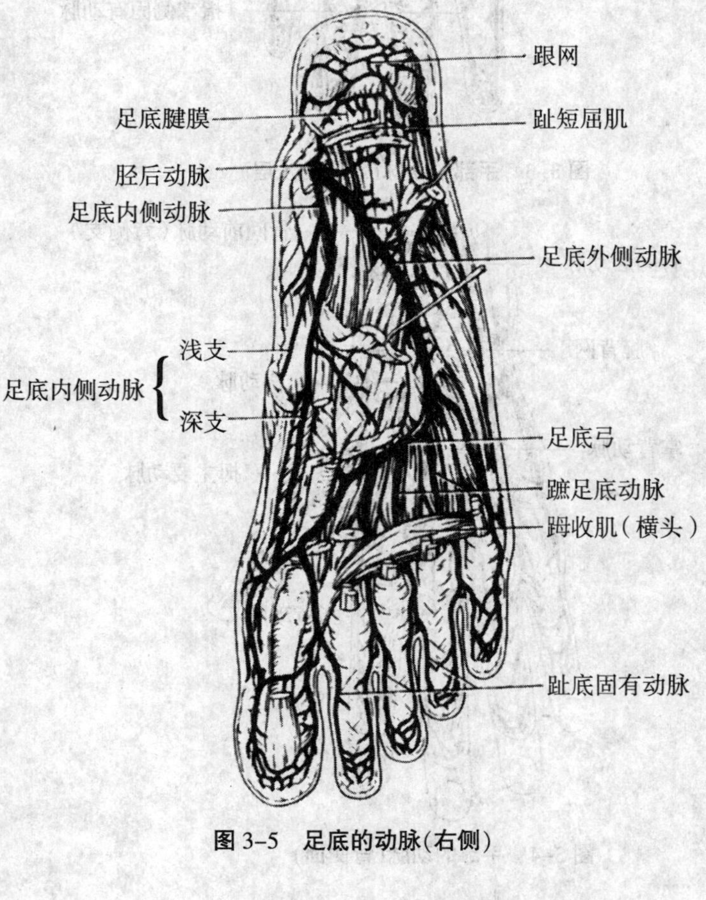


图3–5 足底的动脉(右侧)

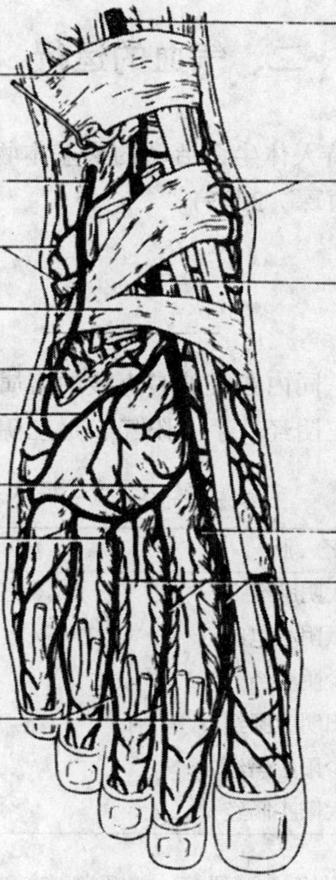


图 3-6 足背动脉及其分支

（三）指甲单元的血液供应

指甲单元的血液由指掌侧固有动脉、指背侧动脉和拇主要动脉供应，这些动脉进入手指远端，并分出骨分支和浅弓分支，供给近端甲襞和甲母质。背侧动脉和掌侧动脉吻合后形成近侧弓和远侧弓，近侧弓还接受跨过末节指关节的血液，共同完成对甲基底组织（甲母质和甲床）和近端甲襞毛细血管网的供应。因此，甲母质有两条血液来源，即浅弓和近侧弓（Flackman，1985）。

甲床丰富的血液供应主要是由球体（Glamas）完成的。这个神经管球体担当着一个动静脉吻合的作用。动静脉吻合是循环中的动脉和静脉支相连的通道，代谢产物和气体通过这一通道（而不是通过通常的组织液）进行交换。每个球体是微小的卵圆形器官，长约 300μm，它是由一条动脉和静脉、一个神经和一个包膜组成的一个弯曲的血管单位。每个球体由许多可收缩的肌细胞组成，这种细胞较大，类似上皮样细胞，核染色质很少。每平方厘米甲床中含有 93-501 个球体。球体排列与毛细血管平行，它们以比相应动脉稍低的速率进行有规律的收缩。动静脉吻合参与毛细血管循环的调节（朱文元，1997）。

## 二、气血的运行

根据中医学理论，气血是维持人体生命活动的最基本物质，气血的运送输布只有通过经络才能完成（印会河，1989；祝恒琛，2003）。

### （一）十二经脉

经脉是气血运行的主要通道，同内在脏腑有直接的络属关系。

人体经脉共有十二支，即手三阴经、手三阳经、足三阴经、足三阳经（表 3–1）。

**表 3–1　十二经脉**

| 系　统 | 经　脉 | 系　统 | 经　脉 |
|---|---|---|---|
| 手三阴经 | 手太阴肺经 | 足三阴经 | 足太阴脾经 |
| | 手厥阴心包经 | | 足厥阴肝经 |
| | 手少阴心经 | | 足少阴肾经 |
| 手三阳经 | 手阳明大肠经 | 足三阳经 | 足阳明胃经 |
| | 手少阳三焦经 | | 足少阳胆经 |
| | 手太阳小肠经 | | 足太阳膀胱经 |

十二经脉起源于指（趾）甲周缘。《灵枢·逆顺肥瘦》说：“手之三阴，从脏走手；手之三阳，从手走头，足之三阳，从头走足；足之三阴，从足走腹。”亦即：手三阴经从胸腔走向手指末端，交手三阳经；手三阳经从手指末端走向头面部，交足三阳经；足三阳经从头面部走向足趾末端，交足三阴经；足三阴经从足趾末端走向腹腔、胸腔，交手三阴经，构成一个“阴阳相贯，如环无端”的循环经路。十二经脉与手指或足趾的关系如表 3–2 所示。

**表 3–2　十二经脉与指甲关系**

| 十二经脉 | 走　向 |
|---|---|
| 手太阴肺部 | 起于中焦，直出拇指之端；走向食指桡侧端 |
| 手阳明大肠经 | 起于食指桡侧端，至鼻翼旁 |
| 足阳明胃经 | 起于鼻翼旁，入足第二趾外侧端；入中指外侧端；入足大趾内侧端 |
| 足太阴脾经 | 起于足大趾内侧端，注入心中 |
| 手少阴心经 | 起于心中，出小指桡侧端 |
| 手太阳小肠经 | 起于小指外侧端，至目内眦 |
| 足太阳膀胱经 | 起于目内眦，至小趾外侧端 |
| 足少阴肾经 | 起于足小趾下，注于胸中 |
| 手厥阴心包经 | 起于胸中，出中指桡侧端；沿无名指出其尺侧端 |
| 手少阳三焦经 | 起于无名指尺侧端，至目外眦 |
| 足少阳胆经 | 起于目外眦，出足第四趾外侧端；分布于足大趾爪甲后丛毛处 |
| 足厥阴肝经 | 起于足大趾爪甲后丛毛处，注入肺 |

注：拇指，又称大指、大拇指；示指，又称食指、次指；中指，又称将指；环指，又称无名指、药指、小指次指；小指，又称小拇指。

经络有根有结，“脉气所起为根，所归为结”（《灵枢·根结》）。“根”是经气的出口处，也就是针灸中所说的“井穴”。肺经的井穴少商，心包经的井穴中冲，心经的井穴少冲，大肠经的井穴商阳，三焦经的井穴关冲，小肠经的井穴少泽，都位于指端。与手指相类似，足趾也是经气所出的末端。例如，大趾内侧端的隐白穴，第二趾外侧端的厉兑穴，第四趾外侧端的窍阴穴，小趾外侧端的至阴穴等。

（二）十二经筋

经筋是经脉之气“结、聚、散、络”于筋肉、关节的体系，其功能是连缀四肢百骸、主司关节运动。

经筋的分布，一般都在浅部，从四肢末端走向头身，多结聚于关节和骨骼附近，有的进入胸腹腔。手足三阳的经筋分布于肢体的外侧；手足三阴的经筋分支于肢体的内侧。指甲或趾甲亦位于经筋的起始处（表 3–3）。

**表 3–3　十二经筋与指甲关系**

| 十二经筋 | 起始处 | 十二经筋 | 起始处 |
|---|---|---|---|
| 手太阴经筋 | 起于手大拇指上 | 足太阴经筋 | 起于足大趾内侧端 |
| 手厥阴经筋 | 起于手中指 | 足少阴经筋 | 起于足小趾的下边 |
| 手少阴经筋 | 起于手小指内侧 | 足厥阴经筋 | 起于足大趾上边 |
| 手太阳经筋 | 起于手小指上边 | 足太阳经筋 | 起于足小趾 |
| 手少阳经筋 | 起于手无名指末端 | 足少阳经筋 | 起于第四趾 |
| 手阳明经筋 | 起于手食指末端 | 足阳明经筋 | 起于第二、三、四趾 |

（三）十二皮部

皮部是经脉及其所属络脉在皮表的分区，也是十二经脉之气的散布所在。以中医的人体生理和“病传”之说而言，自表至里的顺序为皮、脉、筋、骨，“皮有分部，脉有经纪，筋有结络，骨有度量”（《素问·皮部论》）。指甲附着于皮部，属“皮之部”，又为“筋之余”，皮部的精华输于四肢端末，反应于甲。

## 第三节　指甲的神经支配

影响指甲生长的是脊神经前支臂丛中的正中神经、尺神经和桡神经，前臂外侧皮神经也有一定的影响。

影响趾甲生长的是脊神经前支骶丛中的坐骨神经（郑思竟，2001）。

# 一、手指的神经支配

(一) 正中神经

正中神经在掌腱膜深面到达手掌后，分成数支指掌侧总神经。每一指掌侧总神经下行至掌骨头附近又分为两支指掌侧固有神经，循手指的相对缘行至指尖。其分支之一的皮支分数支分布于掌心、鱼际、桡侧三个半指的掌面及其中节和远节背面的皮肤（图 3–7）。

正中神经干如在臂部受损伤后，可引起运动障碍和感觉障碍。运动障碍表现为不能旋前，屈腕能力减弱，拇、食指不能屈伸，拇指不能对掌。由于鱼际萎缩，手掌显平坦。感觉障碍以拇指、食指和中指的远节最为显著。

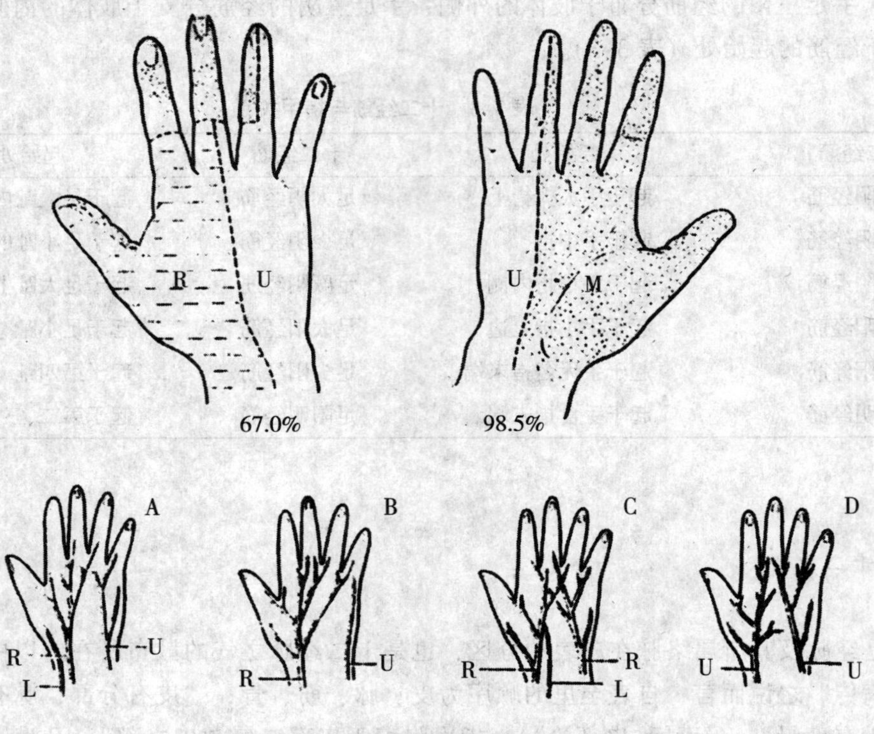


**图 3–7　手皮肤的神经分布及变异**

U.尺神经；R.桡神经；M.正中神经；L.前臂外侧皮神经；

A 占 2 %；B 占 4.5%；C 占 2.5%；D 占 67.0%

(二) 尺神经

尺神经向下穿行至腕部，在豌豆骨的外侧经屈肌支持带的浅面和掌腱膜的深面进入手掌。尺神经的分支有：在前臂下部发出的手背支，分布于手背尺侧半、小指和环指尺侧半背面的皮肤以及环指桡侧半和中指尺侧半近节背面的皮肤；在腕部发出的浅支，分布于小鱼际、小指和环指尺侧半掌面的皮肤。

尺神经干如在肱骨内上髁的后方受伤时，运动障碍表现为屈腕能力减弱，环指和小指的远节指骨不能屈曲；小鱼际肌萎缩变平坦，拇指不能内收，骨间肌萎缩，各指不能互相靠拢，环指和小指的指间关节弯曲，出现爪形手。感觉丧失区域以手内侧缘为主。尺神经和正中神经合并损伤，由于小鱼际、鱼际皆萎缩，手掌更显平坦，类似猿掌（图 3–8）。

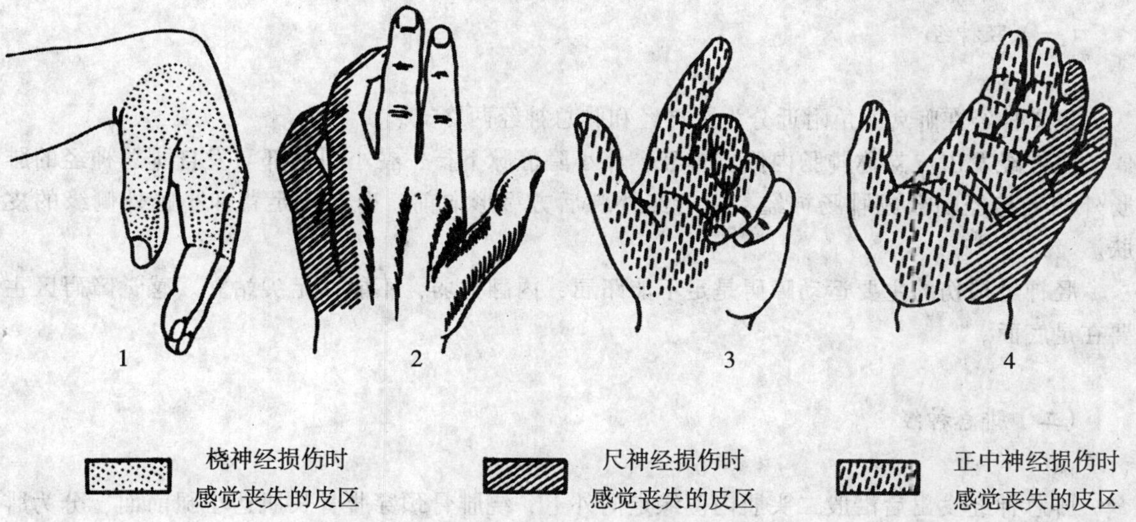


**图 3–8　桡、尺、正中神经损伤时的手形**

1.垂腕（桡神经）；2.“爪形手”（尺神经）；3.正中神经损伤时的手形；4.“猿手”（正中神经与尺神经合并损伤）

（三）桡神经

桡神经下行至肱桡肌与肱肌之间时分为浅、深两支。浅支为皮支，沿桡动脉外侧下行至手背，分布于手背桡侧半和桡侧两个半手指近节背面的皮肤；深支主要为肌支，在前臂伸肌群的浅、深层之间下行至腕部，支配其余的前臂伸肌。

肱骨中段或中、下段 1/3 交界处骨折时，容易合并桡神经损伤。损伤后的主要运动障碍是前臂伸肌瘫痪，表现为抬前臂时呈垂腕状态（图 3–8）。感觉障碍以第一、二掌骨间隙背面“虎口处”皮肤最为明显。桡骨颈骨折时，也可损伤桡神经深支，其主要症状是伸腕能力弱和不能伸指。

（四）其他神经单元

研究发现，甲床上有未包裹的神经团块及与皮肤非特异地包裹和未包裹神经末梢相连的毛细血管神经网；甲床上还有环层小体和 Missner 小体；在指甲的不同部位，有上皮内神经纤维；在甲襞中有许多神经末梢分布。在甲床和指尖之间的角状物结构中，富含 Missner 小体和 Merkel–Renvier 末梢（朱文元，1997）。

神经损伤对指甲生长的影响详见第六章。

## 二、足趾的神经支配

(一) 胫神经

坐骨神经在腘窝上角附近分为胫神经和腓总神经两终支。

胫神经发出皮支称腓肠内侧皮神经，伴小隐静脉下行，在小腿下部与发自腓总神经的腓肠外侧皮神经吻合成腓肠神经，它行经外踝后方弓形向前，分布于足背和小趾外侧缘的皮肤。

胫神经损伤的主要运动障碍是足不能跖屈，内翻力弱，不能以足尖站立。感觉障碍区主要在足底面。

(二) 腓总神经

腓总神经发出后沿股二头肌内侧缘走向外下，绕腓骨颈穿腓骨长肌达小腿前面，分为腓浅神经和腓深神经。

腓浅神经穿腓骨长肌起始部，在腓骨长、短肌和趾长伸肌间下行，分出肌支支配腓骨长、短肌，在小腿下 1/3 处浅出为皮支，分布于小腿外侧、足背和趾背的皮肤。

腓深神经穿腓骨长肌和趾长伸肌起始部，至小腿前部与胫前动脉伴行，先在胫骨前肌和趾长伸肌间，后在胫骨前肌与拇长伸肌间下行至足背，分布于小腿肌前群、足背肌及第 1、第 2 趾相对面的背面皮肤。

腓总神经损伤较常见，特别在腓骨颈处，位置最浅，易受损伤。受损伤后的主要表现是足不能背屈，足下垂并有内翻，趾不能伸，感觉障碍在小腿外侧面和足背较为明显。

# 第四节　指甲的化学组成

指甲中含有蛋白质、脂质、水、组织化学成分、矿物质和微量元素。

## 一、蛋　白　质

指甲的角蛋白由纤维性角蛋白和基质角蛋白组成。

纤维性角蛋白主要由一组低硫蛋白组成，起始时为 5.0–5.5nm 的微原纤维，并排聚集，围以无定形的基质。到成人时期，微原纤维的直径可达 7.5nm。胱氨酸在纤维性角蛋白中含量较少，主要位于基质角蛋白中，在甲板中部含量尤为丰富。大多数半胱氨酸存在于甲板中间，而巯基（–SH）则在甲板上部较多。甲板背侧和甲板中间层，总含硫量相近。

基质角蛋白主要有两种，一种是富含硫的高硫蛋白，另一种是富含甘氨酸和酪氨酸的高酪氨酸蛋白。高硫蛋白中以脯氨酸和苏氨酸含量最高。这两种蛋白的个体差异较大（表 3–4）。

表 3-4　成人指甲的氨基酸含量(%)

| 氨基酸 | 正常指甲 (1) | 正常指甲 (2) | 职业性反甲 |
|---|---|---|---|
| 天冬氨酸 | 6.1 | 6.2 | 6.12 |
| 苏氨酸 | 3.97 | 4.2 | 4.3 |
| 丝氨酸 | 4.5 | 4.5 | 4.5 |
| 谷氨酸 | 12.1 | 12.5 | 10.9 |
| 脯氨酸 | 7.4 | 6.2 | 5.36 |
| 甘氨酸 | 5.5 | 5.4 | 5.76 |
| 丙氨酸 | 4.8 | 4.9 | 5.0 |
| 胱氨酸 | 3.58 | 5.07 | 4.68 |
| 缬氨酸 | 5.4 | 5.23 | 5.5 |
| 蛋氨酸 | 1.3 | 1.4 | 1.44 |
| 异亮氨酸 | 3.3 | 3.3 | 3.3 |
| 亮氨酸 | 7.2 | 7.36 | 7.62 |
| 酪氨酸 | 2.35 | 2.2 | 2.32 |
| 苯丙氨酸 | 1.83 | 1.74 | 1.73 |
| 组氨酸 | 2.44 | 2.15 | 2.76 |
| 赖氨酸 | 6.3 | 6.2 | 6.52 |
| 精氨酸 | 21.76 | 21.3 | 22.13 |

## 二、脂　质

甲板中含有大量磷脂，主要分布在背侧和腹侧层，它对维持指甲的弹性关系极大。指甲中也含有游离脂肪酸和长链脂肪酸，虽然它们可能来自外界吸收，然而游离脂肪酸存在于所有角化组织中，它们是细胞溶解的产物。

甲板中的总脂质含量不到指甲重量的5%，但与年龄有关，5 岁以下儿童可达 7%，成年人平均约为 3%（图 3-9）。脂质含量低是指甲不能有效结合水的理由，甲板对水的通透性本质上比角质层高 1000 倍，但透水性仅为角质层的 10 倍。

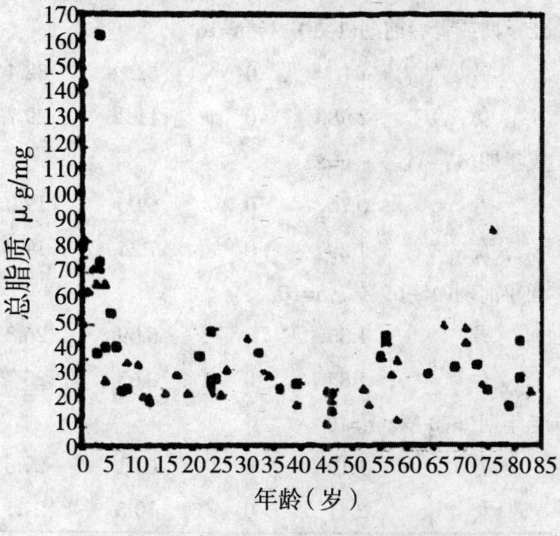


图 3-9　正常人指甲总脂质含量的年龄变化

▲女　■男

指甲中含有除脑苷脂类（CB）以外表皮所有的各类脂质（表 3-5），其中的成分“X”还有待鉴定，它不同于其他脂肪酸，如棕榈酸、亚油酸、二油酸甘油酯和棕榈甘油酯，很可能是另一类甘油三酯组成（Helmdach，2000）。

从表 3-5 可以看出，男女性神经酰胺 1-3

(C3)、游离脂肪酸（FFA）和未知成分（X）在不同年龄组之间有明显的差异，而在女性中，硫酸胆固醇（CS）和鱼肝油烯（SQ）也有明显的年龄差异。C3 以婴儿期为最高，青春期前

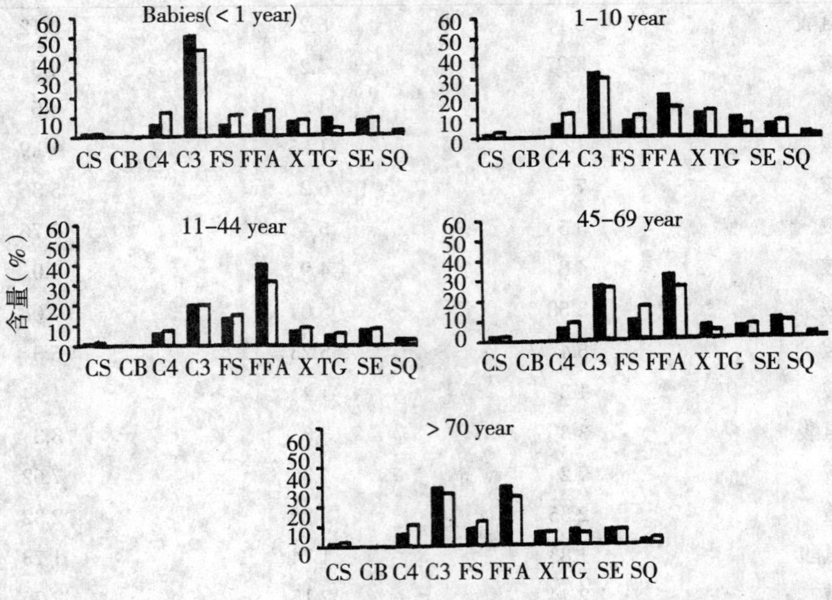


**图 3-10　正常人指甲脂质含量的年龄组变化**
□女　■男

**表 3-5　指甲脂质成分(%)**

| 年龄/性别 | CS | CB | C4 | C3 | FS | FFA | X | TG | SE | SQ |
|---|---|---|---|---|---|---|---|---|---|---|
| 婴儿期(＜1岁),n=16 | | | | | | | | | | |
| 男 | 1.78 | 0 | 6.04 | 50.7 | 5.65 | 10.6 | 7.24 | 8.94 | 6.96 | 2.03 |
| 女 | 1.45 | 0 | 12.0 | 43.5 | 10.58 | 12.8 | 7.64 | 3.58 | 8.34 | 0.07 |
| 儿童期或青春前期(1–10 岁),n=16 | | | | | | | | | | |
| 男 | 1.41** | 0 | 6.2* | 32.4 | 7.62 | 20.7 | 11.8 | 9.77 | 6.81* | 3.24 |
| 女 | 2.98 | 0 | 11.28 | 29.7 | 11.0 | 15.5 | 12.9 | 6.47 | 8.87 | 1.25 |
| 成年期(11–44 岁),n=21 | | | | | | | | | | |
| 男 | 0.76 | 0 | 6.06 | 19.0 | 13.6 | 40.0 | 6.34 | 4.53 | 7.02 | 2.72 |
| 女 | 1.20 | 0 | 7.24 | 19.9 | 15.3 | 31.3 | 8.68 | 6.03 | 8.05 | 2.27 |
| 老年前期(45–69 岁),n=18 | | | | | | | | | | |
| 男 | 1.85 | 0 | 6.09 | 26.8 | 9.34* | 31.8 | 6.31 | 5.65 | 9.09 | 3.07* |
| 女 | 1.85 | 0 | 8.65 | 25.7 | 17.0 | 25.7 | 4.60 | 7.08 | 8.73 | 0.65 |
| 老年期(>70 岁),n=10 | | | | | | | | | | |
| 男 | 1.19 | 0 | 6.21 | 29.6 | 5.4 | 30.4 | 6.14 | 7.79 | 7.80 | 2.50 |
| 女 | 2.41 | 0 | 10.5 | 27.1 | 12.0 | 24.2 | 6.71 | 5.52 | 8.23 | 3.26 |

注：①CS—硫酸胆固醇,CB—脑苷脂类,C4—神经酰胺 4–6,C3—神经酰胺 1–3,FS—游离胆固醇,FFA—游离脂肪酸,TG—甘油三酯,SE—固醇和蜡酯,SQ—鱼肝油烯；②同组比较：$*P<0.05$，$**P<0.01$。

（1–10 岁）降低，成年期（11–44 岁）达到最低水平，到老年期又略微升高。FFA 则有相反的过程。成分 X 在青春期前较高，成年后显著降低。在女性中，CS 从青春前期到成年期显著降低；SQ 从老年前期到老年期显著增高。存在性别差异的脂质成分还有：在青春前期，C4（P=0.03）、CS（P=0.01）和 SE（P=0.04）；在老年前期，FS（P=0.04）和 SQ（P=0.08）。在全年龄范围内，差异并不显著（图 3–10）。

指甲脂质成分与年龄关系的回归分析结果表明，CS、C4 和 TG 在儿童期随年龄降低，中年期达到最低值后随年龄增大而增加（图 3–11），未知成分 X 也有类似的变化。而 FS 和 FFA 则有相反的变化，即儿童期随年龄增加而增大，中年期达最大值后随增龄而降低（图 3–12）。C3 的年龄变化趋势是：在 44 岁前先随增龄而降低，25 岁左右达最低值后随增龄而增加；45 岁后先随增龄而增加，70 岁左右后随增龄而降低。SE 和 SQ 没有清楚的年龄依赖关系。

指甲脂质成分的年龄变化和性别差异表明，指甲脂质的生成很可能直接或间接地受性激素调控，男性激素和女性激素在其中可能起着不同的作用（Helmadach，2000）。

## 三、水　分

正常指甲一般含有 10%的水分，主要来源于甲床和环境，但两者的相对贡献并不清楚。虽然甲板可吸收高达 30%的水分，但它并不能有效地固定。相反，角质层可吸收 200%的水分，并能有效地维持含水状态。

甲板的低含水量对保持甲板的硬度有一定作用。

## 四、组织化学成分

各指甲单元的组织化学成分不尽相同，同一单元各层中的含量也不一样（表 3–6）。例如，甲床中含有淀粉磷酸化酶，而甲板中缺如；甲襞的 Malpig 层含有碱性磷酸酶合成酶，甲

**表 3–6　指甲单元的组织化学成分**

| | 甲板 | | | 甲床 | | 甲襞 | | |
|---|---|---|---|---|---|---|---|---|
| 组织化学成分 | 腹 | 中间 | 背 | 基底层 | M层 | 基底层 | M层 | 角质层 |
| 糖元 | - | - | - | - | ± | - | ± | - |
| 粘多糖 | ++ | - | + | ± | + | ± | + | ± |
| 核糖核酸 | - | - | - | + | + | + | + | - |
| 巯基 | ++ | ++ | + | | | | + | + |
| 二硫键 | ++ | ++ | - | | | | | + |
| 酸性磷酸酶合成酶 | + | - | - | ± | ± | + | + | + |
| 碱性磷酸酶合成酶 | - | - | - | - | | | + | |
| 淀粉磷酸化酶 | - | | - | + | | + | | |
| 胆碱酯酶 | | | | | | | | |

注：“M 层”——Malpig 层；“-”——未检出

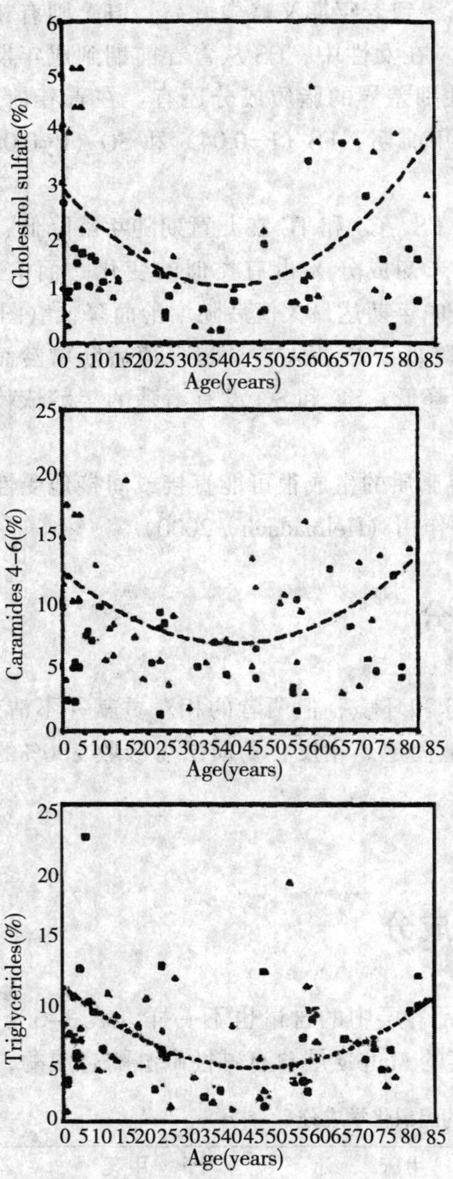


图 3-11　指甲硫酸胆固醇(上)、神经酰胺(中)和甘油三酯(下)的回归曲线

▲女　■男

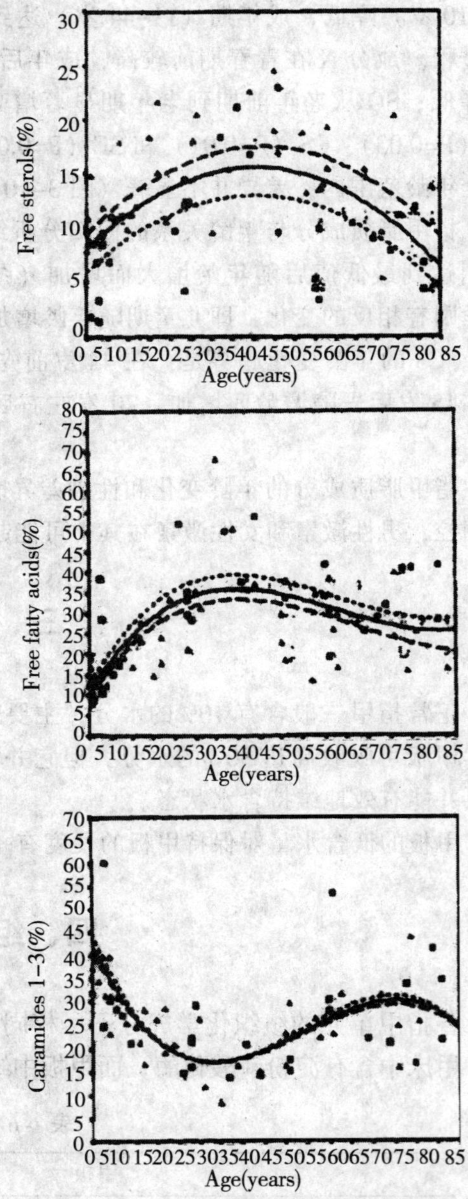


图 3-12　指甲游离胆固醇(上)、游离脂肪酸(中)和神经酰胺 1-3(下)的回归曲线

▲女　■男　——男+女

板中也缺如；甲板腹侧层和中间层巯基和二硫键较丰富，而背侧层相对较少。甲板各层中粘多糖含量也不一样：腹层最高，背侧较少，中间层缺如。

## 五、矿物质和微量元素

目前已知，指甲中至少存在 74 种元素，表 3-7 为 Iyengar（1978）和 Bown（1988）综合某些指甲元素的含量范围。可以看出，指甲中含量最高的元素依次是硫、氯和钙。

表 3-7　指甲中某些元素的含量或范围(μg/g)

| 元　素 | Iyengar(1978) | Bowen(1988) |
|---|---|---|
| Ag | 0.063–1.4 | 0.003–0.5 |
| Al | 132–927 | 130–930 |
| As | 0.2–3.3 | 0.2–3 |
| Au | 0.03–0.78 | 0.03–1.5 |
| B | 33 | 33 |
| Ba | 7.5 | 7.5 |
| Be | <0.01 | <0.01 |
| Bi | 1.35 | 1.35 |
| Br | 9–10 | 9 |
| Ca | 368–3400 | 370–3400 |
| Cd | 0.06–3.4 | 0.08–3.4 |
| Ce | 0.6 | 0.6 |
| Cl | 1090–3570 | 1000–3600 |
| Co | <0.2 | 0.055 |
| Cr | 6.2 | 5.5 |
| Cs | 6.6 | |
| Cu | 10.7–53 | 18 |
| Fe | 27–347 | 27–350 |
| Ge | 1.2 | 1.2 |
| Hg | <0.07–7.27 | 0.07–1.1 |
| K | 357–2800 | 360–2800 |
| La | 0.31 | 0.3 |
| Mg | 16.2–125 | 16–120 |
| Mn | 0.04–2.1 | 0.04–2.1 |
| Mo | <0.15–5.6 | <0.15–16 |
| Na | 332–3010 | 330–3000 |
| Ni | 0.033–11.9 | 0.03–12 |
| P | 180–990 | |
| Pb | 13.6–39 | 14–170 |
| Rb | 3.1 | 3 |
| S | 4760–36600 | |
| Sb | <0.03–0.75 | <0.03–0.75 |
| Se | 1.14–8 | 0.75–8 |
| Si | 310–3550 | 300–3500 |
| Sn | 12 | 12 |
| Sr | 0.017–0.65 | 0.02–0.65 |
| Ti | 0.28 | 0.28 |
| Tl | 0.0022–1.6 | 0.0022 |
| V | <0.15 | |
| Zn | 73–304 | 70–300 |
| Zr | 0.96 | 1.4 |

●硫　甲板中的硫含量约为3.0%–4.0%，主要来源于胱氨酸。胱氨酸的二硫键稳定纤维蛋白质，并与甲板的硬度相联系（Kechijian, 1985）。

●钙　甲板中的钙含量约为0.1%–0.2%。指甲中的钙有两种主要化学成分：与磷脂结合的离子钙和在胞浆中羟磷灰石结晶中的磷酸钙。有人认为，指甲中的钙不是内源的结构，而是从外界（如肥皂水）吸收而入的。支持这一观点的发现是大量的钙离子位于甲板的游离缘。不支持此说的理由是，水中的离子钙主要是碳酸钙，但指甲中碳酸钙含量极低，而且指甲中的钙/镁比值与血液中的比例（4.5：1）相近。钙对甲板的硬度无明显的影响。

●微量元素　指甲中除已测量到氮、氯、磷、硫、钾、钠、钙、镁等常量元素外，其余均被称为微量元素，其中包括17种稀土元素。指甲微量元素含量与人的生理、病理学状况有关，也与所处社会生活状况有关。

## 第五节　指甲的功能

指甲在远古时代是人们攫取物件、自我保护和作为同猛兽搏斗的武器。人们在长期的生产、生活和科学实验中又进一步认识到指甲还有独特的生理和病理功能。

指甲的功能可归纳为：

(1) 保护指端的功能：指甲的远端超过末节指骨的最远端，因而可起保护指端的作用。

(2) 捏持功能：指甲可防止指腹组织向背侧移动，使指端具有较好的捏持本领。

(3) 感觉功能：指腹受压时有指甲阻挡并具反作用，增加了指腹的感觉强度。

(4) 操作功能：指甲可辅助手指进行特殊的或精细的动作，如搔痒、解扣、切割软物以及其他操作。

(5) 美化和装饰功能：在指甲表面用特制的油彩染绘各种各样的花纹或涂上各种颜色的指甲油，可使指甲美观、高雅、透明和亮丽，呈现色彩斑斓的艺术世界。

(6) 反映健康状况的功能：指甲形态、质地和色泽与人体健康密切相关，因而指甲被喻为人体的“荧光屏”和反映健康的“窗口”。

### 参考文献

[1] 朱文元：《甲病与甲真菌病》，东南大学出版社1997年版。

[2] 张学军、刘维岳、何春涤：《现代皮肤病学基础》，人民卫生出版社2001年版。

[3] 郑思竞：《系统解剖学》，人民卫生出版社1995年版，第220—245、第303—316页。

[4] 印会河：《中医基础理论》，上海科学技术出版社1989年版，第64—92页。

[5] 王文华、李捷珈、傅建萍：《指甲测百病》，上海科技教育出版社2001年版，第1—17页。

[6] 祝恒琛、辩甲诊病：《上海中医药大学出版社》2003年版，第4—14页。

[7] 谢华：《黄帝内经(白话释译)》，中医古籍出版社2001年版，第214—216、第470—476、第499—518、第525—533页。

[8] Flackman P. Anatomy and physiology of the nail. Dermatol Clin, 1985,3(3):373–381.

[9] Helmdach M, Thielitz A, Ropke E, et al. Age and sex variation of lipid composition of human fingernails plates. Skin Pharmacol Appl Skin Physiol, 2000, 13(2):111–119.

[10] Iyengar GV, Kollmer WE, Bowen HJM. The elemental composition of human tissues and body fluids. weinheim\New York: Verlay Chemie, 1978.

[11] Bowen HJM. Trace elements in biological samples, In: Cesarco R ed. Nuclear analytical technigues in medicine. Amsterdan–Oxford–New York–Tokyo: Elsvier, 1988:1–15.

[12] Lewis BL. Microscopic studies of fetal and mature nail and surrounding soft tissue. Arch Dermatol Syphilol, 1954,70:732–747.

[13] [日] 东禹彦著，孙华强译：《看指甲辨疾病》，山东科学技术出版社 2000 年版。

# 第四章 指甲的形态异常

## 第一节 正常人的指甲形态

人体的指甲形态和遗传有密切关系，甲形似脸形（李学诚，1990）。

### 一、健康人的指甲特征

健康人的指甲，必须具备以下特征，缺一不可，否则就是有病存在。

(1) 甲色均匀，呈淡粉红色，无其他颜色或斑、带、点色彩的出现。

(2) 甲泽光滑，个个如一。

(3) 甲质坚韧，有一定弹性，厚薄适当。

(4) 甲皮粘连，无分离改变。

(5) 甲缘整齐，无缺损变化。

(6) 皮带有光泽，大小一致，无分层现象，与指甲（甲板）紧密粘连。

(7) 甲周软组织皮肤完整而柔软，无角化、撕裂、倒刺等出现。

由此可见，人体的健康与否可以根据指甲的形态、色泽和甲周组织或血气符号做出初步判断。

### 二、正常人指甲的基本形态

指甲形态，以目视常识可分以下10类。

#### （一）百合形指甲

甲长，中间明显突起，四周内曲，形如百合片。多见于女性。

这种人幼年时营养丰富，多病，消化能力欠佳，发育快而早，易患血液系统疾病。

#### （二）扇形指甲

甲板形状如一把折叠的纸扇，故名。有时亦称贝形甲。

这种人为强体质型，幼年时体质好，耐受能力强，智力发育一般都比较好。由于不大注意身体保护，因此在成年或老年时易患十二指肠溃疡、胆囊炎、肝病。

### （三）方形指甲

甲板呈四方形，纵横长度基本相等。

这种人体质比较差，多数是无力型。无明显大病，但有遗传性疾病，易患心血管系统疾病。

### （四）长形指甲

甲板呈长方形。

这种指甲的人性格比较稳定，所以由精神因素刺激引起的病变比较少见。易患炎症性疾病，易受环境因素影响。

### （五）短形指甲

甲板短而宽，呈矩形，扁平，皮带宽，甲皮粘连紧。

这种人一般少得病，长得健壮。一旦出现疾病，多是急性重病。易得风湿性疾病、胃和十二指肠炎症或溃疡。

### （六）碗形指甲

甲板呈扁圆形，似碗状。

这种人特别喜欢用嘴咬指甲或喜欢剪指甲，所以中指指甲很小，状如扁平碗。智力两极分化，或是智力很好，或是智力低下。发育期多病，成年后身体健康。易患呼吸道、消化道慢性病。

### （七）圆形指甲

甲两侧至甲端过渡平滑，与甲根共同构成半圆形，弧影较小，甲板呈圆形。

这种人看上去体格健壮，很少得病，实际上是对疾病的反应不灵敏。一旦有病，病情就很严重。易患眩晕症、偏头痛及代谢性疾病。

### （八）带白环形指甲

甲板前端色泽正常，根部有一半月形色如白玉、边界整齐的结构。

这种人善思多虑，精神负担重，工作效率不高，易疲劳。大多数人不喜睡眠，喜欢熬夜。易患睡眠障碍症或慢性消耗性疾病。

（九）大甲

甲板呈长方形，甲大，包围整个指头，看上去好像比手指还大，而且甲厚而硬。

这种人平时不注意自己的健康，有病当无病过，耐病能力强。易得肿瘤和骨髓病。

（十）翘甲

甲板前端翘起，前高后低，前宽后窄。

这种人抵抗力低下，或有某种免疫性缺损。易患某种慢性病，尤其是上呼吸道炎症。

图 4–1 为正常人指甲形态示意图。

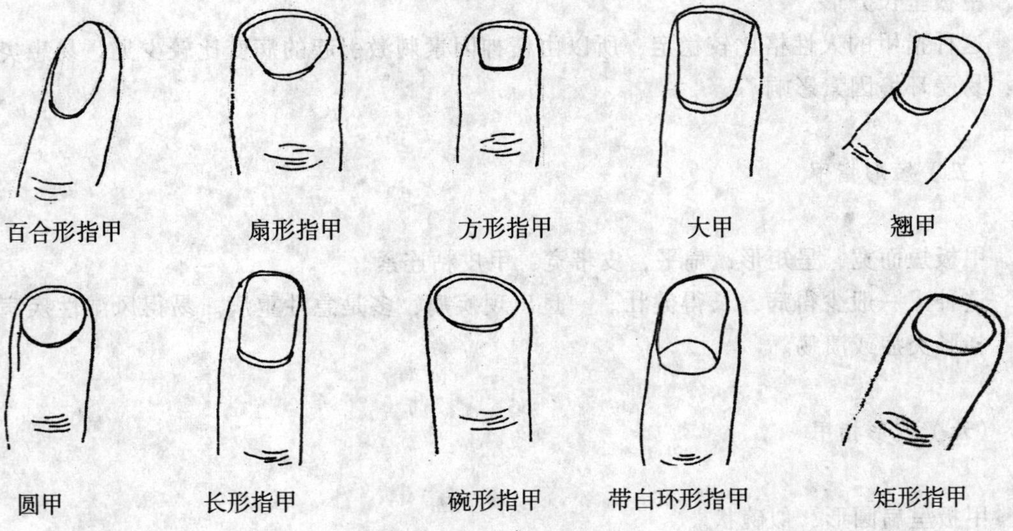


**图 4–1　正常人的 10 种指甲形态**

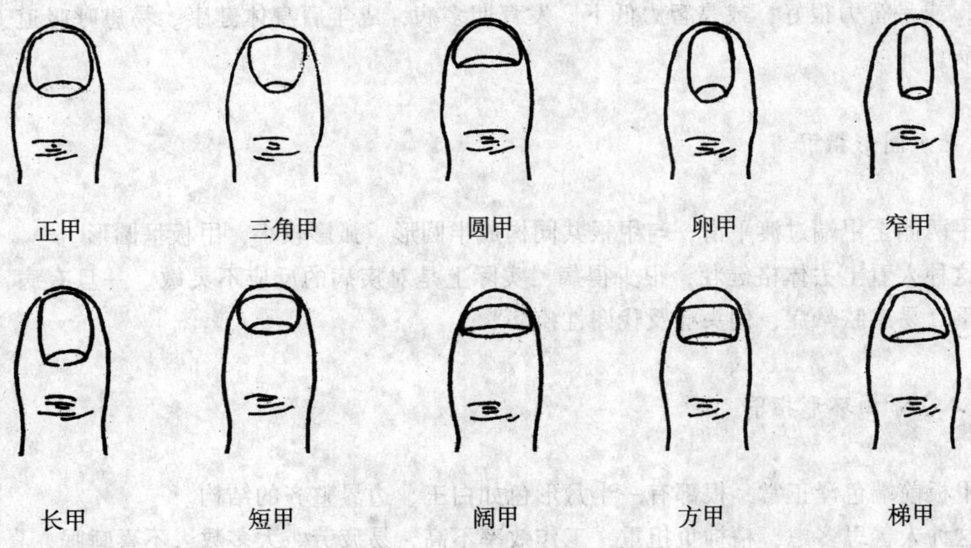


**图 4–2　正常人指甲的基本形态**

表 4-1　正常人指甲的基本形态

| 分　类 | 特　　征 |
|---|---|
| 正　甲 | 皱甲比为 1。纵横呈弧形，微曲，薄厚适中，淡红明确，半月清晰，甲体与周围组织结合紧密，甲面平滑，甲下无瘀点 |
| 长　甲 | 皱甲比为 0.3–0.5 |
| 短　甲 | 皱甲比为 1.5–2.0，甲板短，一般仅占远端指节的三分之一 |
| 圆　甲 | 甲板呈圆形，甲板两侧至甲端过渡平滑，构成半圆形 |
| 卵　甲 | 整个甲面四周过渡缓和，无棱角，甲面边缘与甲根、甲端共同构成卵圆形 |
| 窄　甲 | 甲板长度与长甲相近，但左右横径小，两侧肉际较宽，左右径与甲长之比为 1:3 |
| 阔　甲 | 甲面横径大，顶端更宽，甲根部凹下，半月偏大 |
| 方　甲 | 纵横长度基本相等，皱甲比介于 1–1.5 之间 |
| 梯　甲 | 皱甲比为 1，甲板远端横径小于近端，甲面呈梯形 |
| 三角甲 | 甲板远端与甲板近端的长度比为 2–3，半月多为三角形 |

甲形分类的基本标准之一是皱甲比，即以远端指间关节背侧横纹中点到甲根与皮肤交界线中点的距离与此点到指甲远端与皮肤结合部距离之比。按此，正常人指甲亦可有 10 种不同形态（张洪义，2002），其特征如表 4–1 和图 4–2 所示。

# 第二节　杵状甲和匙状甲

一般认为，杵状甲和匙状甲是由特发的，或先天性，或各种局部性疾病继发的甲病。然而，这两种甲病作为体内病变的征兆已受到广泛的关注（Stone，1985）。

## 一、杵　状　甲

### （一）历史沿革

纯型的杵状甲由古希腊名医 Hippocrates（公元前 460—359 年）首先提出，故亦称希波克拉底指甲。但直到 1868 年，Friedreich 发现特发性肥大性骨关节病后才引起人们的重视。20 年以后，维也纳的 Bamberger（1889）和巴黎的 Marie（1890）独立证实了该甲病与内脏疾病有关，后者还将它取名为“肥大性肺性骨关节病”。1935 年，Touraine 又发现一种称为厚皮性骨膜病的疾病。1960 年，Coury 把这三类病统称为“肢端障碍病”。1965 年，Stone 详细地比较了这三类疾病的差异（表 4–2）。可见，单纯性杵状甲与肥大性肺性骨关节病和厚皮性骨膜病的杵状甲是很容易辨清的。

表 4–2 单纯性杵状甲、肥大性肺性骨关节病和厚皮性骨膜病的比较

| | 杵状甲 | 骨关节病 | 骨膜病 |
|---|---|---|---|
| 发生率 | 较普遍 | 较不普遍 | 稀少 |
| 主要病因学 | 化脓性和发绀性疾病,家族因素 | 肺肿瘤 | 家族因素 |
| 家族因素 | + | 0 | $3^+$ |
| 远端肥大 | ± | $3^+$ | $3^+$ |
| 骨膜变厚的广泛性 | 0 | $3^+$ | $3^+$ |
| 关节疼痛 | 0 | $3^+$ | ± |
| 男子女性乳房 | + | $3^+$ | 0 |
| 面部和头部皮肤变厚 | 0 | + | $3^+$ |

### （二）杵状甲的特征

杵状甲可以是双侧性（对称性）、单侧性或仅个别指甲受累。其特征为：

（1）指甲甲板弯曲度增加，伴有横沟，一般发展缓慢，无痛性。但某些肺癌患者，杵状甲可突然发生，有严重疼痛。

（2）末节指端（指尖）软组织因有水肿、浸润而肥大，并可扩展到指背面，造成甲周肿胀。

（3）真皮纤维—血管组织的增生易波及到邻近的甲母质，导致甲基部可被向前、向后推动，甲板似乎浮于柔软的水肿性垫上。此为杵状甲的一个最早体征。

（4）局部紫绀，其发生率约为 60%。

### （三）杵状甲的病因

杵状甲的病因因情况而异（表 4–3）。

单侧性杵状甲通常与脉管损伤有关，往往是局部性的，但也可能由下列因素造成：肩关节半脱位（或不完全脱位）、肺沟瘤、红斑性肢痛病、淋巴结炎。单指性杵状甲通常是外伤性的或先天性的。

双侧性杵状甲的病因是多方面的，包括某些先天性或遗传性疾病，也包括心脏病和肺病等内科病。

Stone（1985）在综合发病率数据时发现，大约有 80%的单纯性杵状甲与呼吸系统失调有关，主要病种为支气管扩张和支气管炎，发生率较低的疾病包括：原发性和继发性肺肿瘤、结核病、肺脓肿、肺纤维化、肺囊肿、纵隔肿瘤和肺气肿。心血管病和胸腔以外疾病占 10%–15%，其中包括先天性心脏缺陷、肝硬化、慢性腹泻、亚急性细菌性心内膜炎。此外，大约有 5%–10%的杵状甲是先天性或遗传性的。

### （四）杵状甲的诊断

杵状甲的畸变程度可根据“洛维邦德分布图”确定。从手指的桡侧方向观察，甲板与手指末节之间的角度，正常指甲为 160°，中度杵状变为 180°，明显杵状变时大于 180°（图4–

3)。

**表 4–3 杵状甲的病因学分类**

| | |
|---|---|
| Ⅰ特发性杵状甲 | E.肾脏病 |
| | 慢性肾盂肾炎(稀少) |
| Ⅱ 遗传性、先天性杵状甲 | F.毒物 |
| | 磷,砷,酒精,汞,铍,铁蛋白降低 |
| Ⅲ 获得性杵状甲 | G.其他疾病(稀少) |
| A.肺部疾病 | 梅毒,脊髓空洞症,Maffucci's 综合征*,先天性发育异常,血管扩张,慢性家族性白细胞减少症,甲状腺切除,黏液性水肿,呆小病,原发性红细胞增多症,麻风病,风湿热,硬皮病,Raynaud's 病,Kaposi's 肉瘤,手足发绀,冻疮 |
| 1.肺部肿瘤 | |
| 2.支气管炎,支气管扩张,肺气肿,肺脓肿,囊肿,肺结核,肺纤维变性,芽生菌病,急性肺炎,肺动脉内膜炎,慢性肺静脉充血 | |
| 3.纵膈肿瘤,纤维肉瘤,中位内皮瘤,何杰金氏病,淋巴瘤,食管扩张性假肿瘤 | |
| 4.转移性肿瘤(纤维肉瘤、巨细胞瘤) | |
| B.心血管疾病 | Ⅳ 单侧性或单指性杵状甲 |
| 1.先天性心脏病(紫绀) | |
| 2.亚急性细菌性心内膜炎 | A.主动脉或锁骨下动脉瘤 |
| 3.充血性心力衰竭 | B.臂动静脉瘘 |
| 4.慢性髓性白血病 | C.肩半脱位伴臂丛神经麻痹 |
| 5.黏液瘤 | D.肺沟瘤 |
| 6.不伴紫绀的先天性心脏病(稀少) | E.红斑性肢痛病 |
| C.肝脏病 | F.淋巴结炎 |
| 1.肝硬化(毛细胆管、疟疾、色素沉着) | G.正中神经损伤 |
| 2.肝门性肝硬化,继发性淀粉样变性 | H.局部性外伤 |
| D.胃肠道疾病 | I.石性痛风 |
| 1.慢性腹泻,口炎性腹泻 | J.肉样瘤病(结节病) |
| 2.溃疡性结肠炎 | |
| 3.赘生物(消化道癌) | |
| 4.蛔虫病 | |

注:①Maffucci's 综合征—马富西综合征。软骨发育不全且并发多发性皮肤或内脏血管瘤。
②Kaposi's—卡波济肉瘤。皮肤多发性出血性肉瘤。

指甲畸变程度也可用改良的方法测定。中节和末节指关节间的角度,正常时接近 180°,

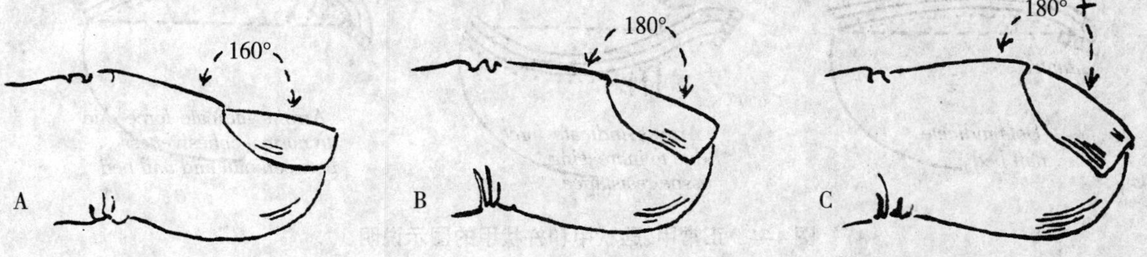


图 4–3 杵状甲的诊断

A. 正常指甲 B. 中度杵状变 C. 明显杵状变

而严重杵状甲呈 160°，甚至达 140°。但最好的方法是在临床上或借助 X 光片测量其甲下角度(朱文元，1997)。

## 二、匙 状 甲

### (一) 匙状甲的特征

匙状甲，又称勺形甲或反甲。其甲板中央凹陷，四周外翻、翘起，以致在指甲中央放一滴水也不会流出。多发于手指，常侵犯数根手指，甚至所有手指，尤其是拇指甲。足趾受累的情况较少见。匙状甲的甲下组织可为正常或角化过度，后者甲襞不整齐。甲下角化过度，提示可能有银屑病。甲真菌病或银屑病所引起的匙状甲，往往是单个指甲。若为职业性因素所引起，桡侧三个指甲常受累。如为特发型匙状甲，则甲板厚度可为正常、变薄或增厚，有时出现甲软化，表面光滑。

### (二) 匙状甲的结构假设

与杵状甲类似，匙状甲的形成也属于简单反应模式一类。1965 年，Stone 和 Maberry 提出了下列结构假设：匙状甲和杵状甲的指甲变化是由结缔组织改变引起的甲母质形成角度的结果，当甲母质远端位置比甲母质近端位置相对较低时，产生匙状甲；当甲母质远端相对较高时，产生杵状弯曲 (Stone,1985)。

指甲生长的方向，决定于甲母质和近端甲床中的诸多因素。在角化过程中，会有结构应力加入其中。当由某种因素使甲母质形成向下的角度时，甲板的向外推进便对甲床产生向下的压力，而甲下组织也产生抵抗力，以使指甲向上弯曲。这种向上弯曲的结构应力被传递到未完全角化的指甲上，一旦完全角化，其结构应力就被角蛋白键固定，这样就形成匙状甲(图 4-4)。例如，严重贫血时，由于远端结缔组织缺氧和萎缩，甲母质远端便会明显低于正常水平；远端指骨轻度膨大，亦可产生向上的力而形成匙状甲。杵状甲的产生，则与匙状甲正好相反 (见图 4-4)。

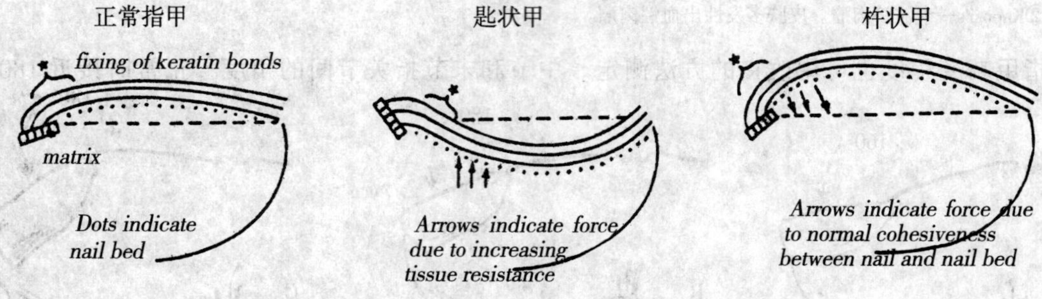


**图 4-4 正常甲、匙状甲和杵状甲的图示说明**

***固定角蛋白键**

### （三）匙状甲的病因

匙状甲可因身体虚弱、气血不足或饮食不调旷日持久而成。有些作者提出，上皮铁缺乏或胱氨酸缺乏可造成匙状甲（Bashour，1961）；还有些作者观察到了具遗传性显性性状的家族性匙状甲的例子（Bergeron，1967）。

匙状甲的病因除特发型和遗传性因素外，主要是属于获得性的，某些心血管病和代谢性疾病可引起匙状甲（表4–4）。

**表4–4　匙状甲的病因学分类**

| | |
|---|---|
| Ⅰ 特发型匙状甲 | 2.甲状腺机能减退症 |
| Ⅱ 遗传性、先天性和其他外胚层缺陷匙状甲 | 3.甲状腺毒症 |
| A.显性性状匙状甲 | D.外伤和职业性损伤 |
| B.串珠形头发 | 1.石油产品 |
| C.手掌角化过度症 | 2.酸和碱 |
| D.皮脂腺腺瘤 | 3.家庭主妇、扫烟囱者 |
| E.匙状纵裂甲 | E.其他 |
| Ⅲ 获得性匙状甲 | 1.银屑病 |
| A.心血管病 | 2.扁平苔藓 |
| 1.贫血：低血色素性贫血（plummer–vinson 综合征①）； | 3.黑棘皮病 |
| 上皮缺铁性贫血；局部胱氨酸缺乏性贫血 | 4.Banti's 综合征②（脾切除后治愈的指甲） |
| 2.真性红细胞增多症 | 5.胃切除后 |
| 3.冠心病 | 6.Raynaud's 病③ |
| B.传染性疾病 | 7.恶病质 |
| 梅毒；真菌感染 | 8.硬皮病 |
| C.代谢病 | 9.某些正常儿童生理性暂时性趾甲病 |
| 1.肢端肥大症 | |

注：①plummer–vinson 综合征——普卢默–文森综合征，亦称缺铁性吞咽困难综合征。其症状有：咽下困难，伴舌炎、低血色素性贫血、脾肿大及口、咽、食道上端萎缩。

②Banti's 综合征——班替综合征。原来被描述为脾脏的一种原发病，伴有脾肿大和各类血细胞减少，但以后认为是继发于门静脉高血压。亦称充血性脾大和脾性贫血。

③Raynaud's 病——雷诺病。肢体特发性坏疽；腮腺炎后咽肌麻痹。

# 第三节　凸变甲和凹变甲

## 一、凸　变　甲

凸变甲是指在平滑的甲板上有凸起的纵横线、条和斑、块、点等形态变化。凸起的状态不一，表明病变的不同。但总体上说，凸变表明体内有慢性炎症或组织器官增生、肥大等代偿性障碍的病理性改变。

指甲的凸变可分为以下几类：

### （一）凸条变

指甲上有一条凸起的纵向条纹。表明体内某部分器官存在慢性炎症。

### （二）链条状变

指甲上出现断续的凸变，并连成一线，似链条状变化。表明体内某器官有反复发作的炎症存在。

### （三）逗点状变

指甲上有一点或数点凸起的变化，形状像标点符号中的逗号“,”。表明体内某一组织器官有急性小灶样病变存在。一个病灶好转后另一个病灶又出现时，则逗点状变一个接着一个，形似链条。

### （四）横行凸变

指甲上出现横条或横弧形隆起变化，可有一条或两三条横弧线，形似波浪。表明体内有大的病变存在，随着营养条件、治疗或休息的不同，病灶也时好时坏地变化，迁延不愈。

### （五）纵嵴

指甲上有小的纵向棱嵴突起，可从指甲近端甲襞扩展到指甲远端游离缘，或不到游离缘。也可由于不规则的间隙性生长障碍而产生念珠状外观的纵嵴。常见的原因是外伤或甲周皮肤病使甲母质生长不良。末梢血液循环不良、甲状腺机能减退也可造成纵嵴。

## 二、凹 变 甲

凹变甲是指在甲板上有凹陷的纵横条纹和斑、块、点等形态改变。其深度及宽度与甲母质受累程度有关，甲母质受累时间的长短决定甲凹陷的纵向长度。指甲凹变表明体内某组织器官功能低下、组织结构破坏或萎缩等病理变化。总之，甲凹变反映退行性病理改变。

在早期的研究中，不少作者发现，甲凹点是风湿热、银屑病、Reiter's 综合征的特征性表现，当仅有皮肤症状而缺乏确定的其他标记物时，甲凹痕有助于银屑病性关节炎的临床诊断（Pajarre, 1977; Lovoy, 1980）。甲凹陷还与全身性红斑狼疮（Urowitz, 1978）、皮肤肌炎（Dupre, 1981）有关。梅毒（Nicola, 1974）、结节病（Patel, 1983）和寻常天疱疮（Baumal, 1973）可在指甲弧影区引起大的凹陷。

指甲凹变可分为以下几类：

(一) 大块弧形凹变

在指甲中央有一条长度占甲长 1/2 以上的横弧形凹陷。出现此状表明某一器官有严重损害，代偿功能不能弥补损害功能，指甲病情的发展与器官功能的降低同时发展。如风湿性心脏病、反复发作的胆囊炎、胆结石、子宫下垂、风湿性关节炎等。

(二) 大块不规则凹变

指甲上有如刀器凿挖一块或数块大小不等、形状各异的凹陷变化。二三个指甲同时有大块不规则凹变，说明慢性病已转为恶变。如胃窦炎的癌变，宫颈炎的癌变。在一个指头上出现常表明急性风湿性心脏病。

(三) 点状凹变

指甲上出现如针尖样大小的凹陷。此状表明某一脏器有慢性损害，如结石病、十二指肠病变对胆总管的损害和脑组织的轻微损害等。

(四) 小块凹变

指甲上出现米粒尖大小的凹陷，可以有几个凹陷点。此状的绝大部分是空腔脏器局部炎症之后造成的退行性变化；也可能是青春期发育突增，营养不足，造成关节面或某一部分组织发育不良。

(五) 横行凹变

指甲中央有一条如用力挤压造成的横行凹陷。此状和风湿有密切关系，如风湿性关节炎、风湿性心肌炎，病程比较轻。消耗性疾病期间可能出现指甲生长的暂时停止或甲板的沉积降低，会造成横跨甲板的横沟线，此线亦称博氏线（Beau's 线）。根据此线的位置，可以回顾性地推算出产生此种变化的甲周疾病或全身性疾病发作的时间。

(六) 纵条凹陷

指甲中央出现纵向凹陷条纹，依据条纹宽度可分为粗条（相当于指甲的 1/5 大小）、中条（相当于 1–2mm 宽）和小条（大小在 0.8mm 左右）三类。粗条凹陷边缘光滑者说明体内组织器官萎缩、坏死、切除之后周围组织有代偿增加或慢性炎症变化；中条凹陷表明某一脏器有慢性消耗或慢性进行性病变，如神经衰弱、长期睡眠障碍、萎缩性胃炎、早期肝硬化等；小条凹陷条纹比较短，只有甲长的 1/2，表明体内有一脏器有轻度萎缩性变化。

图 4–5 和图 4–6 分别表示几种指甲凸变和凹变示意图。

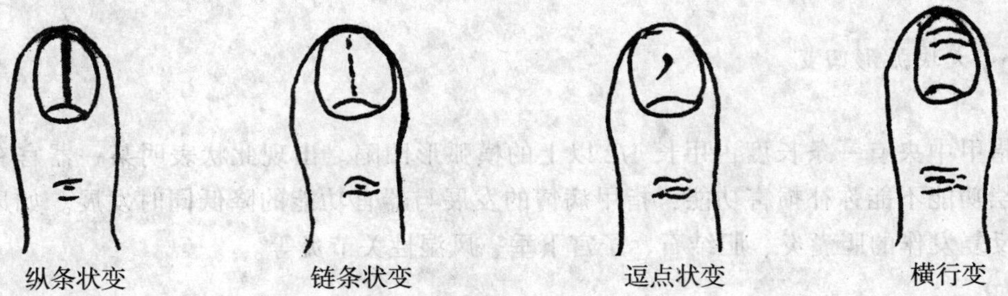


**图 4–5　指甲的几种凸变形态**

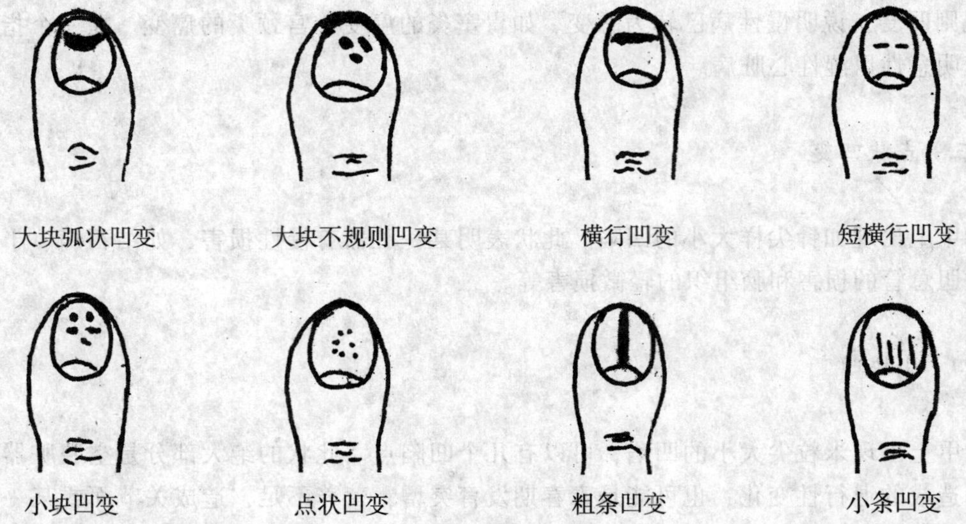


**图 4–6　指甲的几种凹变形态**

# 第四节　剥离甲和脱落甲

## 一、剥　离　甲

（一）一般特征

甲板自游离缘或游离缘一个角处与甲床逐渐自行分离，如剥竹笋状。初起时指甲游离处发白变空，后向甲根方向逐渐蔓延，可部分分离或完全分离。此种分离常不累及弧影或不超过甲板的一半。有的分离呈半月状，极少触及甲侧缘，所以甲板不会脱落。

甲剥离多发于手指，可以是一个或数个指甲。分离的甲板可有光泽，质地亦可正常，甲色可为灰白色或白色，或黄色至棕色。

（二）病因

甲剥离的病因可以是特发性的、先天性或遗传性的，也可由外伤、药物和皮肤病引起。但已有证据表明，甲剥离与全身性疾病有关（Daniel, 1985）。

表 4–5 列出了几种与甲剥离有关的全身性疾病。

**表 4–5　与甲剥离有关的全身性疾病**

| | |
|---|---|
| 糙皮病 | 周围局部缺血 |
| 寻常天疱疮 | 麻风病 |
| 胸腔积液 | 红斑狼疮 |
| 淀粉样蛋白和多发性骨髓病 | 神经炎 |
| 甲状腺毒症 | 迟发性皮肤叶啉症 |
| 贫血 | 银屑病性关节炎 |
| 支气管扩张 | Reiter's综合征 |
| 肺癌 | 甲状腺病 |
| 红细胞生成叶啉症 | 黄甲综合症 |
| 组织细胞增多症 | 二期和三期梅毒 |

注：Reiter's 综合征——赖特尔综合征。非淋病性尿道炎，继之为结膜炎和关节炎，其原因不明。主要发生于男子，常伴脓溢性皮肤角化病、口炎、龟头溃疡及龟头炎。

## 二、脱　落　甲

（一）一般特征

甲板自甲根部（甲母质区）向甲游离区逐渐与甲床分离，最终甲板全部脱落，无任何痛苦。脱甲后若甲母质正常，仍可再生新甲。有些可呈周期性指甲脱落，往往一个或数个指甲的甲板周期性地离开甲床，脱甲多发生在冬季，过一段时间长出新甲。此可能与常染色体显性遗传有关。

（二）病　因

甲脱落可由以下几种原因造成：

（1）甲母质在急性炎症或水泡性皮肤病时发生暂时性功能紊乱。

如重症多形红斑、Lyell's 综合征①、剥脱性皮炎、大疱性表皮松解症、糖尿病等。

（2）感染性发热性疾病。

（3）先天性或遗传性疾病。

①Lyell's 综合征——莱尔综合征。毒性表皮坏死松解。

②Turner's 综合征——特纳综合征。躯体矮小，性腺发育不全，具有各种畸形，如蹼颈、低发际、肘外翻等，与第二性染色体缺乏有关，患者的表型是女性。

如 Ellis-Van-Creveld 综合征（软骨外胚叶发育不良）、Turner-Kieser 综合征[②]、先天性大疱性表皮松解症等。

(4) 特发性、外伤性因素。

## 第五节 脆裂甲和软薄甲

### 一、脆 裂 甲

#### (一) 一般特征

甲板质地变脆，失去光泽，称为脆裂甲或脆甲症，可累及一个手指或数个手指。

脆裂甲可以分 4 型：

(1) 纵裂。甲板自游离缘呈单个性裂开。有时向近端扩展，有时伴甲面平行浅沟。

(2) 城垛样裂。甲板游离缘呈多发性城垛样裂口，易从游离缘撕去三角形的甲碎片。

(3) 层裂。甲板平面分裂成为大小不等的多层薄片，先从游离缘开始分成 2~3 层，继之逐渐向后延伸。可单独发生或与其他型合并发生。

(4) 横裂。仅在甲板远端侧缘横裂或破裂，甲表面似用砂皮纸擦过一般，有时粘有灰尘。

脆裂甲多见于女性和小孩，因为他们的甲板较薄，易受外界刺激的影响。有人统计，男性脆裂甲患病率为 12%，而女性达 27%。冬季湿度低，指甲表面失水较多，可使脆甲加重。

#### (二) 病理发生学

甲板由平行于甲板表面上“压扁”的角质细胞组成，它像叠“城砖”一样一个排堆在另一个上。甲板背面的角质细胞增加甲板的刚度，而腹面的细胞则赋予甲板柔性。与甲板表面平行但与甲板生长轴垂直排列的角蛋白纤维可防止角质细胞破裂。角蛋白纤维的主要成分为胱氨酸，正是胱氨酸保证角蛋白纤维及相应角质细胞的强度和柔性。此外，“内骨骼边缘环”(endoskeletal marginal band) 还对角质细胞提供另外的支撑。所以，甲板的破裂通常起因于细胞相互间，并发生在角质细胞之间。

甲板是依靠细胞间的三种黏附因子使甲板背面、腹面和侧表面的角质细胞保持在一起的。这三种黏附因子是：①膜颗粒中的“细胞间胶接物”(intercellular cement)；②桥粒；③“缝隙连接”(gap junction) 和“狭缝连接”(narrow junction)。这些黏附因子的缺乏或不足就会产生通常的脆裂甲。在正常形成的甲板内，细胞间黏附因子发生变更也可造成指甲变脆，但角质细胞本身的变异很少成为脆甲症的原因 (Kechijian，1985)。

#### (三) 病因

脆裂甲的病因可分为外源性因素和内源性因素，或者称为局部性因素和全身性因素（表 4-6)。全身性因素包括：甲状腺机能减退症、缺铁性贫血、远端关节畸形病、骨质疏松症、

表 4-6　造成脆裂甲的某些病因

| | |
|---|---|
| Ⅰ 甲板损伤 | ·· 感染 |
| · 脱水/湿度 | ·· 情绪障碍 |
| · 职业暴露 | ·· 代谢障碍/内分泌疾病 |
| · 化妆品 | ·· 类肉瘤病(结节病) |
| · 外伤 | ·· 系统性淀粉样变性 |
| · 真菌感染 | ·· plummer-vinson 综合征 |
| Ⅱ 甲母质损伤 | ·· 皮肤障碍 |
| · 砷 | ·· 赘生物(肿瘤) |
| · 辐射暴露 | Ⅲ 未知的损伤 |
| ·· 外周循环障碍 | ··· 家族性/先天性脆裂甲 |
| ·· 缺铁性贫血 | ··· 特发性获得性脆裂甲 |
| ·· 真性红细胞增多 | |

注:·外源性因素;··内源性因素;···外源或内源性因素

骨软化症、维生素 A 和 B6 缺乏、精氨酸代谢障碍以及有甲萎缩的一些遗传性缺陷。

## 二、软　薄　甲

### （一）一般特征

软薄甲，也称软甲或蛋壳甲。甲板较正常甲薄，厚度小于 0.5mm，失去韧性，甲床色淡，无弧影或弧影不整。甲板游离缘易弯曲或碎裂，能导致纵向裂痕。有的指甲呈半透明状，有淡蓝色晕，称为“蛋壳甲”。常有多个指甲缘慢变软，甲板萎缩，薄而小，短而软。

### （二）病因

软薄甲因甲母质缺陷造成。职业性接触化学物质、长期接触水和肥皂等可能是最常见的原因。多汗、慢性关节炎、末梢神经炎、全身虚弱、黏液性水肿、麻风病、梅毒、Raynaud's 现象①、放射病、慢性胃肠道病、钙和 B 族维生素缺乏、甲状腺机能亢进症（甲状腺毒症）等亦可引起软甲症。

先天性软甲症较少见。

①Raynaua's 现象——雷诺现象。由寒冷或情绪激动所引起的指、趾间歇性苍白或绀色发作，有时侵及耳鼻。

# 第六节　钩状甲和球拍状甲

## 一、钩　状　甲

### （一）一般特征

甲板肥厚，呈小尖状隆起，随甲板增长向前或两旁弯曲成钩状、羊角状或鹰爪状，弯曲变尖的顶端可接近或再嵌入指（趾）甲软组织，称为钩状甲或鹰爪甲。

钩状甲的甲板混浊不透明，呈灰褐色或淡褐色，表面粗糙，无光泽，可有条纹状，常为横向线纹，有甲床增生。

钩状甲常为一个趾甲受累，以拇趾甲多见，有时其他趾甲也可受累。手指甲受累的情况较少见，但在遗传性钩状甲中，手足所有甲都可受累，出生后数年内尤为明显，属常染色体显性遗传。

### （二）形成机理

大部分钩状甲为后天性因素引起，其形成机理可能为甲母质损伤或甲床疤痕形成。甲母质以不同的速度产生甲板，一侧生长较快，一侧较慢，这样就决定指甲的畸形方向。

### （三）病因

钩状甲的病因可有以下几类。

1. 局部因素

例如，甲外伤、足解剖学异常（如拇趾外翻、鞋紧）、局部静脉曲张、血栓性静脉炎、动脉瘤、橡皮病、周围神经系统疾病等。

2. 皮肤病

例如，鱼鳞病、银屑病、甲真菌病、天疱疮、梅毒、天花等。

3. 全身性因素

例如，衰老、老年性痴呆、中枢神经系统疾病、外胚叶发育不良症等。

4. 特发性因素

例如，获得性或遗传性 Iso-Kikuchi 综合症（即先天性指甲发育不良症）。

## 二、球拍状甲

甲板扁平，指端变宽变短，甲沟肿胀，两侧正常弯曲度消失，甲板表面有交叉线纹，似网球拍上网线，故名。

球拍状甲可由外伤引起，也可由遗传产生，属常染色体显性遗传。曰于多发生于拇指，故本名又叫 D 型短指（趾）畸形和拇指粗短症。

# 第七节　弧影残缺甲

## 一、偏　月　甲

甲弧影偏斜不正，或不成半月形。

若甲床颜色为粉红色或粉红中有苍白区，提示体力消耗大或营养失平衡，机体抵抗力下降。若食指弧影偏斜，提示患有偏头痛。

## 二　缺　月　甲

所有指甲全无弧影，称缺月甲，若拇指甲有弧影，而其他各指甲没有或不显著，通常不认为是缺月甲。缺月甲表示可能患有循环系统疾病。若仅有拇指甲有弧影，其他各指弧影很小或无，并伴有甲下淡黯或粉红色，提示抵抗力低下，身体处于亚健康状态。

## 三　弧影大小异常

指甲的弧影区正常人占 1/10–1/4，弧影过大（一般超过甲板长度的 1/3），多为气血旺盛；弧影过小（仅稍露边缘）或无弧影，多为气血不足；弧影边缘不全者，多为气血不调。

# 第八节　不规则甲

不规则甲是指甲板前缘、侧旁、根部形态不规整。不规则甲包括啃缺甲变、缘侧缺变、根侧缺变、嵌（肉）甲变、症瘕甲变、扭曲甲变、腐样甲变、筒状甲变、柴糠甲变、花斑甲变。

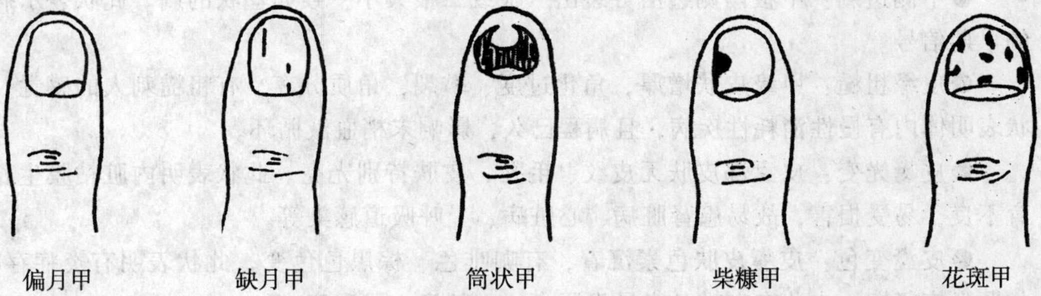


图 4–7　部分弧影残缺甲和不规则甲

不规整的部位与疾病部位、性质有关。如拇指前缘或环指根部缺变与直肠、盆腔位炎症有关；食指前缘甲变多与胸痛、头痛有关；小指甲变与腿痛有关；中指甲变与胃肠病变、中毒性肝炎有关；花斑甲提示患有消化系统疾病；柴糠甲提示循环功能障碍；筒状甲（又称葱管甲）易患绝症；症瘕甲为气血瘀滞所致；等等。

图 4-7 为部分弧影残缺甲和不规则甲。

# 第九节　甲周软组织

## 一、结　　构

甲周软组织包括甲皮、皮带和皮囊。

甲皮，即甲周皮肤，又称甲缘皮肤。甲根处（甲板近端）一条紧贴指甲、薄而透明的皮肤称为“皮带”，皮带下方较肥厚的皮肤称为“皮囊”。

正常人甲周软组织的甲缘皮肤平整光滑，与甲皮黏合紧密，指头及甲板近端皮囊的皮肤通常和前臂皮肤色泽、结构相似。

## 二、形态变化

甲周软组织的变化，能迅速准确地反映体内最近几天或半月之内的病理生理变化，这是中医指甲诊病中最敏感的一部分。当自己还未察觉有任何症状时即可出现甲周组织形态改变，因而相当于潜伏期的病变，是指甲微循环的宏观病兆之一。

不同疾病时甲周软组织可发生如下变化：

●甲皮分离：甲根和皮带（囊）粘连处分离，甲板和甲皮之间出现空隙。分离程度小表明有功能性紊乱，分离明显表明有内脏下垂、慢性肾盂肾炎等。

●甲周红变：甲周皮肤充血红肿，大多在皮囊处出现。此状表明相应脏器有急性炎症或月经不调。

●皮缘倒刺：甲板两旁及皮囊处有表皮剥离，大小形态不一，前尖游离。此状表明机体营养调节障碍，内脏溃疡。

●甲侧边刺：甲板两侧边沿分裂出一根或二根大小一致如丝状的刺。此状表示病态的早期信号。

●皮缘粗糙：甲缘皮肤增厚，角化过度、皲裂，角质分离，有粗糙刺人的感觉。此状表明体内有慢性消耗性疾病，且病程已久，影响末梢血液循环。

●皮囊光变：皮囊部皮肤无皮纹、毛孔，皮肤特别光亮。此状表明内脏粘膜生长发育不良，易受损害，故易患肾脏病、心脏病、上呼吸道感染等。

●皮囊变色：皮囊皮肤色素沉着，有咖啡色、棕黑色色变。此状表明有炎症存在，如肝炎恢复期。小儿有咖啡色变易患肾炎、心脏病、风湿病。

●皮带紧缩：皮带宽而某一部分紧缩变小。此状表明有水盐代谢障碍，口渴，乏力。可能有全身慢性消耗性疾病存在，如糖尿病、肿瘤、肠炎等。

●皮囊汗疹：皮囊色褐黑，肿胀，皮上有白色小点水珠，如汗粒。此状表明有心、肝轻度炎症或功能性疾病，也可能是心肌炎、肝炎的临床前期或恢复期的病变。

## 参考文献

[1] 李学诚：《指甲诊病彩色图谱》，山西科学教育出版社 1990 年版，第 1—14 页。

[2] 彭清华、朱文锋：《中国民间局部诊法》，湖南科学技术出版社 1995 年版，第 379—411 页。

[3] 张洪义、陆小左、吴复苍：《中医临床诊断》，天津科学技术出版社 2001 年版，第 141—152 页。

[4] 祝恒琛：《辩甲诊病》，上海中医药大学出版社 2003 年版，第 50—86、第 109—119 页。

[5] Stone OJ. Clubbing and koilongchia. Dermatol Clin, 1985, 3(3):485-490.

[6] Stone OJ，Maberry JD. Spoon nails and clubbing: review and possible structural mechanisms. Texas Med, 1905,61:620-625.

[7] Kechijian P. Brittle fingernails. Dermatol Clin, 1985,3(3):423-427.

[8] Daniel CR, Sams WH, Scher RK. Nails in systemic disease, Dermatol Clin, 1985,3(3):465-483.

# 第五章

# 指甲的色泽异常

## 第一节　正常人的指甲色泽

色泽，即颜色、光泽，俗称色彩，是脏腑气血的外荣。色与泽的异常变化，是脏腑器官组织病理改变的反映，不同的颜色反映不同的病变，光泽在一定程度上还反映机体精气的盛衰。

一般说来，指甲的色泽由甲板的透明度、甲板与其下方组织的联结情况、甲下组织的颜色等因素决定。指甲色泽的变化，除指甲本身病变外，主要决定于甲床血管的变化。

健康人的指甲颜色均匀，呈淡红色，无其他颜色或斑、带、点色彩出现；弧影区最理想的颜色应是乳白色，轮廓分明；所有指甲均应色泽光滑、均匀，润泽涵神；用手指按压甲面时，甲面变为白色，手指离开甲面时，迅速恢复为淡粉红色。

正常指甲有一定光泽，若光泽过度增强或减弱，则与病理变化有关：

●条块状亮变：甲体光亮呈粘胶样的斑、块、条，见于胸膜疾病。

●光泽亮度增强：甲板似搽了油一样光亮。见于内分泌功能亢进，如甲状腺机能亢进、糖尿病、急性发热的传染病等。

●光泽不均匀：见于慢性消耗性疾病，如胃、十二指肠溃疡、慢性支气管炎、萎缩性鼻炎、胆囊炎、慢性出血病灶存在。

●星点状亮变：提示与甲板相对应部位脏器有病灶存在。

## 第二节　白　　变

白变是最常见的指甲颜色改变。指甲色白表现为甲板部分或全部变白色，压之不褪色。

### 一、一般特征

指甲白变（白甲）按形态可分为下列 4 种：

1. 点状白变

甲板上出现大小不等的一个或数个白点或白斑。多见于指甲，趾甲较罕见。白斑直径约为 1-3mm，一般发生在与甲小皮（甲护皮）接触的甲区，随着指甲的生长向游离缘推进。约有一半白斑可自然地长出游离缘，一半白斑点在推进过程中消失。白斑出现的位置和大小反映病变的不同。

2. 线状白变

甲板上出现宽窄不定（1-3mm）的纵线或横线条纹，可为一条或多条。

3. 部分白变

甲板上出现部分白玉变、亮点亮片状变。多见于结核、肾炎、转移性癌等。

4. 完全白变

甲板全部变白，呈乳白色，混浊度不等。在混浊不明显时，可见白色横行条纹。多见于遗传性，少数见于肝硬化、溃疡性结肠炎、软骨病、心内膜炎等。

## 二、形成机理

指甲白变的形成与甲板中有角化不全的细胞、有透明的角质颗粒、角蛋白纤维排列无序有关，这些因素致使指甲结构不联结，对光折射而引起白色改变或混浊变白。脉管系统变化也可

**表 5-1　指甲白变病因**

| 分　类 | 病　因 | 分　类 | 病　因 |
|---|---|---|---|
| 斑点状白甲病 | 肢端角化症 | | 疟　疾 |
| | 碱代谢病 | | 躁狂抑郁症 |
| | 斑　秃 | | 百草枯 |
| | 贫　血 | | 糙皮病 |
| | 恶病质 | | 肺　炎 |
| | 一氧化碳中毒 | | 镰形细胞性贫血 |
| | 肝硬化 | | 高热病 |
| | 先天性白甲 | | 磺　胺 |
| | 冷球蛋白血症 | | 交感神经对称性点状白甲病 |
| | 毛囊角化病 | | 白甲—指节垫—耳聋综合征 |
| | 掌跖汗疱 | | 外　伤 |
| | 敌草快 | | 旋毛虫病 |
| | 盐酸吐根碱 | | 溃疡性结肠炎 |
| | 表皮脱落性皮炎 | | 锌缺乏 |
| | 氟中毒 | 线条状白甲病 | 多形性红斑 |
| | 甲　醛 | | 痛风病 |
| | 真　菌 | | 带状疱疹 |
| | 对半甲 | | 白甲—甲剥离—牙周病 |
| | 何杰金氏病 | | 微　波 |
| | 低白蛋白血症 | | 痣样甲母质改变 |
| | 低钙血症 | | 心肌梗死 |
| | 铅中毒 | | 铊中毒 |
| | Leopard综合征* | | 砷中毒 |
| | 疣状病 | | 肾　炎 |

注：Leopard 综合征—豹斑综合征。常染色体显性遗传，表现为多发性雀斑样痣、无症状性心脏缺陷和典型粗糙面容，也可并发肺动脉瓣狭窄、感觉神经性耳聋、骨骼改变、两腿间距过远及生殖系统畸形。亦称多发性雀斑样痣综合征。

在甲板上出现白色斑点。

## 三、病　因

指甲白变的病因有遗传因素和获得性因素。遗传性白甲为常染色体显性遗传，常为全部白甲或部分白甲。获得性白甲可以是外源性的或内源性的，后者较前者白色斑点均匀，边缘常较光滑。可见，外伤、药物和其他摄入物、全身性疾病及其他障碍病都可能是获得性白甲病的病因（Daniel，1985）。

表 5–1 为引起斑点状白甲病和线条状白甲病的某些病因。

# 第三节　黑　变

黑变为甲板出现带状黑色或全甲变黑色、灰色或黑褐色，压之不褪色。

## 一、一般特征

指甲黑变（黑甲）按形态可分为下列几种：

1. 黑条变

从甲根处长出一条或若干条如铅笔划的线条，从甲板近端一直到远端（图 5–1）。此状见于营养消耗、内脏功能性障碍及维生素 B 缺乏。

2. 数条黑变

从甲根处生长出数条黑线，长度只有甲长的一半。此状表明有癌变存在的可能。

3. 黑块变

指甲上有黑色的斑块出现，指面多不平整。此状表明病情比较严重，如有可能存在严重的消耗性疾病并发胃下垂、中毒性肝癌、中晚期胃癌等。

4. 黑弧线变

指甲中有一如铅笔画的横弧形线。此状见于慢性胆囊炎或胆囊肿大。

5. 侧黑变

指甲两侧甲肉稍有分离，边缘毛糙，甲内有如污垢堆积。此状表明女性生殖器官炎症、组织增厚及增生恶变倾向。

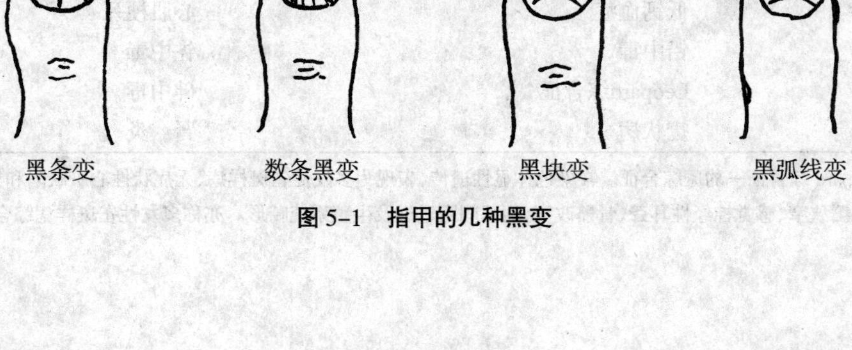


图 5–1　指甲的几种黑变

## 二、病　　因

表 5-2 为引起指甲黑变的某些内科疾病。

表 5-2　指甲黑变病因

| 疾　病 | 颜　色 | 部　位 |
| --- | --- | --- |
| 胃　癌 | 黑　条 | 中　指 |
| 肛门、直肠癌 | 灰暗色 | 右食指 |
| 肝　癌 | 淡紫红色 | 十　指 |
| 肝充血 | 紫红斑 | 中指、环指 |
| 哮喘急性发作 | 紫色或紫色条纹 | 环　指 |
| 哮喘型慢性支气管炎 | 紫　红 | 小　指 |
| 急性胰腺炎 | 紫色斑 | 中　指 |
| 风湿性心肌炎 | 灰紫色 | 除拇指外 |
| 嗜红细胞增多症 | 黑　条 | 十　指 |
| 夜　尿 | 紫红带 | 食　指 |
| 子宫肌瘤 | 紫黑、紫红色 | 拇　指 |
| 子宫癌 | 黑　条 | 拇指、食指、中指 |
| 输尿管肿瘤 | 乌黑条 | 拇指、食指 |
| 坏死性宫颈炎 | 紫红带 | 食　指 |
| 慢性盆腔结缔炎 | 黑　色 | 食指、环指、小指 |
| 过敏性鼻炎 | 紫色花纹、斑块 | 环指、小指 |

# 第四节　红　　变

红变是指甲板上出现淡红、鲜红、暗红色斑、带、点、块等形态各异的色彩。红变多意味着炎症充血、瘀血、出血等征兆。

## 一、一般特征

指甲红变（红甲）按形态可分为下列几种：

1. 红带变

甲板上出现一条或数条红色带状。根据红带宽度和条数可分为大红带变、双红带变和甲沿红线变三种（图 5-2）。

- 大红带变：红带的宽度相当于甲板长度的 1/6-1/5。此状表明有胃肠道炎症、心内膜脱垂、房室间隔缺损等。
- 双红带变：甲板上有两条横弧形红色带变。此状表明该人精神高度紧张、心神不宁、头晕头痛、失眠、狂躁型精神分裂症等。

●甲沿红线：指甲前沿（甲板远端）甲皮交界处有一条线状大小的红色带纹。此状表明有轻度的小肠炎症、心脏病变等。

2. 红斑变

甲板上出现形态不同、大小不一的红色斑块。根据红斑的部位和形态，可分为前沿红斑、甲中红斑和甲根红斑三种。

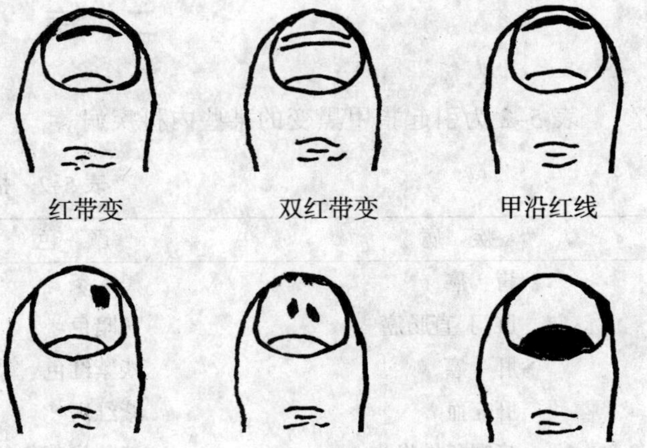

图 4–2 指甲的红带变和红斑带

●前缘红斑：甲板远端甲皮交界处出现一明显的大红色斑块。红斑的出现表明体内有相应的炎症充血、出血。红斑的大小说明病变部位的大小。颜色的深浅表明病情的轻重。

●甲中红斑：甲板中部出现形态各异、部位不同的红色斑块。此处红斑表明某部位有外伤出血，或者是相应部位肌肉、骨骼有急性炎症出血。

●甲根红斑：甲板根部（甲板近端）整段红变，根部深红，前段变浅。此处红斑表明相应脏器有炎症充血，如充血性心肌炎、胃炎、盆腔炎等。

3. 其他红变

除红带变、红斑变外，甲板上还可能出现斑点状红变、圈状红变、弧影前红变、淡紫色红变等指甲色泽变化，它们分别表明炎症充血伴出血、胸肺部特殊病变、自体中毒、中枢神经系统受刺激等病变（李学诚，1990）。

### 二、病　因

表 5–3 为引起指甲红变的某些内科疾病。

## 第五节　青　紫　变

青紫变是甲板呈青紫色，失去光泽。

### 一、一般特征

青色近乎蓝色，实证见蓝色甲，多属血瘀或为心血瘀阻；虚证亦见蓝色或青紫，多属恶候；若病久而见爪青，手足亦青者，是为肝绝，预后不良。

表 5-3　指甲红变的病因

| 疾　病 | 部　位 | 疾　病 | 部　位 |
|---|---|---|---|
| 急性气管炎 | 环指、小指 | 局灶性炎症性心肌病 | 食指 |
| 节段性肺炎 | 环指 | 膀胱炎 | 小指 |
| 纵膈炎 | 环指、中指 | 急性肾炎 | 食指、中指 |
| 斑块状肺炎 | 环指 | 肾下垂 | 小指 |
| 哮喘型慢性支气管炎 | 环指、小指 | 肾结石 | 小指 |
| 胃炎 | 中指 | 输尿管结石 | 小指 |
| 胃窦炎 | 中指、环指 | 炎症性少精虫症 | 小指 |
| 胃溃疡 | 中指、拇指 | 钩虫引起的贫血 | 中指、环指 |
| 十二指肠出血 | 中指、环指 | 脑部充血 | 食指 |
| 小肠炎 | 中指、环指、食指 | 脑实质发育不全 | 食指 |
| 结肠炎、阑尾炎 | 十指 | 头胀 | 食指 |
| 回盲部炎症 | 食指、中指、环指 | 夜尿 | 食指 |
| 乙状结肠炎 | 食指、中指、环指 | 子宫肌炎 | 食指 |
| 肝炎 | 中指 | 急性子宫内膜炎及肌炎 | 十指 |
| 乙型肝炎 | 八指(除拇指) | 慢性输卵管炎 | 食指 |
| 肝癌 | 十指 | 卵巢周围炎 | 食指 |
| 肝充血 | 中指、环指 | 腰骶关节炎 | 右环指 |
| 胆石症 | 中指、食指 | 筛窦炎(鼻窦炎) | 环指、中指 |
| 早搏 | 中指、环指 | 咽喉炎 | 环指 |
| 阵发性心动过速 | 中指、食指、环指 | 牙龈炎 | 拇指 |
| 心肌充血 | 食指 | | |

朱子青（1959）指出，指甲映青色，不紫不蓝而突发者，为大寒证，表现为脘腹部剧痛、泄无度等；甲映青色而非突发者，见于寒郁血分之经闭而腹痛频作，或寒疝厥痛过久。小儿指甲青色而突发者，多为将发急惊风之先兆；指甲青色而非突发者，多为肺寒证之兆，或见于寒湿过甚时。指甲现青紫色而突发者，多为即将抽搐，或正在抽搐中；紫而非突发者，多为瘀血凝滞、经脉阻塞所致。

临床青紫甲并非少见。祝恒琛（2003）观察 37 例结核性胸膜炎患者，其中 6 例在食指、中指甲腹旁有紫色纵纹，并且随病情好转而消失；观察肾虚胃寒病人 23 例，其中 13 例中指甲有紫色纵纹线。

## 二、病　　因

中医学认为，指甲青紫，为湿热重，气血郁滞。表 5-4 为引起指甲青紫变的某些内科疾病。

表 5-4 指甲青紫变的病因

| | |
|---|---|
| 先天性心脏病 | 冻疮样多形红斑 |
| 肺心病 | 肢端紫绀症 |
| 心力衰竭 | 硬皮病 |
| 一氧化碳中毒 | 惊风 |
| 结核性胸膜炎 | 腹泻 |
| 雷诺病 | 网状青斑症 |
| 系统性红斑狼疮 | 蚕豆病 |

# 第六节 黄变和黄甲综合征

爪甲色黄，称指甲黄变。若甲板色黄，边缘为黑色，伴有腹胀便溏，乏力气短，饮食无味，面目及肢体浮肿，舌淡，脉细等，称黄甲综合征。

## 一、黄　变

黄色包括淡黄、红黄（橙）、黄黑（黯）。指甲色黄多为肝胆疾患被胆汁所染，如肝炎、胆囊炎、胆石症、食道癌、肝癌、肺癌等，尤以阻塞性黄疸或溶血性黄疸患者最为显著。其色以鲜明者为顺，黄而暗滞者（黯黄）多凶，临床所见肝癌、胃癌、子宫癌等患者，其指甲表面必现晦黄色（朱文锋，1999）。

表 5-5 为指甲黄变的某些病因。

表 5-5 指甲黄变的病因

| 分类 | 疾病 | 部位 |
|---|---|---|
| 全身性疾病 | 支气管扩张(伴软甲) | 甲板 |
| | 心代偿失调 | 甲板 |
| | 糖尿病 | 趾甲(伴远端增大) |
| | Bazex综合征 | 甲板 |
| | Cronkite-canada 综合征 | |
| | 肉样瘤 | 甲板 |
| | 黄甲综合征 | 甲板 |
| | 肝炎 | 甲板 |
| | 胆囊炎 | 甲板 |
| | 胆石症 | 甲板 |
| | 肝癌 | 甲板 |
| | 胃癌 | 甲板 |
| | 食道癌 | 甲板 |

续表

| 分类 | 疾病 | 部位 |
| --- | --- | --- |
| | 子宫癌 | 甲板 |
| | 黄疸 | 甲板 |
| | 肺癌 | 甲板 |
| 遗传或先天性疾病 | 家族性淀粉样变性 | 趾甲(伴远端增大) |
| | Bart-Corlin-Anderson 综合征 | |
| | 外胚层发汗缺陷 | |
| | 早老性侏儒综合征 | |
| | 色素失调症 | |
| | 先天性黄甲综合征 | 甲板 |
| | 毛发营养不良症 | 趾甲 |
| 皮肤病 | 巴西天疱疮 | 甲板 |
| | 银屑病 | 甲板 |

## 二、黄甲综合征

### （一）一般特征

黄甲综合征由 Samman 和 White 于 1964 年首次报道，其特征是指甲变黄，生长缓慢，并伴淋巴水肿。1966 年，Emerson 又发现，除黄甲、淋巴水肿外，尚有胸腔积液，故称三联征。1969 年，Siegelman 报道，该病还并发呼吸道反复感染、低丙种球蛋白血症等疾病。

现在一般认为，指甲改变、呼吸系统障碍和淋巴水肿是黄甲综合征的主要组成部分，甲状腺病、慢性鼻阻塞和耳垢坚硬是黄甲综合征的附属因素（Daniel, 1985）。

黄甲综合征的主要指甲特征包括：

(1) 生长速度缓慢。正常人指甲每周生长 0.5mm–1.2mm，而患者小于 0.2mm/周，仅为正常人的十分之一，甚至有的患者指甲停止生长。

(2) 指甲呈黄色褪变。指甲颜色的改变由甲板增厚及黄色物质沉积所致，呈淡黄绿色，常常累及全甲板，偶尔甲板近端为正常颜色。

(3) 甲板变厚或过度弯曲。正常趾甲厚度约为 1mm，患者可达 2.5mm。

(4) 弧影和甲小皮消失。

(5) 不同程度的甲剥离，严重时甲脱落。

(6) 甲周组织肿胀，可有甲沟炎。

作为例证，Venencie (1984) 报道的 5 例黄甲综合征中，甲板变厚者 3 例，弯曲过度者 2 例，弧影减小或缺失者 3 例，甲板不透明或甲松离者 2 例，甲脱落者 1 例，有甲纵嵴者 1 例。

（二）病因

黄甲综合征可由外源性因素和内源性因素引起。服用黄颜色的药物，如阿的平、四环素和外用雷锁辛、蒽林等药可使甲板变黄。甲癣、念珠菌性甲沟炎可使甲板周围呈棕黄色。丝虫病、丹青、红皮病、梅毒等亦可能引起黄甲。目前已发现许多全身性疾病可引起黄色甲(表 5–6)，甲状腺功能减退或肾病综合征患者，消化系统疾病（特别是肿瘤）、慢性呼吸道疾病、淋巴系统疾病患者的指甲亦可以是黄色甲（祝恒琛，2003）。乳房大小不一样也与此征有关（Baran，1984）。各类免疫缺陷疾病和恶性损伤也可引起黄甲综合征（Chernosxy，1985）。

临床发现，喉癌手术切除后黄甲得以消退；风湿性关节炎患者金疗和卧床休息，糖尿病药物治疗以及维生素 E 的使用，可使黄甲综合征症状得到改善（Guin, 1979）。

**表 5–6 黄甲综合征的病因**

| 疾　病 | 报道者(年) | 疾　病 | 报道者(年) |
|---|---|---|---|
| 淋巴水肿 | Samman(1964) | 淋巴癌 | Horan(1982) |
| 风湿性关节炎 | Sharvill(1966) | 黑素瘤 | Horan(1982) |
| 糖尿病 | Nelson(1969) | 子宫内膜腺瘤 | Horan(1982) |
| 呼吸道反复感染 | Sigeelman(1969) | 退行发育未分化瘤 | Horan(1982) |
| 低蛋白血症 | Siegelman(1969) | 乳房大小不等 | Baran(1984) |
| 结核病 | Marks(1970) | 甲状腺病 | Kandil(1973) |
| 气　喘 | Marks(1970) | 艾滋病 | Chernosky(1985) |
| 胸膜渗出、胸腹炎 | Marks(1970) | 支气管扩张 | Kandil(1973) |
| 慢性支气管炎 | Ayres(1973) | 慢性窦炎 | Kandil(1973) |
| 慢性阻塞性肺病 | Guin(1979) | 类风湿性关节炎 | Mattingly(1979) |
| 喉　癌 | Guin(1979) | | |

# 第七节　蓝变和褐变

指甲（甲板或甲床）呈蓝色或者褐色色变者分别称蓝甲和褐甲。这些颜色的形态可以是弥散状的、点状的或带状的，颜色的深浅也可有不同。

## 一、蓝　变

指甲呈青蓝色者，多为急性病症，如霍乱重症呕吐津竭，或小儿抽搐发痫等。赵鹤龄(1984) 指出，蓝甲是白喉、大叶性肺炎、急性肠道传染病及气道异物梗阻而致之严重缺氧和微循环障碍的反映。血瘀、心脉血管损伤、自身免疫性疾病等也可致蓝指甲。

表 5–7 为蓝甲的某些病因。

表 5-7 指甲蓝变的病因

| 分 类 | 疾 病 | 分 类 | 疾 病 |
|---|---|---|---|
| 全身性疾病 | 支气管扩张(伴软甲) | 遗传性疾病 | 遗传性出血性毛细管扩张症 |
| | 发绀病 | | Wilson's 病 |
| | 红斑狼疮(盘状) | 皮肤病 | 扁平苔藓 |
| | 大叶性肺炎 | | 血管球瘤 |
| | 白 喉 | | 黑色素性指头炎 |
| | 急性肠道传染病 | | |

## 二、褐 变

指甲呈褐色或棕褐色，可由外因和内因引起。甲本身浸泡于高锰酸钾溶液中，内服酚酞、抗疟制剂、金制剂等药物可引起褐色指甲。许多全身性疾病，如黑棘皮病、恶性黑色素瘤、阿狄森病等也可引起指甲褐变。

表 5-8 为褐甲的某些病因。

表 5-8 指甲褐变的病因

| 分 类 | 疾 病 | 分 类 | 疾 病 |
|---|---|---|---|
| 全身性疾病 | 黑棘皮病 | 先天性或遗传性疾病 | 肠源性肢皮炎 |
| | 肾上腺功能不足 | | 毛囊角化病 |
| | 维生素 $B_{12}$ 缺乏 | | 先天性外胚层缺陷 |
| | 支气管扩张(伴软甲) | | 化疗后指甲色素沉着遗传倾向 |
| | 腕管综合征 | | 家族性先天性色素痣 |
| | 血色素沉着症 | | Peutz-Jeghers 综合征*③ |
| | 甲状腺机能亢进 | | 先天性甲肥厚 |
| | 血胆红素过多症 | | 先天性苯妥英效应 |
| | Addison's 病*① | 皮肤病 | 扁平苔藓 |
| | Cushing's 综合征*② | | Pinta病*④ |
| | 恶性黑素瘤 | | 毛发红糠症 |
| | 垂体机能减退 | | 寻常痒症 |
| | 外周血供应损伤 | | 银屑病 |
| | 营养不良 | | 白斑(皮肤脱色斑) |
| | 黑素沉着症(炎症后) | | 梅毒伴肥大性甲肥厚 |
| | 慢性肾衰竭 | | |

注:①Addison's 病——阿狄森病,又称肾上腺皮质机能减退,慢性肾上腺皮质机能不全。②Cushing's 综合征——库欣(柯兴)综合征,又称肾上腺皮质机能亢进症。症状为肥胖、多毛、阳痿等,亦称库欣病或垂体嗜碱细胞增殖。小脑脑桥角及听神经生瘤时,引起耳鸣、重听及同侧第六、七脑神经麻痹。③Peutz-Jeghers 综合征——一种遗传性综合征。其特征为胃肠道息肉(通常为小肠错构瘤)合并皮肤与粘膜的大量黑色素沉着,常见并发症为胃肠道出血及肠套叠,为常染色体显性性状遗传。④Pinta 病——品他病。美洲热带地方螺旋体性皮肤病。

表 5-9　指甲灰变的病因

| 疾　病 | 灰变程度 |
| --- | --- |
| 血沉素沉着症 | 弥散性灰白色 |
| 疟疾 | 灰白色 |
| 毛发红糠症 | 弥散性灰白色 |
| 梅毒伴肥大性甲肥厚 | 弥散性灰褐色 |
| 内脏利什曼病 | 弥散性灰白色 |
| Bart-Gorlin-Anderson 综合征 | 灰黄色 |
| 红细胞生成原卟啉症 | 灰色 |
| 褐黄病 | 弥散性灰白色 |

# 第八节　灰色变和混色变

甲板颜色呈灰色或有浅色素沉着，称灰色甲。同一形态有多种颜色，称混色甲。

## 一、灰　色　变

灰色甲多见于营养不良，如黏液性水肿、类风湿性关节炎或偏瘫；或见于消耗性疾病，如肿瘤或肿瘤化疗过程中，真菌感染亦可导致灰色甲。

灰变颜色可有不同的程度：带灰色的，灰白色的，灰黄色的，灰黑色的，或弥散性灰白色等（表 5-9）。

灰色甲亦常伴有指甲变厚或萎缩。

## 二、混　色　变

混色甲可以有多种颜色，其形态亦可多样。

祝恒琛（2003）介绍，在糖尿病人中指甲桡侧或拇指甲可见到多色圆点或圆块斑，圆圈中心色白，圈周围淡红，圈外为淡黄色；肺结核病人亦可在食指见到圆块斑，疾病恢复期，其圆中心或为色红，或为色白，或有白点状出现，而圆周围呈淡红色。

# 第九节　弧影的色泽异常

大多数指甲病变与系统性（全身性）疾病有关，但仅观察指甲变化，不论是形态变化或色泽变化，不一定有诊断价值，因为甲病可以由多种因素引起，包括外伤、化妆品、系统或局部用药、感染、皮肤病以及非感染性全身性疾病。Zaias (1980) 认为，假如弧影或其周围色变，则很可能是内源性因素造成的。

临床上观察到的弧影色变，有全色素沉着弧影、蓝色弧影、青紫弧影、红色弧影、黄色弧影，它们与弧影的形态改变一样，与许多内源性疾病有关（Daniel，1985；朱文元，1997）。表5–10为弧影异常病因一览表。

**表 5–10 指甲弧影色泽异常的病因**

| 分 类 | 相关病因 | 分 类 | 相关病因 |
|---|---|---|---|
| 全色素沉着弧影 | | | 糖尿病 |
| 弥散性苍白色弧影 | 局部缺血 | 齿轮状弧影 | 妊娠3月以上 |
| 蓝色弧影 | 银质沉着症 | | 妇科炎症 |
| | 遗传性出血性毛细血管扩张症 | | 前列腺炎症 |
| | 细菌性甲沟炎 | | 慢性结肠炎 |
| | 循环不良 | 弧影减小或缺损 | 肢端肥大症 |
| | 心脏病 | | 肥胖性生殖器官退化综合征 |
| | 银屑病 | | 慢性多关节炎 |
| | 雷诺病 | | 遗传性趾骨发育异常 |
| 青紫弧影 | 心血管病 | | 局灶性真皮发育不良(Goltz 综合征) |
| | 局部血液循环障碍 | | 垂体机能减退 |
| | 泌尿生殖器官重症 | | 麻风病 |
| 红色弧影 | 斑秃(点、斑) | | 多发性骨髓瘤 |
| | 银屑病 | | 卟啉症 |
| | 心律衰竭 | | 硬皮病 |
| | 肝硬化 | | 先天性示指指甲发育不良 |
| | 性病性淋巴肉瘤 | | 4P 单体综合征 |
| | 网状细胞肉瘤 | 大弧影 | 习惯性抽搐 |
| | 类风湿性关节炎 | | 中指指甲营养障碍 |
| | 营养不良 | 三角形白弧影 | 甲髌综合征 |
| | 皮肤肌炎 | 无弧影 | 软甲病 |
| | 慢性阻塞性肺炎 | | 多发性骨髓瘤 |
| | 真性红细胞增多症 | | 衰老 |
| | 何杰金氏病 | | 红细胞生成原卟啉症 |
| | 红斑狼疮 | | |

在临床上还见到，有些妇女病，特别是属于下焦湿热证，或泌尿性生殖系感染的患者，在指甲弧影区边缘（月牙缘）几乎都有紫红色带（带齿轮状线条）；妇女妊娠3个月以上、妇科炎症、前列腺炎症、慢性结肠炎患者的指甲月牙缘有红白色齿轮交错线条。祝恒琛（2003）观察50例孕妇，有红白色月牙缘齿轮线者32例，占孕妇的一半以上。

俞长荣（1990）还介绍，指甲弧影淡红色红晕可辨虚实：晕小色淡红，表示体质壮实，气血旺盛；晕大色淡白，则多半是气血衰弱或色欲过度的表现。

# 第十节　纵向褐色色素带

甲板上出现纵向褐色色素带可由多种因素引起，外伤、皮肤病、痣、药物、真菌和全身性疾病，均是可能原因（Daniel, 1980，1985; DeNicola, 1974）。但似乎一个人的皮肤色素沉着越重，越可能形成指甲纵向黑褐色色素带。

黑素瘤肯定是出现色素沉着带的一个最重要因素。指甲上出现褐色色素带的任何病人，都应首先考虑是否可能存在黑素瘤。色素沉着较轻的人，出现此类色素带更可能与黑素瘤或全身性疾病有关（参见表 5-11）。

**表 5-11　指甲纵向褐色色素带的病因**

| | |
|---|---|
| 黑素瘤、黑痣 | Peutz-Jeghers 综合征 |
| Addison's 病 | 卟啉症 |
| 肾上腺功能不足 | 妊娠 |
| 大疱状原发性淀粉样变性 | 扁平苔藓 |
| 砷中毒 | 维生素 $B_{12}$ 缺乏 |
| 乳腺癌 | 梅毒(二期) |
| 腕管综合征* | 粘膜囊肿 |
| Cushing's 综合征(肾上腺切除后) | 金疗 |
| 氟中毒 | 特发症 |
| 胃肠道疾病 | 局部放射性治疗 |

注：腕管综合征——正中神经在腕管受压时，手指与手有疼痛及灼伤或刺痛感觉异常，有时扩展至肘部。

# 第十一节　横　白　带

指甲上出现白色横线或白色横带的现象相当普遍，一般存在两种不同的类型：一类称为 Mees’线，一类称为 Muehrcke’s 线。

## 一、一般特征

Mees’线是由 Mees 于 1919 年首次在砷中毒性多神经炎病人中发现的。它可以是单线，也可以是多线，出现在甲板上，并随指甲生长向远端推进，按压指甲远端，该线不会消失。

Muehrcke’s 线是由 Muehrcke 于 1956 年在慢性低白蛋白血症病例中发现的。它由双条狭窄白带组成，由甲床脉管异常产生，按压指甲远端时，该线可暂时消失。一般出现在第二、第三、第四手指指甲上。若慢性低白蛋白血症持续存在，该线时时出现，而当血清白蛋白浓度高于 2.2mg/dL 时，该线可能隐退。

## 二、起因判断

大多数横白带是近端甲母质外伤的结果，但也可能与全身性疾病有关。下列几点有助于对两者作出区分：

(1) Mees'线和Muehrcke's线一般同时出现在几个指甲上，外伤引起的横白线虽有可能同时出现，但几率很小。

(2) 与全身性疾病相关的横白带通常展布于甲板或甲床的整个宽度上，粗细均匀，有平滑的边界（图 5-3）。

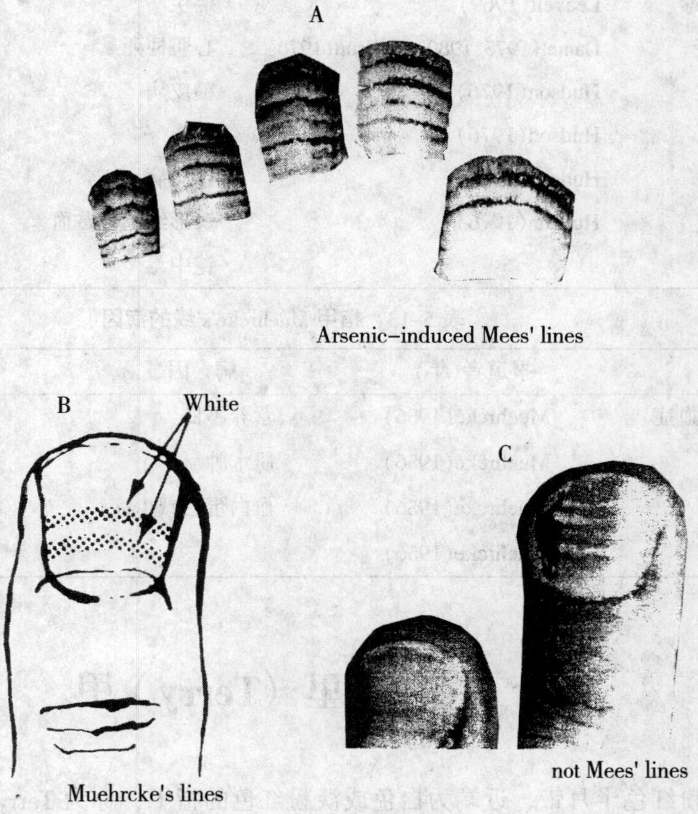


图 5-3 指甲横白带

A. Mees' 线(尸解指甲)；B. Muchrcke's 线；

C. 皮肤外伤产生的横白带，非 Mees' 线

(3) 与全身性疾病相关的横白带呈圆弧形边界，与弧影远端的外形相似。由外伤引起的横白带则与近端甲襞的外形类似。

(4) 出现 Mees'线或 Muehrcke's 线的患者，指甲甲小皮区通常没有特殊的物理性外伤史。

(5) 全身性损害通常与该线的起始相关联，测量 Mees'线与近端甲襞的距离可估算出全身性疾病的发作时间。

## 三、病　因

Mees'线是砷中毒的体征，但现在已知，许多全身性损伤也可以是启动指甲异常的刺激剂。除慢性低白蛋白血症外，许多引起低白蛋白血症的疾病状态也可产生 Muehrcke's 线。表 5-12 和表 5-13 分别为 Mees'线和 Muehrcke's 线的某些病因（Daniel,1985）。

表 5-12　指甲 Mees' 线的病因

| 病　因 | 报道者(年) | 病　因 | 报道者(年) |
|---|---|---|---|
| 砷中毒 | Hudson(1976);Mees(1919) | 麻风病 | Hudson(1976) |
| 一氧化碳中毒 | Leavell(1969) | 疟疾 | Hudson(1976) |
| 肾衰竭、肾炎 | Daniel(1975,1980);Hudson(1976) | 心肌梗死 | Hudson(1976) |
| 心律衰竭 | Hudson(1976) | 糙皮病 | Hudson(1976) |
| 分娩 | Hudson(1976) | 肺炎 | Hudson(1976) |
| 化疗 | Hudson(1976) | 银屑病 | Hudson(1976) |
| 何杰金氏病 | Hudson(1976) | 镰形细胞性贫血 | Hudson(1976) |
| | | 铊中毒 | Hudson(1976) |

表 5-13　指甲 Muehrcke's 线的病因

| 病　因 | 报道者(年) | 病　因 | 报道者(年) |
|---|---|---|---|
| 慢性低白蛋白血症 | Muehrcke(1956) | 营养不良 | Conn(1965) |
| 肾小球性肾炎 | Muehrcke(1956) | 肌水肿 | Conn(1965) |
| 肝病 | Muehrcke(1956) | 血白蛋白减少症 | Daniel(1985) |
| 肾病综合征 | Muehrcke(1956) | | |

# 第十二节　特里（Terry）甲

甲板远端呈粉红色半月带、近端为白色或淡粉红色的指甲，称为 Terry 甲。

## 一、一般特征

1954 年，Terry 发现许多肝硬化患者的指甲甲体呈白色、甲板像毛玻璃一样不透明，而在接近游离缘的指甲远端部分则有 1-2mm 宽的粉红色带，按压指端时此带并不消失，并被命名为甲皮带。1980 年，Daniel 在非肝硬化病人中观察到的指甲红色半月体也有与 Terry 指甲类似的特征。1984 年，Holzbery 规定了诊断 Terry 指甲的具体标准：①指甲远端有一 0.5-3.0mm 宽的粉红色到红棕色的横带，降低静脉回流时此带仍然存在；②指甲近端呈白色或淡粉红色；③10 个指甲中至少有 4 个指甲具有上述特征；④弧影可能存在或不存在。

Terry 甲的产生是一个持续过程，最早或最轻微的变化是指甲近端正常而远端出现粉红带，最晚或最严重的变化是指甲近端呈苍白色而远端出现黑色带。

## 二、发 生 率

Terry（1954）在 100 例肝硬化病人中，发现有 82 例甲床呈白色、不透明、不受静脉血影响、颜色与弧影一样，但指甲远端有 1–2mm 宽正常粉红色带。Holzberg (1984) 在 512 例长期住院病人中发现 129 例存在 Terry 甲，发生率为 25.2%。受累指甲数平均为 8.6 个，有一半的患者（50.8%）十指全部受累。远端色带宽度平均 1.4mm，96%指甲有明确的远—近边界。远端色带 14.3%为粉红色，65.7%为棕褐色，20%为中间色。

## 三、与疾病的相关性

表 5–14 Terry 甲与某些疾病的相关关系

| 疾 病 | 观察病人数 | 有 Terry 甲的病人数 | P |
|---|---|---|---|
| 肝硬化 | 8 | 6(75.0) | <0.01 |
| 慢性心律衰竭 | 38 | 17(44.7) | <0.01 |
| 成人糖尿病 | 99 | 45(45.5) | <0.001 |
| 一种以上上述疾病 | 19 | 10(52.6) | <0.01 |
| 上述小计 | 164 | 78(47.6) | <0.001 |
| 肺结核 | 6 | 3(50.0) | |
| 类风湿性关节炎 | 2 | 1(50.0) | |
| 癌症 | 49 | 16(32.7) | |

注：所检验的病人中没有 1 例进展性全身性硬皮病或恢复期病毒性肝炎。

Holzberg（1984）的研究表明，Terry 甲与肝硬化、慢性充血性心律衰竭、成人发作性糖尿病（不论是Ⅰ型或Ⅱ型）密切相关（表 4–14）。在 129 例有 Terry 甲的病人中，60.5%的患者有上述的一种或几种疾病。其余病种因例数较少，没能证实两者的相互关系。

## 四、与年龄的关系

Terry 甲的产生与年龄显著相关。在 Holzberg（1984）所检验的 519 例病人中，有 Terry 甲的患者平均年龄显著高于无 Terry 甲的患者年龄，前者平均为 63.6 岁（61.0–66.2 岁），后者为 55.3 岁（53.5–57.1 岁），P< 0.001。在肝硬化、心律衰竭和糖尿病组成的

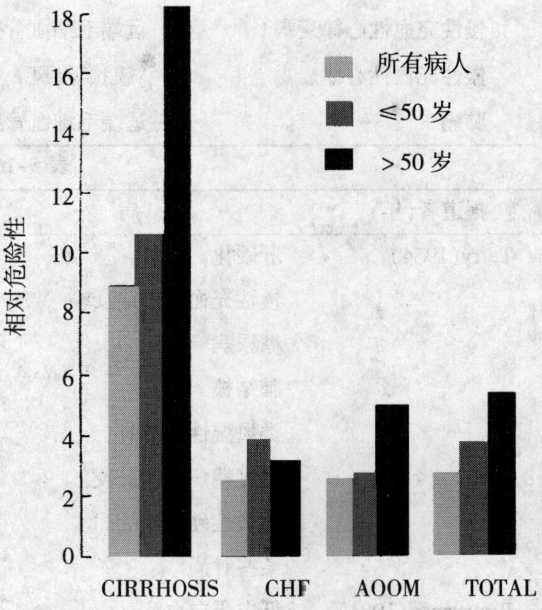


图 5–4 有 Terry 指甲和无 Terry 指甲发生肝硬化、心律衰竭、糖尿病及三病联合的相对危险性

联合病人组中，有 Terry 甲和无 Terry 甲的患者平均年龄无显著差异，但在其余疾病的病人组中，有 Terry 甲的患者平均年龄（64.1 岁）要比无 Terry 甲的患者平均年龄（53.1 岁）大 11 岁，差异非常显著（P<0.001）。

在上述联合病人组中，有 Terry 甲的患者其发病危险性是无 Terry 甲患者的 2.69 倍，而在 50 岁以下的患者中，有 Terry 甲者的发病危险性上升到无 Terry 甲患者的 5.28 倍，其中与肝硬化的联系最为明显（图 5-4）。

以上事实表明，Terry 甲的产生不仅与衰老有关，而且也与全身性疾病发病危险度增加有关。

## 五、机理与病因

解剖学研究表明，Terry 甲患者指甲甲床存在毛细血管扩张或其他血管变化（表 5-15）。这些变化可能与雌、雄激素比例异常（Bean，1945，1958）、类固醇代谢异常（Terry，1954）或指掌血流量增加（Martini，1956）有关。Zaias（1980）和 Terry（1955）并从胚胎学和解剖学上证明，近端甲床与远端甲床存在不同的血流供应，指甲近端呈白色是由指甲与指骨间的结缔组织增生过度，从而降低毛细血管丛血流量而引起。

引起 Terry 甲的全身性疾病如表 5-16 所示。

**表 5-15　Terry 甲的解剖学发现**

| 疾　病 | 血管变化 | 报道者(年) |
|---|---|---|
| 肝硬化 | 蛛状痣样毛细血管扩张 | Bean(1945,1958) |
| 正常老年人 | 樱桃色样血管瘤 | Bean(1958) |
| 糖尿病 | 瘤样血管化 | Esvalia(1977) |
| 糖尿病 | 远端毛细血管扩张 | Holzberg(1984) |
| 慢性充血性心律衰竭 | 远端毛细血管扩张 | Holzberg(1984) |
| 慢性充血性心律衰竭 | “簇状”红斑 | Silverucan(1982) |
| 肺癌 | 远端毛细血管扩张 | Holzberg(1984) |

**表 5-16　Terry 甲的病因**

| 报道者(年) | 疾　病 | 报道者(年) | 疾　病 |
|---|---|---|---|
| Terry(1954) | 肝硬化 | Holzberg(1984) | 肺炎 |
| | 慢性充血性心律衰竭 | | 慢性肾衰竭 |
| | 糖尿病 | | 脱水 |
| | 肺结核 | | 脑血管病 |
| | 类风湿性关节炎 | | 慢性阻塞性肺炎 |
| | 恢复期病毒性肝炎 | | 冠状动脉粥样硬化性心脏病 |
| | 播散性硬皮病 | | 结核病 |
| | 某些肿瘤 | | 镰形细胞病 |
| Braverman(1981) | 低白蛋白血症 | | 胶原性脉管病 |
| Holzberg(1984) | 肝硬化 | | 退行性关节炎 |

续表

| | | |
|---|---|---|
| 慢性充血性心律衰竭 | Daniel(1985) | 甲状腺毒症 |
| 成人发作性糖尿病 | | 肺嗜红细胞增多症 |
| 癌症 | | 营养不良 |
| 系统性动脉高血压 | | 角化病 |

# 第十三节 对 半 甲

对半甲是一个具有特异性的甲征，常见于慢性肾功能衰竭患者。甲板的远端部分呈红棕色，近端部分为白色，故有时称为半黑半白甲，或红白、紫白各半甲。

## 一、一般特征

对半甲的概念最初由 Bean（1963）提出，Lindsey（1967）推广和普及，故又称为林塞（Lindsey）甲。Daniel（1975）认为，对半甲是慢性肾衰竭最有用的指甲病理学标志，但肝硬化患者有时亦可见。

关于对半甲的定义曾有过不同的看法。Lindsey 认为，对半甲是指这样的指甲，它的远端呈粉红色、红色或棕色横带，其宽度占甲板总长度的 20%–60%，而其余近端部分则呈阴暗的毛玻璃样外貌。若远端红带宽度小于指甲总长度的 20%，则该病人指甲可看作是 Terry 甲。Daniel 则认为，对半甲的近端部分不必定要呈苍白色，Kint（1974）也有相同的结论。因此，对半甲的最确切描述应是：指甲近端一半呈苍白色或正常颜色，远端部分呈明显反常的棕褐色。这远端部分起始于近端正常色或苍白色边缘，而终止于不再与甲下皮黏附的指甲游离缘（图 5–5）。

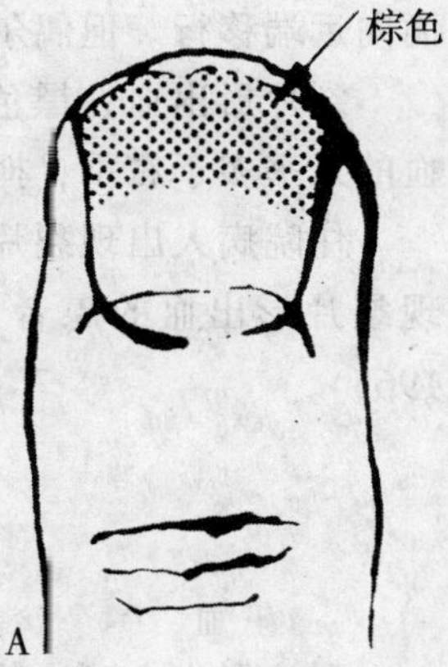

图 5–5 对半甲的特征

在慢性肾衰竭病人中，包括在发病起程中，适合上述定义的对半甲约占 9%–15%(Daniel, 1975; Bussels, 1972)。

## 二、机理和病因

除慢性肾衰竭以外，全身性药物与 5–氟尿嘧啶和雄激素也可引起类似的对半甲。许多引起指甲褪色的其他因素还会产生伪对半甲，其中最常见的是局部性制剂和银屑病。但凭借已经了解的色素变化知识，是不难将大多数伪对半甲识别出来的。例如，银屑病患者的指甲棕色褪色带恰好出现在甲松离区的近端，仔细观察甲松离及其他指甲和皮肤变化，极易做出诊断。

产生对半甲的真正原因尚不清楚，但已有人提出几种假设。

(1) 黑色素沉着。Leyden (1972) 对指甲远端棕色区做了活体检查，发现存在黑色素沉着。肾衰竭刺激甲母质的黑素细胞，促使黑色素在甲板上沉积。Stewart (1972) 也在甲床表皮基底层中发现了黑色素颗料。Gilkes (1975) 发现，慢性肾衰竭维持性透析病人血浆黑素激素水平大大增加，肾衰竭时指甲生长缓慢，再加上指甲是日光暴露区，黑色素更易沉积。

(2) 毛细血管改变。Bussels (1972) 认为，毛细血管改变（可能是可逆的）是产生对半甲的原因。Kint (1974) 发现，慢性肾衰竭患者毛细血管增加，管壁明显增厚。

# 第十四节　裂片形出血

甲板腹侧出现红色线条，称为裂片形出血，它表明甲床毛细血管有出血症状。

## 一、一般特征

裂片形出血为甲下线状出血，由甲床纵向毛细血管血液外渗引起。血液黏附于甲板腹侧而向远端移行。但偶尔也可见位置保持不变的，这是因为血液粘在甲床上而不是甲板上。

裂片形出血在黑色人种中较为常见。无论是单次出血还是多次出血，左手出现裂片形出血的几率多于右手，拇指甲和食指甲是最常被波及的部位。

住院病人出现裂片形出血的几率约为10%-20%。在一次大城市和县级医院的调查中，出现裂片形出血的患者占10.3%，而在另二次研究中，则分别为19.5%和19.1% (Kilpatrick, 1965)。

## 二、病　　因

裂片形出血可由物理因素（包括外伤）、药物、皮肤病、全身性疾病和特发性病理引起，其中外伤是最常见的原因。但有时应考虑全身性疾病，特别是细菌性心内膜炎。当几个指甲上同时出现裂片形出血时，此时更可能是由全身性疾病引起，而且，越是接近弧影区，越可能直接与全身性病理有联系。

表5-17为与裂片形出血有关的疾病。

**表5-17　指甲裂片形出血的病因**

| 疾　病 | 报道者(年) | 疾　病 | 报道者(年) |
|---|---|---|---|
| 肝硬化 | Gross(1963) | 恶性肿瘤 | Saman(1978) |
| 透　析 | Gross(1963) | 消化道溃疡病 | Saman(1978) |
| | Blum(1978) | 高血压 | Saman(1978) |
| 全身性疾病 | Gross(1963) | 旋毛虫病 | Rook(1979) |
| | Blum(1978) | | Fittpatrick(1979) |
| 甲状腺毒症 | Gross(1963) | 全身性红斑狼疮 | Rook(1979) |
| | Robertson(1974) | | Fittpatrick(1979) |

表 5-17　指甲裂片形出血的病因　　续表

| 疾　病 | 报道者(年) | 疾　病 | 报道者(年) |
|---|---|---|---|
| 三尖瓣狭窄 | Gross(1963) | 真　菌 | Saman(1978) |
| | Robertson(1974) | 肝　炎 | Fittpatrick(1979) |
| Letterer-Siwe 病* | Kahn(1969) | 紫　癜 | Zaias(1980) |
| 组织细胞增多症 X | Kahn(1969) | 囊性纤维性变 | Zaias(1980) |
| 鳞片样脱皮性皮炎 | Bussels(1972) | 肉瘤样病(结节病) | Baran(1981) |
| Darier's 病* | Zaias(1973) | 蕈样真菌病 | Runue(1981) |
| 白血病 | De Nicola(1974) | 湿　疹 | Baran(1981) |
| 药物反应 | Seckler(1976) | 苔藓样慢性角化病 | Lang(1981) |
| 血小板减少症 | De Nicola(1974) | 高纬度 | Zaias(1980) |
| 银屑病 | Seckler(1916) | Behcet's 综合征* | Zaias(1980) |
| | Rook(1979) | 血液病 | Zaias(1980) |
| 毛发红糠疹 | Gilkes(1975) | 天疱疮 | Baran(1981) |
| | Randle(1982) | 糖尿病 | De Nicola(1974) |
| 脉管炎 | Seckler(1976) | 心内膜炎 | Leyden(1972) |
| 坏血病 | Seckler(1976) | | Robertson(1974) |
| Osler-weber-Rendu 病* | De Nicola(1974) | 冷球蛋白血症 | Baran(1984) |
| 创　伤 | Blum(1978) | Raynaud's 病 | Baran(1984) |
| | Daniel(1980) | 甲状旁腺机能减退 | Baran(1984) |
| 四环素 | Saunders(1976) | Buerger's 病* | Baran(1984) |
| 类风湿性关节炎 | Samman(1978) | 血色素沉着病(血色病) | Zaias(1980) |

注:①Letterer-siwe 病——婴儿非类脂网状细胞内皮细胞增殖,很可能是一种常染色体隐性遗传特性,其特征为出血性倾向、湿疹样皮疹、肝脾肿大、淋巴结肿大和进行性贫血。②Darier's 病——毛囊角化病。③Osler-weber-Rendu 病——遗传性出血性毛细血管扩张。④Behcet's 综合征——又名眼、口、生殖器三联综合征,其特征为眼色素层炎、视网膜脉管炎、视神经萎缩、口疮和生殖器溃疡。⑤Buerger's 病——血栓闭塞性脉管炎。

# 第十五节　甲床的色泽变化

健康指甲的甲床呈粉红色，有光泽，不同病理状态时可出现“按之出现，放之消失”的色变。

## 一、一般特征

临床发现，甲床苍白，提示气血虚弱。白而润者，提示病轻，病程尚短；白而枯槁无华者，提示病重，病程长。

甲床红赤，提示气血热证。红赤而润，提示病程短，未伤阴或伤阴不重；红赤枯槁无泽者，提示病程长，热已伤阴或阴伤已重。红紫尚泽，提示热毒较深，气血郁滞，病情尚轻；

红紫而暗、少泽，提示病程长，热毒伤阴，气血瘀滞。

甲床色黄，提示湿热熏蒸。色鲜黄，提示病轻，病程短；色黯滞，提示病重，病程长。

甲床发青，提示寒证、瘀血、痛症、惊厥、缺氧。

此外，还可见甲床发黑、发蓝和褐变（张云鹏，1999）。

根据王文华（2001）的统计，在指甲咨询门诊的各种疾病中，甲床紫色变占 46%左右，红色变占 35%左右，黑色变占 8%–19%，白色变占 8%–18%，黄色变占 3%–6%，其他色变较少见。

## 二、病　　因

甲床色变可由疾病引起，也可由药物造成。除去有关影响因素（模糊因子）外，指甲甲床的颜色、光彩不但反应病变程度和病情变化，也可提示病变的性质。中医认为，青、黑、赤、白、黄色各有主征，不同的色反映不同的病变，而且色泽还有“善”、“恶”之别。有谓“黄盛作红，红盛作紫，紫盛作青，青盛作黑，至纯黑则难治”。《赵除瑛秘本》中也说指甲“红活者易治，色黄者难治，紫黑色者不治”。通常临床所见晚期肿瘤病人的指甲多呈黑色（王文华，2001）。

甲床色变的病因如表 5–18 所示。

**表 5–18　甲床色变的病因**

| 种类 | 频率 | 疾病 | 种类 | 频率 | 疾病 |
|---|---|---|---|---|---|
| 白色（灰色）变 | 多见 | 糖尿病，眼科疾患 | 黄色变 | 多见 | 食管癌，肺癌中、晚期，肝癌晚期 |
| | | | | 偶见 | 肺气肿，胆囊炎，胆石症，高胆固醇血症，抗“O”增高，陈旧性心肌梗死，中耳炎，慢性肝炎，肝硬化腹水 |
| | 常见 | 眩晕，肺结核病钙化灶 | | | |
| | 偶见 | 支气管哮喘，肺气肿，便秘，慢性肝炎，肝硬化，慢性肾炎 | 黑色变 | 多见 | 各种恶性肿瘤：脑癌，咽喉癌，扁桃体癌，肺癌，乳腺癌，结肠癌，肝癌中、晚期，直肠癌，食道癌，胃癌，胃幽门癌 |
| 红色变 | 多见 | 鼻炎，咽喉炎，上颌窦炎，中耳炎，淋巴管炎，肺炎，病毒性肝炎，胃窦炎，消化性溃疡，胆囊炎，胰腺炎，结肠炎，前列腺炎，输卵管炎 | | 常见 | 肺结核病空洞期 |
| | 常见 | 高血压病，窦性心动过速，早搏 | | 偶见 | 肝硬化腹水，胆石症 |
| 紫色变 | 多见 | 头痛，慢性腰腿痛，肩周炎，软组织损伤，骨质增生病，风湿性心脏病，冠心病，陈旧性心肌梗死 | 绿色变 | 偶见 | 乳腺癌，陈旧性心肌梗死 |
| | 常见 | 肝肿大，慢性肝炎，肝硬化 | 混合色变 | 偶见 | 糖尿病，冠心病，陈旧性心肌梗死 |

### 参考文献

[1] 王文华、李捷珈、傅建萍：《指甲测百病》，上海科技教育出版社 2001 年版，第 32—34 页。

[2] 祝恒琛：《辨甲诊病》，上海中医药大学出版社，2003 年版，第 87—108 页。

[3] 李学诚：《指甲诊病彩色图谱》，山西科学教育出版社 1990 年版，第 1—14 页。

[4] 张云鹏：《中国中医独特诊断大全》，文汇出版社 1999 年版，第 226—228 页。
[5] 朱文锋：《中医诊断学》，人民卫生出版社 1999 年版，第 105—109 页。
[6] 朱文元：《甲病与甲真菌病》，东南大学出版社 1997 年版。
[7] 俞长荣：《验指甲印辨虚实》，载《福建中医药》，1960 年第 5 期，第 29 页。
[8] 朱子清：《指甲病理变化在临床上的诊断价值》，载《江苏中医》1959 年第 9 期，第 46 页。
[9] 赵鹤龄：《谈谈"辨爪甲"》，载《广西中医药》1984 年第 1 期，第 6 页。
[10] Zaias N, The nail in health and disease, New York: SP Medical Books, 1980.
[11] Daniel CR, Osment LS. Nail pigmentation abnormalities: Their importance and proper examination. Cutis, 1982,30:348-360.
[12] Daniel CR, Sams WM, Scher RK. Nails in systemic disease. Dermatologia Clinics, 1985,3(3): 465-483.
[13] Daniel CR. Nail pigmentation ahnormalities. Dermatologic Clinics, 1985,3(3):431-443.
[14] Hudson JB. Dennis AJ. Transverse white lines in the fingernails after acute and chronic renal failure. Arch Intern Med, 1966,117:276-279.
[15] Muehrcke RC. The fingernails in chronic hypoalbuminemia Br Med J, 1956, 1:1327-1328.
[16] Terry R. White nails in hepatic cirrhosis. Lancet ,1954, 1:757-759.
[17] Terry R. The onychodermal band in health and disease. Lancet ,1955, 2:179.
[18] Holzberg M, walker HK. Terry's nails: revised definition and new correlation. Lancet, 1954, April 21:896-899.
[19] Samman PD, White WF, The "Yellow-nail" syndrome. Br. J Dermatol, 1964, 76:156-157.
[20] Cherndsky ME, Finley VK, Yellow nail syndrome in patient with acgfuired immunodeficiemcy disease. J Am Acad Dermat, 1985, 13:731-736.
[21] Kilpatrick ZM. Splinter hemorrhages-their clinical significance. Arch Intern Med, 1965, 115: 730-735.
[22] Conn RD, Smitl RH. Malnutrition, myoedema, Muehrcke's lines. Arch Intern Med, 1965, 116: 875-878.
[23] Lindsay DG. The half-and -half nail. Arch Intern Med, 1967, 119:583-587.

# 第六章

# 指甲的生长控制

## 第一节 指甲研究的早期历史

自17世纪以来，人们已对指甲的生长规律进行了广泛研究。

1684年，物理学家Boyle在题为“身体多孔性的实验和思考”的论文中，首次介绍了对指甲生长所作的观察结果。

1846年，Beau观察到人的手指甲每周大约生长1mm。

1850年，Bertlhold出版了关于指甲研究的系统论文。

1871年，Mitchell在《美国医学科学杂志》上发表题为“指甲生长作为大脑麻痹的预后指标”的论文。作者观察到，1名56岁妇女因中风而麻痹的手指指甲生长速度明显减慢，甲板上出现锯齿形横纹。后来又观察到，2名因急性发作而半身不遂的男子，其瘫痪的手指指甲停止生长，12天或21天后才恢复到正常的生长速度。

1881年，Beruhardt在《病理解剖学杂志》上发表关于指甲生长观察的论文。

1889年，Blake在一本题为“手是局部性和全身性疾病的窗口”的小册子中提到，从甲小皮第一次见到指甲外貌一直长到游离缘大约需要105天（Beau），或121—138天（Dufour）。Blake发现，因半身不遂而麻痹的手，指甲生长速度大大减慢，但因癔病而麻痹的手，其指甲生长速度正常。

1905年，Bier在《充血作为治疗剂》的书中谈到，主动充血和被动充血都会导致皮肤表皮结构迅速生长，因而充血时指甲生长增快，而局部缺血时肢端指甲生长减慢，特别是足趾甲。

1908年，Head和Sherren分别观察到，因外周神经系统损伤而麻痹的一侧，其指甲生长明显减慢，用夹板或圆柱固定肢体或手指时，指甲的生长也放慢。

1929年，Halban观察到，妊娠第3期和第4期，指甲生长速度增快25%-30%。

1937年，Basler报道，夜间指甲生长速度降慢。

1938年，Clark和Baxton在研究小学生和大学肄业生的指甲时发现，咬指甲者的指甲生长速度比无咬甲癖者快约20%。

1939年，Gilchrist报道，营养不良阻碍指甲生长。

1949年，Clack报道，气候温暖时指甲生长加快；营养较差的儿童，其指甲生长速度明显慢于营养良好的儿童。

1953年，Bean在对自身指甲的十年跟踪研究中，发现在患某些疾病时，例如流行性腮腺炎时，指甲生长速度大大降低，高烧期指甲停止生长。流行性感冒和上呼吸道感染期也有类似现象，但生长速度没有腮腺炎时期慢。

1955年，Hamilton 研究了 600 例日本人和 1000 例白人的指甲生长，发现日本人和白人的指甲生长速度无明显差异；男性比女性生长快；饥饿时生长减慢；授乳和服用抗有丝分裂药减慢指（趾）甲生长。该作者还发现，指甲和毛发的生长速度还随衰老而降低；指甲生长的加快或减慢具有某些家族性倾向。

1958 年，Geoghegan 研究了 49 名接触风、雨、雪、阳光、冷和热不同气候条件的英国海军士兵，发现寒冷环境下指甲生长速度平均为 0.114mm/d，而在温水区则为 0.1194mm/d。

1959 年，Sibinga 报道，某些疾病，特别是麻疹和肾病，对指甲生长有不利的影响。该作者还发现，死后 10 天内指甲仍然在生长，对 3 名成人的测量结果表明，其生长速度处于正常范围的低值，但比麻疹患者生长快。

1964 年，Samman 观察到，黄甲综合征患者指甲生长速度低于正常人。

1968 年，Lavelle 研究了年龄对指甲生长速度的影响。

1970 年，Dawber 发现，对个体而言，指甲的生长速度与手指的长度成正比例关系。

1974 年，Bean 指出，根据对自身拇指甲 30 年的观察结果，指甲生长速度与衰老有关：32 岁时平均每天生长 0.123mm，而到 61 岁时减慢到 0.100mm/d。

1978 年，Samman 在《疾病与指甲》一书中指出，趾甲的生长速度大约是指甲的一半到三分之一，正常指甲从出现长到游离缘约需 6 个月时间，而正常趾甲则需 12–18 个月。

1979 年，Orentreich 研究了衰老对爪甲生长的影响，发现在人和狗的一生中，指甲或爪的生长速度都减慢了 50%。该作者还综述了影响指甲生长的各种因素（表 6–1）。

**表 6–1　影响指甲生长速度的因素**

| 增　快 | 减　慢 | 无影响 |
|---|---|---|
| 中指 | 拇指和小指 | 膳食补充 |
| 男性 | 女性 | 皮质类固醇(中量) |
| 妊娠期 | 授乳期 | 中等情绪应激反应 |
| 弹钢琴 | 衰老 | 轻度慢性病 |
| 咬指甲 | 氨基甲叶酸(抗肿瘤药) | 一般外科手术 |
| 手偏利 | 急性感染 | 身高和体重 |
| 银屑病 | 肺炎 | 中等程度体重变化 |
| 打字 | 流行性腮腺炎 | 皮肤颜色 |
| 甲松离 | 营养不良 | 指甲抛光和修剪 |
| 温度升高(职业性或大热天) | 体循环降低 | |
| 动静脉短路 | 吸烟 | |
| Morgant–stewart–Morel 综合征* | 麻痹 | |
| 月经前 | 充血性心律衰竭 | |
| 甲状腺机能亢进 | 甲状腺机能减退 | |
| 垂体机能亢进 | 周围神经病 | |
| | 温度降低(职业性或严寒气候) | |

注：Morgant–stewart–Moral 综合征——又称 Hyperstosis frontalis interana，即额骨内面骨肌厚，仅影响额骨内壁的颅盖骨肥厚，中年妇女可伴有肥胖和多毛。

1980 年，Zaias 在《健康与疾病中的指甲》一书中提到，指甲拔除后新指甲的生长速度相对较快。

1985年，Flackman 综述了指甲的生长规律，提出在用指甲推断创伤或疾病发作时间时，可采用 0.1mm/d 或 3mm/M 进行估算。

# 第二节　指甲的生长规律

指甲的生长规律可用生长速度或线性生长速度描述。本节讨论不同时期指甲的生长规律。

## 一、正常婴儿

美国纽约医学院 Sibinga（1959）观察了年龄为不到六个月的 10 名足月产婴儿的指甲生长情况。结果表明，美国正常婴儿的指甲平均生长速度为 0.112mm/d（表 6–2）。

**表 6–2　美国纽约正常婴儿的指甲生长**

| 婴儿姓名 | 生长速度(mm/d) | 婴儿姓名 | 生长速度(mm/d) |
|---|---|---|---|
| Al | 0.122 | Ri | 0.110 |
| Bi | 0.118 | Mo | 0.110 |
| Wo | 0.115 | Or | 0.105 |
| Mu | 0.113 | Th | 0.102 |
| La | 0.113 | 平均 | 0.112 |
| Br | 0.111 | | |

该研究结果还表明，在膳食中缺少单一氨基酸（如缬氨酸或组氨酸）可能会影响体重的增加，但似乎并不影响指甲的生长（图 6–1 和图 6–2）。

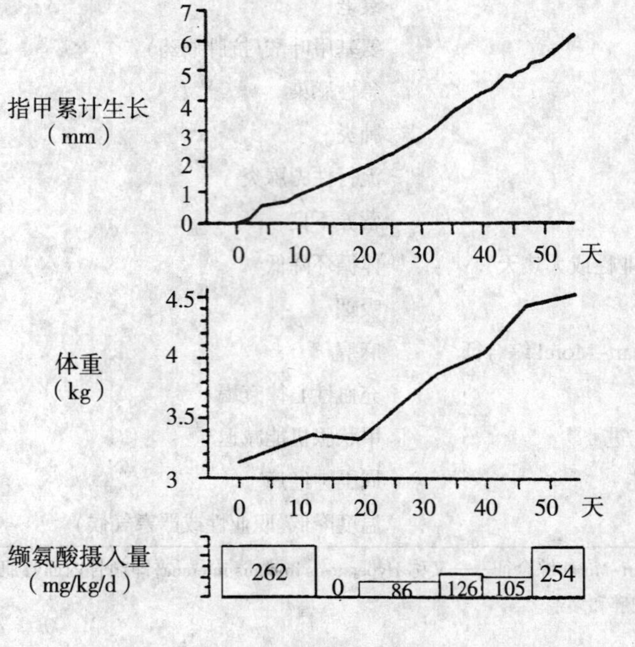


**图 6–1　缬氨酸缺乏对婴儿指甲生长的影响**

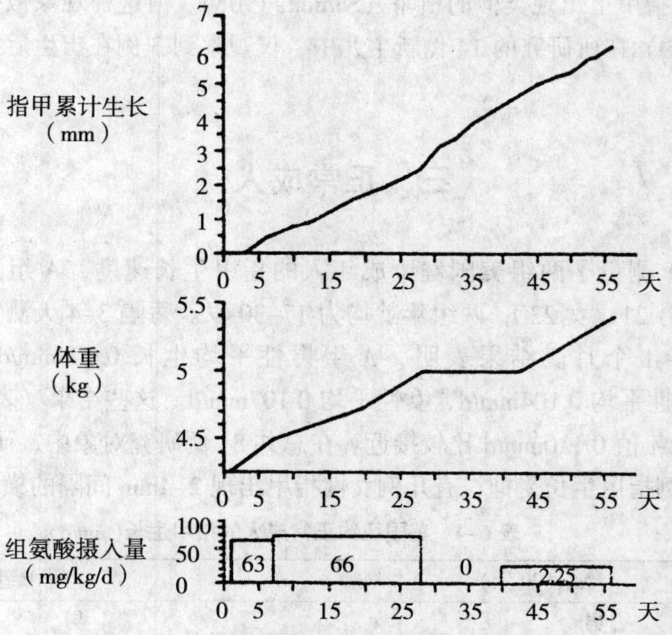


图 6-2　组氨酸缺乏对婴儿指甲生长的影响

## 二、早产婴儿

对出生体重为 1150-1900 克的 13 名早产儿进行观察的结果表明，在分娩后 13-50 天内测定的指甲生长速度与足月产正常婴儿和正常成年人处于相同范围，最低值为 0.060mm/d，最高值为 0.111mm/d，平均值为 0.085mm/d，仅略为偏低（表 6-3）。

表 6-3　美国纽约早产婴儿的指甲生长

| 婴儿姓名 | 出生体重(g) | 观察天数(天) | 生长速度(mm/d) |
|---|---|---|---|
| R | 1800 | 12 | 0.111 |
| O | 1900 | 20 | 0.103 |
| $M_1$ | 1750 | 26 | 0.093 |
| T | 1750 | 17 | 0.097 |
| B | 1150 | 13 | 0.092 |
| $M_2$ | 1100 | 50 | 0.084 |
| L | 1400 | 8 | 0.080 |
| $M_3$ | 1750 | 49 | 0.090 |
| K | 1450 | 14 | 0.060 |
| N | 1625 | 29 | 0.062 |
| $A_1$ | 1300 | 17 | 0.092 |
| $A_2$ | 1900 | 29 | 0.080 |
| C | 1350 | 22 | 0.065 |
| 平均 | 1556±278 | 23±12 | 0.085±0.016 |

众所周知，生长的停止，即使是生命第一天的短暂停止，往往会在长骨上形成横条线

(Eliot, 1927)，或在指甲上出现类似的横嵴（Schick, 1908）。但这种现象似乎也并不是千篇一律的。Sibinga（1959）在所研究的14例新生儿中，仅观察到3例在出生后第1天有指甲停止生长的现象。

## 三　正常成人

Sibinga（1959）测量了两组美国健康成年人的指甲生长速度，A组37例（男16、女21），B组44例（男21、女23），两组年龄均为17–30岁。每隔3–4天测定一次，A组跟踪3个月，B组观察1个月。结果表明，A组男性平均生长0.108mm/d，女性平均生长0.104mm/d；B组男性平均0.104mm/d，女性平均0.107mm/d。这些结果（表6–4）与Hamilton（1955）报道的青少年值0.110mm/d比较接近。在总共81例研究对象中，研究期间有11人出现感冒，但仅有4例指甲生长受抑；有几例女性指甲出现2–4mm间隔的横嵴，这可能与月经

表6–4　美国纽约正常成人的指甲生长(mm/d)

| | A组(90天) | | | B组(30天) | |
|---|---|---|---|---|---|
| | 男 | 女 | | 男 | 女 |
| | 0.135 | 0.146 | | 0.142 | 0.134 |
| | 0.120 | 0.144 | | 0.138 | 0.130 |
| | 0.119 | 0.139 | | 0.134 | 0.122 |
| | 0.116 | 0.120 | | 0.124 | 0.119 |
| | 0.114 | 0.120 | | 0.119 | 0.119 |
| | 0.114 | 0.116 | | 0.119 | 0.117 |
| | 0.111 | 0.116 | | 0.114 | 0.116 |
| | 0.111 | 0.112 | | 0.112 | 0.114 |
| | 0.109 | 0.109 | | 0.109 | 0.114 |
| | 0.106 | 0.109 | | 0.107 | 0.114 |
| | 0.106 | 0.104 | | 0.104 | 0.109 |
| | 0.101 | 0.101 | | 0.102 | 0.109 |
| | 0.100 | 0.101 | | 0.101 | 0.109 |
| | 0.100 | 0.100 | | 0.101 | 0.109 |
| | 0.098 | 0.098 | | 0.100 | 0.104 |
| | 0.076 | 0.092 | | 0.088 | 0.104 |
| | | 0.088 | | 0.088 | 0.101 |
| | | 0.076 | | 0.076 | 0.101 |
| | | 0.073 | | 0.072 | 0.100 |
| | | 0.070 | | 0.069 | 0.097 |
| | | 0.066 | | 0.066 | 0.088 |
| | | | | | 0.076 |
| | | | | | 0.075 |
| 平均 | 0.108 | 0.104 | 平均 | 0.104 | 0.107 |

期指甲生长停止有关，在男性中没有观察到这种现象。7 例长期低热量膳食限制的肥胖成人指甲生长速度亦在正常范围内，平均值为 0.096mm/d（0.116–0.075mm/d）。

Bean（1974）观察了自己 32 年内的拇指指甲生长情况，从 1941 年 11 月到 1972 年 12 月，亦即从 30 岁到 62 岁，几乎包括整个成年期。观察的方法是从每月的第 1 天在甲板近端甲小皮边缘上划一横沟，计算它长到指甲游离缘（长 1.45cm）的时间。经过换算后发现，在 32 岁时的指甲生长速度为 0.123mm/d，而到 61 岁时降为 0.100mm/d。指甲生长的详细情况如表 6–5 所示。在此 30 多年中，该作者曾多次去欧洲旅游，并曾到达中东和澳大利亚，没有发现气候和环境变化对指甲生长的显著影响。这表明指甲生长速度的减慢主要是由自身的衰老过程造成的。

**表 6–5　指甲生长的 32 年观察**

| 观察年份 | 生长天数(d) | 生长速度(mm/d) |
|---|---|---|
| 1941 | 116 | 0.125 |
| 1942 | 117.5 | 0.123 |
| 1943 | 117.5 | 0.123 |
| 1944 | 118 | 0.123 |
| 1945 | 118.5 | 0.122 |
| 1946 | 118.5 | 0.122 |
| 1947 | 123 | 0.118 |
| 1948 | 123.5 | 0.117 |
| 1949 | 123 | 0.118 |
| 1950 | 126 | 0.115 |
| 1951 | 124 | 0.117 |
| 1952 | 123 | 0.118 |
| 1953 | 123.5 | 0.117 |
| 1954 | 122.5 | 0.118 |
| 1955 | 124.5 | 0.117 |
| 1956 | 124 | 0.117 |
| 1957 | 126 | 0.115 |
| 1958 | 127 | 0.114 |
| 1959 | 133 | 0.109 |
| 1960 | 136 | 0.107 |
| 1961 | 138 | 0.105 |
| 1962 | 137 | 0.106 |
| 1963 | 139 | 0.104 |
| 1964 | 138 | 0.105 |
| 1965 | 137 | 0.106 |
| 1966 | 137.5 | 0.105 |
| 1967 | 138.5 | 0.105 |
| 1968 | 140.5 | 0.103 |
| 1969 | 140 | 0.104 |
| 1970 | 139.5 | 0.104 |
| 1971 | 144.7 | 0.100 |
| 1972 | 144.3 | 0.100 |
| 平均 | 129±9 | 0.113±0.008 |

## 四、老年人和长寿老人

Orentreich（1979）研究了美国高加索人种年龄为 10–100 岁的 192 例女性和 79 例男性的指甲生长，结果发现，在 20 岁以前，指甲生长速度随年龄增加而逐渐加快，从 25–100 岁，指甲生长每年近似以 0.5%的速度降低。在 65 岁以前，男性指甲生长速度快于女性（图 6–3 曲线 A），此后直到 80 岁，女性快于男性（图 6–3 曲线 B）。在图 6–3 中还示出了 Hamilton（1955）对 595 例日本人和 461 例高加索人种的研究结果，其指甲生长的年龄分布趋势（图 6–3 曲线 X）与 Orentreich 的类似，更接近于女性生长规律。

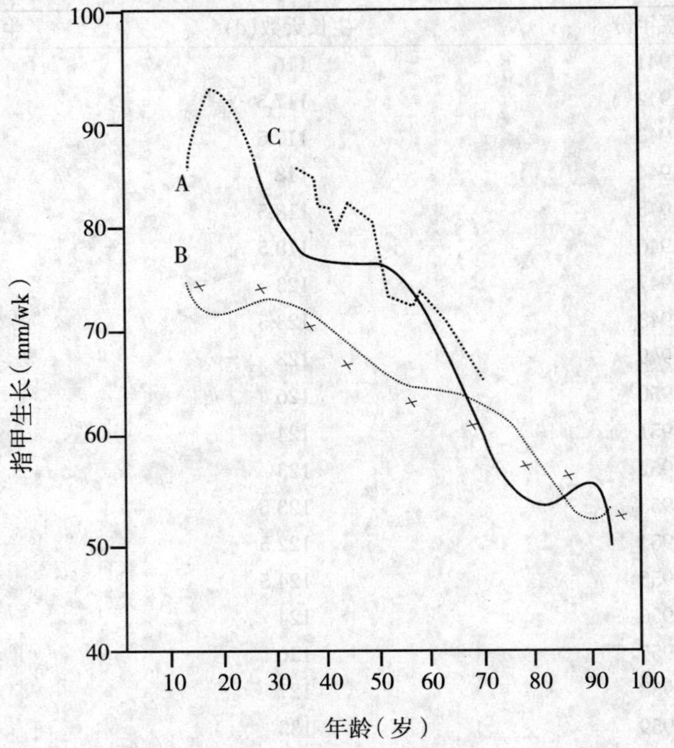


**图 6–3　指甲的线性生长速度：长期横截面研究和纵向研究结果**
**A：72 例高加索人种，男性，横截面**(Orentrich N, 1979)；**B：185 例高加索人种，女性，横截面**(Orentrich N, 1979)；**C：1 例高加索人种，男性，纵向**(Bean WB, 1978)；**X：1056 例日本人和高加索人种，横截面**(Hamilton JB, 1955)

## 五、季节变化

Kanabrochi（1968）测量了 1 例 41 岁男子拇指甲在 15 个月内的生长速度，没有观察到指甲生长的明显季节变化。Bean（1974）从 56 岁开始连续 7 年观察结果，也表明无明显季节变化（表 6–6）。

**表 6-6 指甲生长的季度变化(mm/d)**

| 年龄(岁) | 春 | 夏 | 秋 | 冬 |
|---|---|---|---|---|
| 56 | 0.098 | 0.096 | 0.095 | 0.094 |
| 57 | 0.099 | 0.096 | 0.095 | 0.098 |
| 58 | 0.099 | 0.097 | 0.093 | 0.096 |
| 59 | 0.099 | 0.096 | 0.094 | 0.095 |
| 60 | 0.104 | 0.100 | 0.098 | 0.098 |
| 61 | 0.097 | 0.102 | 0.102 | 0.098 |
| 62 | 0.099 | 0.102 | 0.104 | 0.100 |
| 平均 | 0.099 | 0.098 | 0.097 | 0.097 |

## 六、月度变化

Bean（1974）从 1967 年起连续逐月测量自己拇指甲的生长情况，无论是比较每年的月度变化或 7 年的平均月度变化，均未发现明显的差异（表 6–7）。

**表 6–7 指甲生长的月变化**

| 时间(月) | 时间(年) | | | | | | | 平均 | |
|---|---|---|---|---|---|---|---|---|---|
| | 1967 | 1968 | 1969 | 1970 | 1971 | 1972 | 1973 | d | mm/d |
| 1 | 136 | 140 | 138 | 135 | 137 | 140 | 143 | 138 | 0.095 |
| 2 | 136 | 142 | 136 | 138 | 142 | 143 | 144 | 140 | 0.097 |
| 3 | 135 | 144 | 142 | 142 | 148 | 145 | 146 | 143 | 0.099 |
| 4 | 141 | 143 | 145 | 143 | 150 | 143 | 144 | 144 | 0.099 |
| 5 | 143 | 145 | 146 | 147 | 152 | 137 | 144 | 145 | 0.100 |
| 6 | 142 | 144 | 141 | 142 | 149 | 140 | 144 | 143 | 0.099 |
| 7 | 141 | 139 | 141 | 140 | 150 | 147 | 145 | 143 | 0.099 |
| 8 | 140 | 138 | 141 | 140 | 144 | 148 | 145 | 142 | 0.098 |
| 9 | 138 | 139 | 139 | 138 | 141 | 147 | 150 | 142 | 0.098 |
| 10 | 140 | 138 | 137 | 137 | 143 | 147 | 150 | 142 | 0.098 |
| 11 | 139 | 137 | 134 | 136 | 140 | 147 | 150 | 141 | 0.097 |
| 12 | 134 | 138 | 135 | 137 | 142 | 148 | 151 | 141 | 0.097 |
| 平均 d | 139 | 141 | 140 | 140 | 145 | 144 | 146 | 142 | 0.098 |
| mm/d | 0.096 | 0.097 | 0.096 | 0.096 | 0.100 | 0.100 | 0.101 | 0.098 | |

注:①表中列出的是指甲从出现长到游离缘所需天数;②生长速度是以指甲长度 1.45cm 为标准的计算值。

## 七、昼夜变化

在大多数关于指甲生长速度的研究中，均以 1 天（如 Sibinga）或几个月（如 Bean）的平均值度量的，这样就掩盖了温度或局部环境对生长的短期效应。Orentreich（1979）专门设计的裂隙成像测距仪可以测量短至 15 分钟内的生长变化，其精确度足以读出 0.01μm 的差异。对一名 21 岁男子所作的研究表明，当白天皮肤温度平均为 25℃时，夜间的指甲生长速度为 1μm/hr（0.17mm/wk），处于全天的低值，而白天的生长速度为 5μm/hr（0.84mm/wk），处于全天的高值。这表明，指甲的生长呈现明显的昼夜节律变化（图 6-4）。

# 第三节　皮肤温度对指甲生长的影响

Orentreich（1979）采用一种由热敏电阻器组成的特殊装置控制指甲甲母质周围的皮肤温度，然后用裂隙成像测距仪测量不同温度（16–32℃）下的指甲生长变化。结果发现，指甲生长速度与皮肤温度密切相关：当皮肤温度为 16℃时，指甲生长最慢，为 0.5μm/hr 或相当于 0.08mm/wk；而当温度为 32℃时，指甲生长最快，为 12μm/hr 或相当于 2.0mm/wk。对几个个体所测结果的平均变化如图 6-5 所示。

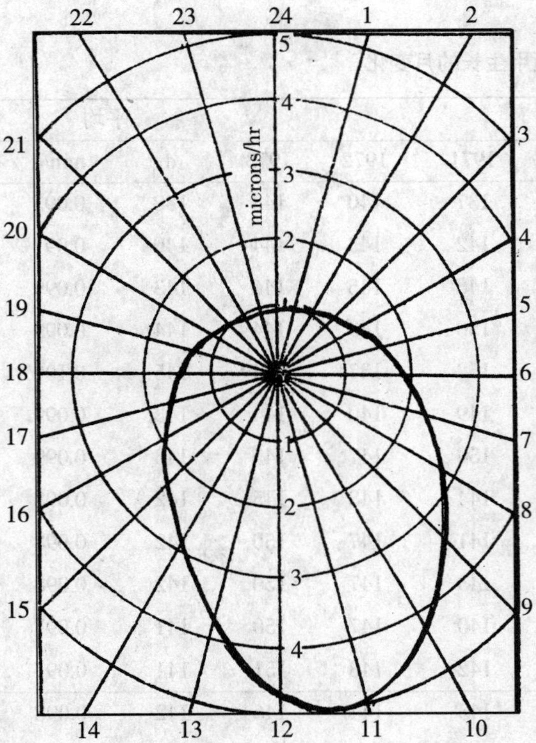

图 6-4　指甲生长的昼夜变化

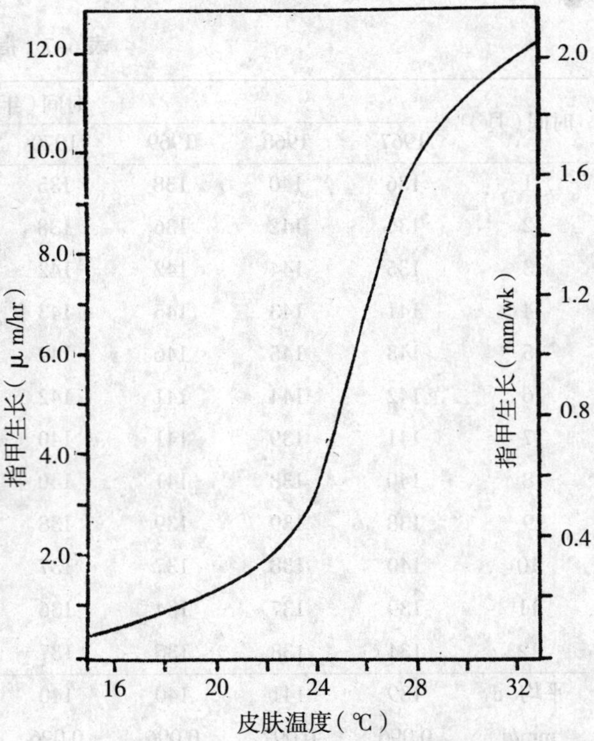

图 6-5　皮肤温度对指甲生长的影响：短期研究

# 第四节 疾病对指甲生长的影响

许多疾病可对指甲生长产生不同的影响，有些疾病使指甲生长加快，如 still 病、急性关节风湿热、甲状腺机能亢进等，大多数疾病则使指甲生长速度减慢（表 6–8），有些疾病甚至使指甲停止生长。

Sibinga（1959）观察了 23 例体温超过 39.4℃的麻疹患者，发现所有病例的指甲都有停止生长的现象，但其间期有所不同（表 6–9）。发高烧的肺结核对指甲生长似乎没有不利的影响，2 周内测得的 10 例急性患者的指甲生长速度分别为 0.10、0.12、0.13、0.13、0.13、

**表 6–8 疾病对指甲生长的影响**

| 疾　病 | 指甲生长 | 报道者(年) |
|---|---|---|
| 偏瘫 | 减慢 | Mittchell(1871) |
| 局部缺血 | 减慢 | Bier(1905) |
| 手部固定术 | 减慢 | Head(1908) |
| 麻痹 | 减慢 | Head(1908) |
| 咬指甲 | 加快 | LeGros(1938) |
| 营养不良 | 减慢 | Gilchrest(1939);Fitzpatrick(1979) |
| 急性感染 | 减慢 | Bean(1953) |
| 流行性腮腺炎 | 减慢或停止 | Bean(1953); sibinga(1959) |
| 儿童期疾病 | 减慢 | Hamilton(1955) |
| 衰老 | 减慢 | Hamilton(1955); Bean(1974) |
| 麻疹 | 减慢或停止 | Sibinga(1959) |
| 葡萄球菌败血病 | 减慢或停止 | Sibinga(1959) |
| 肾病 | 减慢 | Sibinga(1959) |
| 黄甲综合征 | 减慢 | Samman(1964); Marks(1970) |
| 流行性感冒 | 减慢 | Bean(1968) |
| 上呼吸道感染 | 减慢 | Bean(1968) |
| 肾衰竭 | 减慢 | Leyden(1972) |
| 甲状腺机能减退 | 减慢 | De Nicola(1974) |
| 甲状腺机能亢进 | 加快 | De Nicola(1974) |
| 血液循环降低 | 减慢 | Bean(1974) |
| Still´ s 病* | 加快 | De Nicola(1974) |
| 急性关节风湿病 | 加快 | De Nicola(1974) |
| 慢性肾衰竭 | 减慢 | Daniel(1975) |
| 皮肤粘膜类脂沉积症 | 生长不良 | Fitzpatrick(1979) |
| 吸收不良 | 生长异常 | Braverman(1981) |

注：Still's 病——斯蒂尔病。各种类型的儿童多慢性关节炎，特征为淋巴结肿大，尤其脾肿大以及不规则热，亦称青少年类风湿性关节炎。

0.13、0.13、0.14、0.14、0.14、0.15 和 0.16mm/d，平均值为 0.134mm/d。对个别病人所作的观察表明，肉样瘤病患者（7 岁男孩）的指甲生长属正常范围，而伴有睾丸炎的流行性腮腺炎患者（26 岁，男性）和患葡萄球菌败血症的早产儿，则有指甲停止生长及生长速度减慢的现象（图 6–6 和图 6–7）。2 例慢性肾病患者都有指甲生长速度极度减慢，其中 1 例患者有一个月内都以 0.011mm/d 的速度生长，此速度仅为正常平均值的十分之一；另 1 例患者在观察的前 14 天内也以相同的速度（0.011mm/d）生长，但在此后突然恢复到正常速度。这两例病人在整个观察期都有水肿，并同时接受肾上腺类固醇治疗，但效果甚差。

**表 6–9　麻疹期的指甲生长**

| 停止生长的天数 | 病例数 | 停止生长的天数 | 病例数 |
|---|---|---|---|
| 1 | 0 | 4 | 10 |
| 2 | 5 | 5 | 3 |
| 3 | 4 | 7 | 1 |

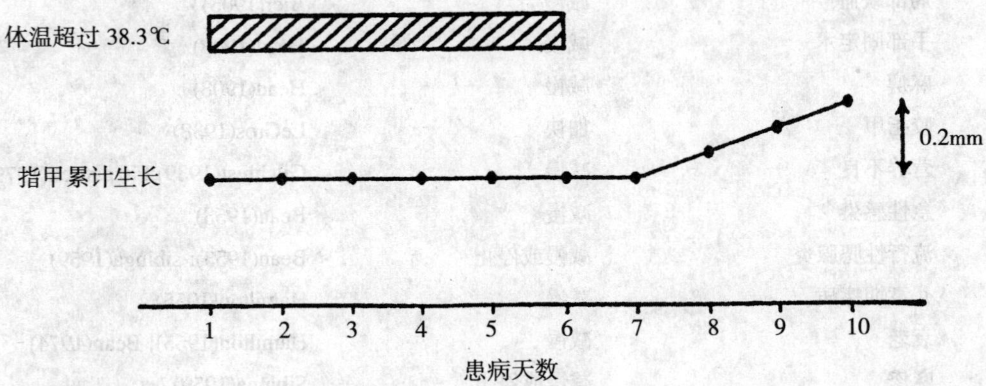


**图 6–6　流行性腮腺炎患者的指甲生长变化**

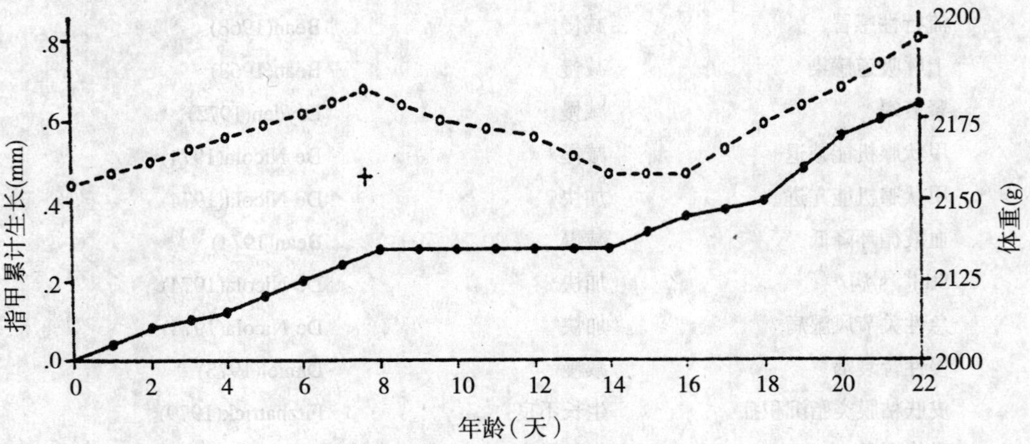


**图 6–7　葡萄球菌败血症患者的指甲生长**

**+血液培养阳性　–○–体重　–●–指甲生长**

# 第五节　衰老对指甲生长的影响

为评估衰老对指甲生长的影响，必须知道指甲生长速度在整个生命期不同年龄段的斜率变化。理想的办法是将横截面研究与纵向研究所得两类数据加以综合考虑。

## 一、人指甲研究

Orentreich（1979）的研究发现，从 25 岁到 100 岁，人指甲的生长速度平均以 0.5%的速度降慢，而且可用一个 6 级多项式对数据进行最佳拟合（见图 6-3），在整个生命期，指甲生长速度降低 50%左右。

Bean（1974）对 36 年纵向研究数据所作分析表明，指甲的生长存在一个多年度的生物学节律，其规律为：在经过 7 年（近似值）缓慢下降的周期变化后，接下来是生长速度下降更快的时期，两者交替进行。这一规律与 Orentreich 的横截面数据相符，也与其他生理功能数据和储备力（reserve Capacities）数据一致（Shock，1960）。

## 二、狗爪研究

对生活在相同条件下的 27 条小猎犬 117 狗年（dog years）所作的纵向和横截面研究也表明，在整个生命期，狗爪的生长速度也下降了 50%左右（图 6-8）。狗的生命期（15 年）大约是人的生命期（75 年）的 20%，狗爪的生长速度的降低也比人指甲生长速度降低快 5 倍(Orentreich，1979)。

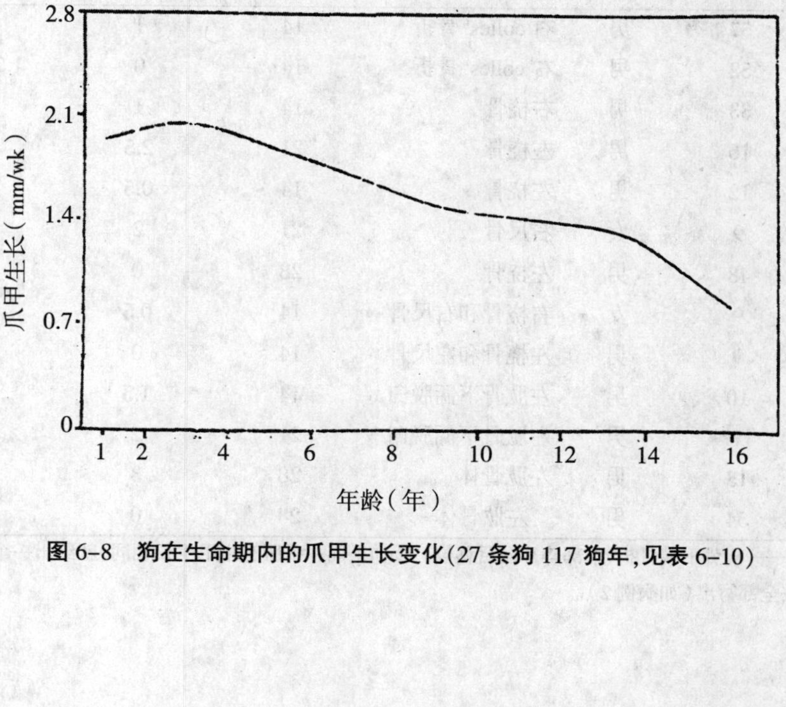


图 6-8　狗在生命期内的爪甲生长变化(27 条狗 117 狗年,见表 6-10)

表 6-10　用于狗爪生长速度研究的狗年数

| 年龄(年) | 狗　数 | 年龄(年) | 狗　数 |
|---|---|---|---|
| 1 | 5 | 9 | 8 |
| 2 | 10 | 10 | 8 |
| 3 | 12 | 11 | 8 |
| 4 | 12 | 12 | 7 |
| 5 | 9 | 13 | 8 |
| 6 | 10 | 14 | 3 |
| 7 | 7 | 15 | 2 |
| 8 | 8 | | |

注:27 条狗 117 狗年。

# 第六节　骨折对指甲生长的影响

骨折对指甲生长的影响是一组极端复杂条件的综合结果。首先，手部骨折后手臂必须夹上夹板，手部肌肉会产生麻痹，日常活动会受到抑制；其次，发生切断一条或几条动脉时，手部（包括甲床区）的血流供应就会减少；第三，为纠正某些不良影响，必须对受损的手进行按摩或摩擦，这些都会对指甲生长产生明显的后果。

## 一、固　定　术

研究表明，因各种原因骨折后，受损的手用夹板固定 2 周或 4 周后，指甲生长明显减慢，几乎只有正常手的三分之一（表 6-11）。

表 6-11　手部固定术对指甲生长的影响

| 病　例 | 年龄(岁) | 性　别 | 骨折部位 | 上夹板天数 | 指甲生长(mm) | |
|---|---|---|---|---|---|---|
| | | | | | 受伤手 | 正常手 |
| 1 | 57 | 男 | 右 colles' 骨折 | 14 | 1 | 3 |
| 2 | 52 | 男 | 右 colles' 骨折 | 14 | 0 | 1.5,1.0,0.5,0.5,0.5 |
| 3 | 33 | 男 | 右桡骨 | 14 | 1 | 2 |
| 4 | 16 | 男 | 左桡骨 | 21 | 2.5 | 3.5 |
| 5 | 12 | 男 | 左桡骨 | 14 | 0.5 | 2 |
| 6 | 9 | 女 | 右尺骨 | 21 | 2 | 3.5 |
| 7 | 48 | 男 | 左桡骨 | 28 | 0 | 2.5 |
| 8 | 9 | 女 | 右桡骨和右尺骨 | 14 | 0.5 | 1.5 |
| 9 | 9 | 男 | 左桡骨和左尺骨 | 14 | 0 | 1.5 |
| 10 | 10 | 男 | 左肱骨下骺脱臼 | 14 | 1.5 | 2.5 |
| 11 | 7 | 男 | 左肱骨下骺脱臼 | 21 | 2 | 3 |
| 12 | 13 | 男 | 左肱骨体 | 28 | 3 | 4 |
| 13 | 54 | 男 | 左肱骨体 | 28 | 0 | 3 |

注:①colle's 骨折——桡骨下端骨折,下部碎片向后移位。②如果同一手所有指甲生长相同,就给出一个数;如果生长速度不同,就从拇指开头全部写出(如病例 2)。

## 二、麻　痹

单纯的肌肉麻痹会使指甲生长速度大大降低。Head（1908）记述了1名4岁儿童于1902年7月突然生病，4天后发现右手和右臂无法活动，1903年2月由脊髓前角灰质炎而并发麻痹症的全部症状，右臂肌肉松弛，肩部肌肉除斜方肌上部外都不起作用，中指和环指能稍微伸展，但手、前臂和臂不能做其他活动。在夏季，手不发青也不冷，但整个冬季，受累的手摸上去比正常手更冷。从1903年2月11日到5月13日的91天时间里，健康的手指指甲生长速度几乎是麻痹手的2倍，而在从11月4日到次年1月20日的77天时间里，指甲的生长速度几乎保持与前次测量相同的比例（表6–12）。这表明，指甲生长缺陷不是由手的寒冷造成的。

## 三、按　　摩

对于健康人而言，按摩对指甲生长不会产生影响。1名无职业的健康女子，在不按摩的46天内，两手指甲生长速度几乎相同。当其左手按摩而右手不按摩时，42天后两手指甲生长也未显示可觉察出的差异（表6–13）。

然而，对于手部受伤而手臂穿上吊带的人而言，如果手部保持暖和而且反复摩擦的话，指甲可能会过度生长，表6–11中例13即是典型例子。该男子左肱骨骨折，在用夹板固定的28天内，左手指甲没有可感知的生长。但在其后的14天内，受累的手和臂部每两天按摩1次，14天后指甲有了明显的增长（表6–13a）。再后两周，不穿吊带，手部按摩5次，指甲的

**表6–12　麻痹对指甲生长的影响**

| 指甲部位 | 2月–5月(91天) | | 11月–1月(77天) | |
|---|---|---|---|---|
| | 右手(受累) | 左手(健康) | 右手(受累) | 左手(健康) |
| 拇指 | 5mm | 8mm | 5mm | 7mm |
| 食指 | 5 | 8 | 4 | 7 |
| 中指 | 5 | 9 | 4.5 | 7 |
| 环指 | 5 | 9 | 4.5 | 7 |
| 小指 | 4 | 7 | 4 | 5.5 |

**表6–13　按摩对健康人指甲生长的影响**

| 指甲部位 | 不按摩(46天) | | 左手按摩(42天) | |
|---|---|---|---|---|
| | 左手 | 右手 | 左手 | 右手 |
| 拇指 | 5mm | 5 | 6mm | 7mm |
| 食指 | 5 | 5 | 6 | 6 |
| 中指 | 5 | 6 | 6 | 6 |
| 环指 | 5.5 | 6 | 6 | 6 |
| 小指 | 5 | 5 | 5 | 6 |

注：按摩——每周3次，每次20分钟。

生长又回到了接近正常生长的数值（表6–13b）。更普通的是，如果受累的手保持吊带，并每两天做一次按摩的话，两手的指甲生长会比较接近。

**表6–13a　骨折后穿吊带、每两天按摩1次时的指甲生长(14天)**

| 指甲部位 | 左手(受累) | 右手(健康) |
|---|---|---|
| 拇指 | 2mm | 1mm |
| 食指 | 4 | 0.5 |
| 中指 | 4 | 0.5 |
| 环指 | 4 | 1 |
| 小指 | 5 | 0.5 |

**表6–13b　骨折后不穿吊带、两周按摩5次时的指甲生长(14天)**

| 指甲部位 | 左手(受累) | 右手(健康) |
|---|---|---|
| 拇指 | 2mm | 1.5 |
| 食指 | 1 | 2 |
| 中指 | 1 | 2 |
| 环指 | 1 | 1.5 |
| 小指 | 1.5 | 2 |

# 第七节　神经损伤对指甲生长的影响

手部功能受正中神经、尺神经和桡神经支配。这些神经受损或切断后会影响血管的舒缩及感觉功能，从而可能对指甲生长产生一定的影响。

## 一、正中神经

### （一）肌腱未受破坏时

正中神经受损但肌腱未受破坏时，不会影响指甲生长。

Head（1908）指出，1例被切断的正中神经手术缝合后，在夹上夹板的35天内，两手指甲生长有着明显的差异（表6–14），受累手显著慢于健康手。但在其后的39天内，尽管食指和中指皮肤完全丧失了感觉，受累手和健康手的指甲生长却几乎相同。

**表6–14　正中神经切断后的指甲生长(夹板期35天)**

| 指甲部位 | 左手(受累) | 右手(健康) |
|---|---|---|
| 拇指 | 1mm | 5.5mm |
| 食指 | 1.5 | 5.5 |
| 中指 | 1 | 5 |
| 环指 | 2.5 | 5 |
| 小指 | 3 | 5.5 |

另 1 例肌腱也未受损的正中神经闭合性损伤患者，最初观察到两手指甲的生长速度几乎相同，重新检查发现，神经两端是完全分开的。手术再缝合后夹上夹板的最初 16 天内，受累手的指甲生长也明显慢于健康手（表 6–15），但只要该手保持自由状态，即使食指和中指皮肤存在感觉障碍，两手的指甲生长速度又恢复相同。

**表 6–15 正中神经切断后的指甲生长(夹板期 16 天)**

| 指甲部位 | 左手(受累) | 右手(健康) |
|---|---|---|
| 拇指 | 1mm | 3mm |
| 食指 | 3.5 | 3 |
| 中指 | 1.5 | 3.5 |
| 环指 | 2.5 | 5 |
| 小指 | 2 | 3.5 |

### （二）单纯感觉障碍时

单纯的感觉障碍，不论是完全丧失或部分丧失，似乎不会造成指甲生长障碍。

1 例正中神经受损患者的整个影响区内均无轻触知觉，但在 63 天内，受累手和健康手的指甲生长速度相同。检查发现，在此期间除拇指外展肌和对向肌外，手部运动均属正常。

另 1 例年轻患者正中神经未被完全切断，但出现了神经完全切断时的感觉障碍，亦即丧失了所有知觉。在 32 天固定术期间，受累指甲生长极慢（表 6–16）。但在其后的 35 天，尽管仍无感觉功能，两手的指甲生长情况相同。

**表 6–16 正中神经未被完全切断时的指甲生长(夹板期 32 天)**

| 指甲部位 | 左手(受累) | 右手(健康) |
|---|---|---|
| 拇指 | 1.5mm | 4mm |
| 食指 | 0 | 2 |
| 中指 | 0 | 2.5 |
| 环指 | 1.5 | 3.5 |
| 小指 | 2 | 3 |

## 二、尺 神 经

尺神经切断造成指甲生长障碍的典型例子如表 6–17 所示。该患者肌腱虽未受损，但尺侧区感觉功能缺失，在 130 天内未能复原。另 1 例子里 1 名 36 岁妇女，她被割断的尺神经已经缝合，所有感觉功能已全部恢复，但肌肉不是随意肌，指甲生长障碍仍然存在（表 6–18）。

**表 6–17 尺神经切断后的指甲生长**

| 指甲部位 | 右手(受累) | 左手(健康) |
|---|---|---|
| 食指 | 16mm | 16mm |
| 中指 | 15 | 17 |
| 环指 | 11.5 | 14.5 |
| 小指 | 10 | 14 |

注:①130 天内的观察结果;②感觉功能缺失。

表 6-18　尺神经切断后的指甲生长

| 指甲部位 | 右手(受累) | 左手(健康) |
|---|---|---|
| 食指 | 7mm | 8mm |
| 中指 | 6 | 8 |
| 环指 | 5 | 9 |
| 小指 | 4 | 7 |

注:感觉功能已经恢复,但该神经支配的肌肉还不是随意肌。

## 三、桡　神　经

Head（1908）引证了 1 例肘部桡神经和外侧皮神经被切断的例子，虽然该患者受累拇指的甲床和侧背部对所有皮肤刺激都不敏感，但受累手和健康手拇指指甲的生长几乎一样。

## 四、手部活动

上述研究结果表明，不管感觉功能是否缺失，只要肌腱没有切断以及肌肉不处于麻痹状态，指甲生长不会产生明显缺陷。以尺神经损伤为例，指甲生长的显著减慢是由手的内附肌麻痹产生的。为减轻周围神经切断后对指甲生长造成的障碍，最重要的因素是需要加强手部活动。请看下例：

一例尺神经切断患者，在用夹板制动的 34 天内，受累手指指甲生长明显减慢；其后 49 天，尺侧区感觉缺失，但每周有规律的按摩 3 次，两手指甲的生长速度相近；后来按摩中断，又恢复了尺神经切断后指甲生长缓慢的特征（表 6-19）。从尺神经的敏感分支——中指、环指和小指指甲生长受其影响这一事实可以看出，尺神经切断引起的感觉障碍不是指甲生长缓慢的唯一原因。

表 6-19　尺神经切断后手部活动对指甲生长的影响

| 指甲部位 | A夹板期(34 天) | | B按摩期(49 天) | | C停摩期(49 天) | |
|---|---|---|---|---|---|---|
| | 左手受累(mm) | 右手健康(mm) | 左手受累(mm) | 右手健康(mm) | 左手受累(mm) | 右手健康(mm) |
| 拇指 | 1.5 | 4 | 6 | 7 | 6 | 5 |
| 食指 | 1 | — | 6.5 | 7 | 4 | 5 |
| 中指 | 2.5 | 4 | 6.5 | 6.5 | 4 | 6 |
| 环指 | 2.5 | 4 | 6.5 | 6 | 3 | 6 |
| 小指 | 2 | 4 | 5 | 6 | 1.5 | 4.5 |

## 参考文献

[1] Bean WB. Nail growth: 30 years of observation. Arch Intern Med, 1974, 134: 497–502.

[2] Bean WB. A note on fingernail growth. J Invest Dermatol. 1953, 20:27–31.

[3] Hamilton JB, Terada H, Mestler GE. Studies of growth throughout the lifespan in Japanese: growth and size of nails and their relationstip to age, sex, heredity, and other factors. J Gerontol, 1955, 10: 400–415.

[4] Head H, Sherren J. Injury to the peripheral nerves in man: Changes in the nails associated with nerve injuries. Brain, 1908, 28:263–275.

[5] Geoghegan B, Roberts DF, Sanford MR. A Possible climatic effect on nail growth. J Appl Physiol, 1958, 13: 135–137.

[6] Sibinga MS. Observations on growth of fingernails in health and disease. Pediatrics, 1959, 24: 225–233.

[7] Orentreich N, Markofsky J, Vogelman JH, The effect of aging on the rate of linear nail growth. J Invest Dermatol, 1979, 73: 126–130.

[8] Godwin KO. Experimental study of nail growth. J Natr, 1959, 69:121–127.

[9] Hewitt D, Hillman RW. Relation between rate of nail growth in Pregnant Women and estimated previons general growth rate. Am J Clin Nutr, 1966,19:436–439.

[10] Flackman P. Anatomy and Physiology of the nail. Dermatologic Clinics, 1985. 3(3):373–381.

第七章

# 全身性疾病与指甲异常

## 第一节 皮肤病

皮肤病引起的指甲异常是非特异性的。大疱性类天疱疮可出现指甲营养不良，包括横嵴、出血、角化过度症和甲脱落。Steven-Johnson 综合征可出现甲沟炎、暂时性和永久性甲脱落以及其他改变。淀粉样变性可表现为甲下血肿（大疱性淀粉样蛋白）、匙状甲和纵向黑色素带（原发性淀粉样蛋白）、甲下乳头状瘤病、纹条、游离缘易碎、点状凹陷、脆甲和无甲等症。寻常天疱疮也有与其他大疱病相类似的许多指甲改变，大部分是通过接触引起的，已发现的指甲异常有：甲缺失、色褪变、凹陷、横线、甲沟炎，还可见到 Beau's 线、甲胬肉、甲松离、甲下出血、甲下角化过度和真菌感染。银屑病可引起指甲形态和色泽异常，张迎（1999）检查了 25 例寻常型和关节炎型银屑病患者，发现指甲改变类型有：点状凹陷、横沟、纵嵴、甲下出血、甲下角化等；甲板颜色可发白或发黄，有些为全甲受累，有些仅甲板近端或远端改变。25 例银屑病患者中，点状凹陷有 9 例，甲下角化 9 例，横沟 2 例，甲下角化合并凹陷、横沟或纵嵴者 8 例，点状凹陷合并甲下出血 2 例。

表 7-1　皮肤病引起的指甲改变

| 疾　病 | 指甲改变 | 报道者(年) |
|---|---|---|
| Stevens-Johnson 综合征* | 甲沟炎 | Chanda(1978) |
| | 暂时性指甲脱落 | Chanda(1978) |
| | 永久性指甲脱落 | Wanscher(1977) |
| 巴西天疱疮 | 管状甲 | Zaias(1974) |
| | 黄甲 | |
| 寻常天疱疮 | 甲缺失 | Parameswara(1981) |
| | 褪色 | |
| | 凹陷 | |
| | 横线 | |
| | 甲沟炎 | |
| | 营养不良 | Baumal(1973) |
| | Beau's 线 | |
| | 甲胬肉 | |
| | 色素沉着 | |
| | 甲松离 | |
| | 甲下出血 | |
| | 甲下角化过度 | |

续表

| 疾　病 | 指甲改变 | 报道者(年) |
|---|---|---|
| | 真菌感染 | |
| 大疱样类天疱疮 | 横嵴 | Daniel(1985) |
| | 出血 | |
| | 角化过度 | |
| | 甲脱落 | |
| 大疱性淀粉样蛋白 | 甲下出血 | Bluhm(1980) |
| 单纯性大疱性表皮松解症 | 甲营养不良 | Niemi(1983) |
| 表皮松解大疱症 | 周期性甲脱落 | Main(1973) |
| 带状疱疮 | 白甲症 | Baran(1984) |
| 皮肤粘膜类脂沉积症 | 甲生长不良 | Fitzpatrick(1979) |
| 毒素休克综合征 | 甲脱落 | Chesney(1981) |
| 毒性上皮坏死溶解 | 甲脱落 | Zaias(1980) |
| 表皮脱落性皮炎 | 白甲症 | |
| Letterer-siwe 病* | 甲下紫癜 | Harper(1983) |
| 组织细胞增多病 X* | 裂片形出血 | Timpatanapong(1984) |
| | 甲沟炎 | |
| | 甲松离 | |
| | 紫癜 | |
| | 甲下角化过度 | |
| | 甲沟炎红斑 | Holzberg(1985) |
| | 甲下脓疱 | |
| | 纵沟 | |
| | 甲板增厚 | |
| 淀粉样变性 | 甲下血肿(大疱性) | Bluhm(1980) |
| | 匙状甲 | |
| | 纵向黑色素沉着带(原发性) | |
| | 甲下乳头状瘤 | |
| | 条纹 | |
| | 游离缘易碎 | |
| | 点状凹陷 | |
| | 脆甲 | |
| | 无甲 | |
| 银屑病 | 点状凹陷 | 张迎(1999) |
| | 横沟 | |
| | 甲下角化 | |
| | 甲下出血 | |
| | 纵嵴 | |
| | 甲松离 | Pajarre(1977) |
| | 裂片性出血 | Saunders(1976) |

注:①Stevens-Johnson 综合征——史蒂文斯-约翰逊综合征。一种严重型多形性红斑,其损害可能累及口和肛门生殖器粘膜,并伴有全身症状,其中包括不适、衰竭、头痛、发热、关节痛和结膜炎,亦称多形糜烂性红斑、多形性渗血性红斑。②Letterer-siwe病——莱特雷尔-西韦病。婴儿非类脂网状内皮组织增殖,很可能是一种常染色体隐性遗传特性,其特征为出血性倾向,湿疹样皮疹、肝脾肿大和淋巴结肿大、进行性贫血。③组织细胞增多病 X——一种统称,包含嗜曙红细胞肉芽肿、非类脂组织细胞增多病、慢性特发性黄瘤病,并表示三者具有共同的起因。

其余皮肤病引起的指甲改变见表 7–1 及其他章节。

# 第二节　感染性疾病

大多数感染性疾病引起的指甲改变也是非特异性的（Dariel,1985）。梅毒与许多指甲异常有关，其中包括“溃疡性穿刺”（仅在弧影区出现甲板物质丢失）、甲沟炎（有时是溃疡性的）、薄甲、缺甲、游离缘分裂状脆甲、球拍状甲和深紫色弓形甲，甲沟炎过去曾被认为是先天性梅毒的典型症状。麻风病可引起白甲症、痛性甲下脓肿、弧影消失、甲沟炎和深紫色线条。土拉菌病可引起甲沟炎，Tob’s 综合征可见萎缩样甲改变，黑热病则呈灰色样褪变（表 7–2）。

**表 7–2　感染性疾病引起的指甲改变**

| 疾　病 | 指甲改变 | 报道者(年) |
|---|---|---|
| 梅毒 | 甲沟炎 | Bondy(1969) |
| | 软薄甲 | |
| | 缺甲 | |
| | 游离缘分裂状脆甲 | |
| | 球拍状甲 | |
| | 深紫色弓形甲 | |
| | 溃疡性穿刺 | |
| 麻风病 | 白甲症 | De Nicula(1974) |
| | 痛性甲床脓肿 | |
| | 弧影消失 | |
| | 甲沟炎 | |
| | 紫色条纹 | |
| Job's 综合征* | 甲萎缩 | Baran(1984) |
| 疟疾 | 深灰变(发高烧时) | Hudson(1976) |
| | Mees' 线 | |
| 弓形体病 | 指甲营养不良 | Menter(1976) |
| | Kaposi网状疣病样苔藓 | |
| B型肝炎(乙型肝炎) | 甲下隐血 | Allen(1982) |
| 黑热病(内脏利什曼病) | 灰色变 | Moschella(1975) |
| 性病性淋巴样肉芽肿 | 弧影红变 | |

注:Job's 综合体——乔布(约伯)综合征。一种肉芽肿性疾病,患者反复感染“冷”葡萄球菌性脓肿,皮肤白皙、发红和湿疹。只见于女孩,因此可能是常染色体隐性遗传。

## 第三节　循环系统疾病

虽然已注意到，有许多因素可引起弧影色素异常，但弧影呈淡红色变肯定与心力衰竭有关。雷诺现象和其他外围发展局部缺血可导致指甲营养不良，包括匙状甲。血管病、血液病和局部缺血性疾病引起的指甲改变见表 7-3。

表 7-3　循环系统疾病引起的指甲改变

| 疾　病 | 指甲改变 | 报道者(年) |
|---|---|---|
| 主动脉瓣闭锁不全 | Quincke's 脉搏(征)* | Daniel(1985) |
| Fabry's 病* | 龟背甲 | Moschella(1975) |
| 细菌性心内膜炎 | 裂片形出血 | Samman(1978) |
| | 杵状甲 | Wintrobe(1974) |
| 心力衰竭 | 弧影淡红变 | Terry(1954) |
| 高血压 | 裂片形出血 | Samman(1982) |
| 局部缺血 | 非特异性甲营养不良 | Edwards(1948) |
| | 甲翼状胬肉 | |
| | 甲板增厚 | |
| Marfan's 综合征* | 指甲狭长 | Degowin(1969) |
| 二尖瓣狭窄 | 裂片形出血 | Daniel(1980) |
| 心肌梗死 | Mees' 线 | |
| Osler-Weber-Rendu 病 | 甲下毛细管扩张 | Zaias(1973) |
| | 裂片形出血 | Zaias(1980) |
| 血栓形成 | 甲缺失 | Orake(1976) |
| 脉管炎 | 裂片形出血 | Daniel(1980) |
| 静脉曲张损伤 | 甲肥厚 | Baran(1981) |
| Wegener's 肉芽肿病* | 甲周梗死 | Spigel(1983) |
| Raynaud's 现象(雷诺现象) | 甲营养不良 | |
| 贫血 | 甲营养不良 | Fitzpatrick(1979) |
| 镰形细胞性贫血 | Mees' 线 | |
| 白血病 | 裂片形出血 | De Nicola(1974) |
| 坏血病 | 裂片形出血 | Daniel(1980) |
| 血小板减少症 | 裂片形出血 | De Nicola(1974) |
| 红细胞增多症 | 匙状甲 | De Nicola(1974) |
| | 淡红变 | |
| 红细胞生成卟啉症 | 甲松离 | Runne(1981) |
| | 裂片形出血 | Braverman(1981) |

注:①Quincke's 脉搏——昆克脉搏。按压指甲端时甲床或甲根出现的甲下皮肤颜色红白交替,由甲乳头层下动静脉丛的搏动所致,有时见于主动脉瓣闭锁不全和其他疾病,但在某种情况下也可能见于正常人。原来曾认为是由毛细血管搏动引起,故称为毛细血管搏动。②Fabry's 病——法布里病。弥漫性体血管角质瘤。一种罕见的家族性磷脂贮积病,影响身体许多系统,主要影响血管。③Marfan's 综合征——马方综合征。一种先天性结缔组织病,其特征为指、趾极为细长,两侧晶体状异位,心血管异常(一般为升主动脉扩张)以及其他身体缺陷,系常染色体显性遗传。④Wegener's 肉芽肿病——韦格内肉芽肿病,病因不明的一种罕见病。其特征为呼吸道内出现坏死性肉芽肿、坏死性脉管炎及肾小球炎。

# 第四节 消化系统疾病

消化系统疾病引起的指甲改变虽亦为非特异性改变，但有几类指甲病在过去一直被认为有相当的特异性。例如，肝豆状核变性（Wilson's 病）与蓝色弧影有关，而抗疟药和假单胞菌感染引起的银质沉着病则在甲床的其他部位出现青蓝色变化（Bearn,1958;Daniel,1980），一例服用轻泻剂（酚酞）的患者在指甲弧影区也出现相似的颜色，但这种变化在拇指上特别明显（Bearn,1958）。Terry 甲曾被看作是肝硬化的指示器，虽然后来发现，这一指甲病是一种反应模式，而不是能确定诊断的病征。

其他消化道病引起的指甲改变见表 7-4。

**表 7-4 消化系统疾病引起的指甲改变**

| 疾 病 | 指甲改变 | 报道者(年) |
|---|---|---|
| 肝硬化 | Terry甲 | Terry(1955) |
| | 扁平甲 | Kleeberg(1951) |
| 胆汁性肝硬化 | 杵状甲 | Fitzpatrick(1979) |
| 肝肱病 | 甲底红斑 | Fitzpatrick(1979) |
| | Muehrcke's 线 | Muehrcke(1956) |
| | Beau's 线 | |
| | 黑条纹 | De Nicola(1974) |
| 慢性活动性肝炎 | 杵状甲 | Fitzpatrick(1979) |
| | 白甲 | |
| | 裂片形出血 | |
| 慢性阻塞性黄疸 | 杵状甲 | Degowin(196) |
| 肝豆状核变性(wilson's 病) | 弧影青紫变 | |
| 胆石症 | 遗传性白甲病 | Ingregno(1980) |
| Cronrhite-Canada 综合征 | 三角形侧腹甲 | |
| | 非特异性甲营养不良 | |
| | 甲淡黄变 | Runne(1981) |
| 肠源性肢皮炎 | 甲沟炎 | |
| 囊性纤维性变 | 甲周毛细血管扩张 | Zaias(1980) |
| 十二指肠溃疡 | 遗传性白甲病 | Ingenrgo(1982) |
| 血色素沉着症 | 匙状甲 | Chevrant-Bretom(1977) |
| | 白甲症 | |
| | 纵纹 | |
| | 脆甲症 | |
| 吸收不良 | 甲生长异常 | Braveman(1981) |
| 胰腺功能不良性糖尿病 | 甲沟炎 | |
| Plummer-Vinson 综合征 | 匙状甲 | |
| 迟发性皮肤卟啉症 | 甲松离 | Bunne(1981) |
| | 甲营养不良 | |
| | 杵状甲 | |

续表

| 疾　病 | 指甲改变 | 报道者(年) |
|---|---|---|
| | 弧影消失 | Baran(1981) |
| | 纵带 | Daniel(1980) |
| 节段性回肠炎(Crohn's 病) | 杵状甲 | Wintrobe(1974) |
| Peutz–Jeghers 综合征 | 棕褐色色素沉着 | Valaro(1965) |
| 进展性全身性硬皮病(胃肠道表现) | 甲周毛细血管扩张 | |
| | 甲缺血性改变 | |

## 第五节　呼吸系统疾病

呼吸系统疾病可引起以下几种指甲改变：①黄甲综合征。其指甲改变有六大特征，详见第五章第六节。②壳甲综合征。其特征为：甲板纵向过度弯曲、指甲营养不良、远端甲床萎缩和甲松离。③杵状甲。④甲松离。⑤甲银屑病样改变。

呼吸系统疾病引起的指甲变化如表 7–5 所示。

**表 7–5　呼吸系统疾病引起的指甲改变**

| 疾　病 | 指甲改变 | 报道者(年) |
|---|---|---|
| 结核病 | 黄甲综合征 | Marks(1970) |
| 气喘 | 黄甲综合征 | Marks(1970) |
| 渗出性胸膜炎 | 黄甲综合征 | Marks(1970) |
| 支气管扩张 | 黄甲综合征 | Kandil(1973) |
| 慢性窦炎 | 黄甲综合征 | Kandil(1973) |
| 慢性支气管炎 | 黄甲综合征 | Ayres(1973) |
| 慢性阻塞性肺病 | 黄甲综合征 | Guin(1979) |
| 慢性鼻梗阻 | 黄甲综合征 | Moran(1976) |
| 支气管扩张 | 壳甲综合征 | Cornelius(1967) |
| 肉样瘤病 | 痛性杵状甲 | West(1981) |
| | 甲营养不良 | Baran(1981) |
| | 甲板淡黄变 | |
| | 疼痛性甲沟炎 | |
| | 裂片形出血 | |
| 肺癌 | 甲松离 | Hickmanm(1977) |
| Bezex综合征* | 指甲银屑病样改变 | Bazex(1965)；Baran(1977)；Pecora(1983) |

注：Bezex 综合征——Bezex 综合征，又称 Bazex 类新生物肢端角化病，亦名毛囊性皮肤萎缩和基底细胞癌。它是上呼吸道和上肠胃道恶性肿瘤的预兆，临床表现为恶性肿瘤伴四肢红斑鳞屑性皮损，指甲改变包括甲营养不良伴甲下角化过度、指甲分离直至甲板完全毁损。

# 第六节　内分泌系统疾病

内分泌失调伴随着多种指甲改变。Bissell（1971）最早发现原发性肾上腺功能不足患者可出现指甲纵向色素沉着带。Daniel（1980）认为，色素沉着较轻的个体出现这些色素带时比色素沉着重的病人更有临床意义。Denicola（1974）提出，用放射学方法区分甲状腺病和其他疾病患者出现的甲松离。

内分泌系统疾病引起的指甲改变综合在表 7–6 中。

**表 7–6　内分泌疾病引起的指甲改变**

| 疾　病 | 指甲改变 | 报道者(年) |
|---|---|---|
| 甲状腺病 | | |
| 甲状腺机能减退 | 甲板较宽 | De Nicola(1974) |
| | 软薄甲 | |
| | 生长缓慢 | |
| | 纵沟 | |
| | 脆甲 | |
| | 甲松离 | |
| 甲状腺机能亢进 | 普卢默甲(游离缘呈波浪形向上弯曲) | Fitzpatrick(1979) |
| | 杵状甲 | Barrw(1967) |
| | 黄甲综合征 | Kandil(1973) |
| | 裂片形出血 | De Nicola(1974) |
| | 生长速度加快 | |
| | 甲钙增加 | Cheah(1982) |
| 甲状旁腺病 | | |
| 甲状旁腺机能减退 | Beau's 线 | Colver(1984) |
| | 指甲结构改变 | Fitzpatrick(1979) |
| | 念珠菌甲沟炎 | |
| | 纵纹 | |
| | 不透明 | |
| 甲状旁腺机能亢进(囊性纤维骨炎) | 慢性甲沟炎 | Baran(1981) |
| | 假性杵状甲 | |
| | 指尖进展性缩短 | Grand(1981) |
| 垂体病(垂体机能低下) | 弧影消失 | De Nicola(1974) |
| | 褐斑变 | |
| | 指甲薄长 | Degowin(1964) |
| Addison's 病 | 纵向色素沉着带 | Bissell(1971) |
| | 深黄变 | De Nicola(1974) |
| | 甲床棕褐色 | |
| Frohlich's 病* | 弧影缺失 | De Nicola(1974) |
| | 指甲肥厚 | |
| | 纵纹 | |

续表

| 疾 病 | 指甲改变 | 报道者(年) |
|---|---|---|
| 糖尿病 | 趾甲发黄 | Huntley(1982) |
| | 近端甲床毛细血管扩张 | |
| 痛经 | 纹条状白甲症 | Baran(1981) |
| | Beau's 线 | Colver(1984) |
| 妊娠 | 凹沟 | Wong(1984) |
| | 脆甲 | |
| | 软甲 | |
| | 远端甲松离 | |
| | 甲下角化症 | |
| 肢端肥大症 | 厚甲 | Fitzpatrick(1979) |
| | 甲板短宽扁平 | Hudson(1976) |
| | 甲松离 | |
| | 弧影缺失 | |

注:Frohlich's 病——弗勒科希病,又称肥胖性生殖器退化综合征,脑性肥胖症。其特征为肥胖、性腺发育停滞和第二性征改变三者并存,由垂体和下丘脑功能损害或疾病引起。

# 第七节 神经系统疾病

中枢和周围神经系统疾病引起的指甲改变可能也是非特异性的，但它特别重要。40 年前，Maricq（1963）注意到，精神分裂症家族史与中襞毛细血管丛的可见度密切相关。几年后，她又发现，家族性精神分裂症的病程与甲襞毛细血管形态有关（Maricq,1966）。在其后的研究中，她又观察到，当这些病人甲下出现较清晰可见的毛细血管丛时，他们的皮肤往往平滑而有光泽，甲襞区有较多的毛细血管出血，并倾向于有长而直的汗管（Maricq，1969）。

现已发现，许多神经系统疾病可引起指甲改变（表 7–7）。

**表 7–7 神经系统疾病引起的指甲改变**

| 疾 病 | 指甲改变 | 报道者(年) |
|---|---|---|
| 精神分裂症 | 甲襞毛细血管丛 | MaricQ(1963) |
| | 甲襞区毛细血管出血 | |
| 精神病 | 双缘甲 | De Nicola(1974) |
| 癫病 | Beau's 线 | De Nicola(1974) |
| 躁狂—抑郁症 | 纵条白变 | De Nicola(1974) |
| 周围神经炎 | 甲缺失 | De Nicola(1974) |
| 偏瘫 | 甲缺失 | De Nicola(1974) |
| 中枢神经系统疾病 | 裂片形出血 | De Nicola(1974) |
| 中枢和周围神经系统障碍 | 甲松离 | De Nicola(1974) |
| 多发性硬皮病 | 纵纹 | De Nicola(1974) |
| 脊髓空洞症 | 纵纹 | De Nicola(1974) |
| Lesch–Nyhan 综合征* | 指尖破损 | De Nicola(1974) |

续表

| 疾　病 | 指甲改变 | 报道者(年) |
|---|---|---|
| 多发性神经纤维瘤 | 内翻性甲翼状胬肉 | Patterson(1977) |
| 灼痛综合征 | 纵嵴 | Fittpatrick(1979) |
| Mergani-stewart-Morel 综合征 | 硬厚甲 | Baran(1981) |

注：Lesch-Nyhan 综合征——莱希 - 尼亨综合征。男孩的遗传性疾病，为一种与 X 染色体有关联的隐性遗传，其特征为高尿酸血、缺乏次黄嘌呤—鸟嘌呤转磷酸核糖基酶、智力低下、痉挛性大脑麻痹、舞蹈指痉症以及自我残性啃咬。

# 第八节　结缔组织疾病

许多风湿病能直接或间接地影响指甲单元（表 7-8）。但这些指甲病中绝大多数属于非特异性反应模式，仅有少数具有较好的特异性。

类风湿性关节炎患者指甲有明显的纵嵴和甲下红斑（Hamilton,1960;Denicola，1974）。全身性红斑狼疮患者指甲近端甲襞存在红斑和毛细血管膨胀（Fitzpatrick，1979）。甲板红蓝变及出现纵纹应怀疑为盘状红斑狼疮（Kint，1976）。皮肤肌炎患者有与全身性红斑狼疮类似的指甲改变，但甲底有红蓝色斑块和甲护皮角化过度（Rook，1979；Thiers，1980）。脂质性皮肤病性关节炎则与指甲萎缩、纵嵴、脆甲和色素沉着过度相联系（Barrow，1967）。

结缔组织血管病的一个重要特征是甲周毛细血管扩张，在显微镜下可见到毛细血管襻扩张和变形。Maricq (1976) 发现，甲周毛细血管扩张可以作为硬皮病、雷诺综合征和皮肤肌炎的指示器，而全身性红斑狼疮或类风湿性关节炎患者中没有见到这种变化。有人认为，Maricq 所用的观察方法可能不适用于黑人。Minkin（1982）采用眼底镜检查了 130 例各类结缔组织病患者，他们滴一滴矿物油于每个所要检验的指甲上，在放大 10 倍的情况下可在环指甲襞中最清楚地见到毛细血管。结果发现，74%的全身性硬皮病患者毛细血管襻两缘膨胀和形变，襻排列错乱，并有许多无血管区；53%的全身性红斑狼疮患者毛细血管襻变宽、扭折和弯曲，有时类似于一个肾小球，但很少见到无血管区；82%的皮肤肌炎患者的甲周毛细血管具有全身性硬皮病的模式。但脉管炎、雷诺病、硬斑病或混合结缔组织病没有特异的毛细血管模式。

**表 7-8　结缔组织疾病引起的指甲改变**

| 疾　病 | 指甲改变 | 报道者(年) |
|---|---|---|
| 类风湿性关节炎 | 串珠形纵嵴 | Hamillon(1960) |
| | 甲板增厚 | |
| | 褪色变 | |
| | 裂片形出血 | |
| | 甲下红斑 | De Nicola(1974) |
| | 甲周血管损伤 | |
| | 半月状紫褐色弓 | |
| | 弧影粉红变 | Jorizzo(1983) |
| 全身性红斑狼疮 | 近端甲襞红斑和开裂 | Fitzpatrick(1979) |
| | 近端甲襞毛细血管扩张 | |
| | 弧影红变 | Jorizzo(1983) |

续表

| 疾　病 | 指甲改变 | 报道者(年) |
|---|---|---|
| | 杵状甲 | Kilpatrick(1965) |
| | 甲沟炎 | Mackie(1973) |
| | 点状凹陷 | Daniel(1980) |
| | 白甲 | |
| | 白条纹变 | |
| | 甲松离 | De Nicola(1974) |
| | 棺材盖样甲 | |
| | 近端甲襞角化过度 | |
| 盘状红斑狼疮 | 纵向条纹 | Kint(1976) |
| | 红蓝变 | |
| | 甲板易碎 | |
| | 甲营养不良 | Rook(1979) |
| | 萎缩性梭形甲 | |
| 皮肤肌炎 | 近端甲襞红斑 | Dupre(1981) |
| | 近端甲襞毛细血管襻膨胀 | Fitzpatrick(1979) |
| | 甲底红蓝色斑 | Rook(1979) |
| | 甲护皮角化过度 | Thiers(1980) |
| | 甲板凹陷 | |
| | 弧影红变 | Jorizzo(1983) |
| 全身性硬皮病 | 近端甲襞毛细血管扩张 | Minkin(1982) |
| | 近端甲襞红斑 | |
| | 内翻性甲翼状胬肉样红变 | |
| | 甲护皮呈锯齿形 | Rook(1979) |
| | 甲护皮变宽，近端甲襞变薄 | Fitzpatrick(1979) |
| | 杵状甲 | Fleischmajer(1980) |
| | 脆甲 | De Nicola(1974) |
| | 甲周起疱 | Patterson(1977) |
| | 弧影缺失 | |
| | 纵向深沟 | |
| | 甲软化 | |
| | 甲松离 | |
| | 甲弯曲 | |
| 脂质性皮肤病性关节炎* | 纵嵴 | Barrow(1967) |
| | 甲萎缩 | |
| | 脆甲病 | |
| | 甲板色素沉着过度 | |
| | 甲周丘疹 | Tani(1981) |
| | 甲松离 | |
| | 网球拍样甲 | Barrow(1967) |
| Still's 病 | 指甲生长加快 | De Nicola(1974) |

续表

| 疾　病 | 指甲改变 | 报道者(年) |
| --- | --- | --- |
| 急性风湿关节炎 | 指甲生长加快 | De Nicola(1974) |
| 银屑性关节炎 | 甲板凹陷 | De Nicola(1974) |
| 慢性多关节炎 | 指甲生长减慢 | De Nicola(1974) |
| | 弧影缺失 | |
| | 指甲胱氨酸含量降低 | |
| 痛风病 | 白甲症 | Baran(1984) |
| | 纵向条纹 | Rook(1979) |
| | 脆甲症 | |
| | 甲板易碎 | |

注：脂质性皮肤病性关节炎——又称多中心性网状（内皮系统）组织细胞瘤病。

# 第九节　泌尿系统疾病

对半甲可能是慢性肾衰竭最有用的指甲病理学指示器（见第五章第十三节），甲髌综合征则是与肾衰竭有关的另一个具相对特异性的指甲改变，其表现为：弧影呈三角形、尺侧营养不良、甲板褪色、纵嵴、匙状甲、缺甲，当单独出现三角形弧影，或与尺侧营养不良同时出现时，就可确定为甲髌综合征，此时应亦可看到其他相关指甲异常（Runne，1981）。

在其他肾病中，产生红细胞生成素的肾系腺癌患者可出现甲床粉红色变，继发肾病的风湿病可出现许多指甲异常（见前节），而可能与肾功能障碍有关的弥漫性体血管角质瘤病（Fabry's 病）患者的指甲则呈龟背状（表 7–9）。

Levett（1966）分析了慢性肾衰竭期间指甲屑和趾甲屑中的肌酸酐浓度，发现慢性肾衰竭病人指甲肌酸酐浓度升高，而急性患者浓度正常。

**表 7–9　泌尿系统疾病引起的指甲改变**

| 疾　病 | 指甲改变 | 报道者(年) |
| --- | --- | --- |
| 慢性肾衰竭 | 对半甲 | Daniel(1975) |
| | 甲下红斑 | Lubach(1982) |
| | 甲髌综合征* | Rwnne(1981) |
| | Mees' 线 | |
| | Muehrcke's 线 | |
| | 裂片形出血 | |
| | 指甲生长缓慢 | |
| 肾系腺癌 | 甲床粉红色变 | De Nicola(1974) |
| 风湿病(继发肾病) | (见表 7–8) | |
| Fabry's 病 | 龟背甲 | Wintrobe(1974) |

注：甲髌综合征——一种作为常染色体显性而遗传的遗传性疾病。它是 ABO 血型基因所属连锁群的一部分，其特征是指甲缺陷以及肘、其他骨骼、皮肤、眼睛和肾脏的畸形。

# 第十节　营养缺乏性疾病

营养不良可引起许多指甲改变（表 7-10），但这些异常似乎是非特异性的。维生素 A 缺乏症与蛋壳状甲相联系。低钙血症一般不是脆甲病的原因，但在严重营养不良障碍时见到的慢性严重低钙血症，则可能引起指甲异常。锌缺乏可造成甲板横白线或 Bean's 线。

表 7-10　营养缺乏引起的指甲改变

| 疾　病 | 指甲改变 | 报道者(年) |
| --- | --- | --- |
| 营养不良症 | 指甲生长减慢和开裂 | Fitzpatrick(1979) |
| | 匙状甲 | De Nicola(1974) |
| | 矛状甲 | Bisht(1962) |
| | 纵向色素沉着带 | |
| | 糙皮病 | De Nicola(1974) |
| | Muehrcke's 线 | Comn(1965) |
| | 软薄甲 | Fitzpatrick(1979) |
| 维生素 A 缺乏症 | 蛋壳状甲 | Degowin(1969) |
| | 脆甲 | De Nicola(1974) |
| 维生素 $B_{12}$ 缺乏症 | 纵向棕色色素沉着 | 朱文元(1997) |
| | 网状棕色色素沉着 | |
| 慢性严重低钙血症 | 指甲异常 | Danial(1985) |
| 锌缺乏症 | Beau's 线 | |
| | 横行线状白甲 | |

# 第十一节　免疫缺陷性疾病

许多人发现，各种类型的免疫缺陷患者出现黄甲综合征，例如，低γ球蛋白血症（Runyou, 1979）、IgA 缺乏症（Wells,1966）、IgM 水平降低（Lubach,1979）。Siegleman（1969）也报道过 1 例与免疫缺陷有关。其他人还发现，恶性肿瘤患者出现黄甲综合征（Emerson,1966; Siegelman,1969;Hiller,1972;Runyou,1979;Guin,1979）。

艾滋病（AIDS）是获得性免疫缺陷综合征，许多这类病人也患有恶性肿瘤——Kaposi's 肉瘤。1985 年，Chernosky 检查了 8 例艾滋病患者，发现其中 4 例（50%）甲板远端存在黄色褪变，而这 4 例黄甲综合征中有 2 例患有 Kaposi's 肉瘤。指甲黄变的程度有所不同，但都出现在甲板远端三分之一到二分之一的区域，趾甲中大拇趾的黄色褪变一般比其他趾甲更明显，而且颜色的变化是渐进的而不是突变的。

艾滋病人的指甲异常还表现在远端甲床可从粉红色变为紫红色，甲板有不同程度的横嵴或纵嵴，弧影变小或缺失，某些指甲不透明，伴有或不伴有甲松离，但也不具备黄色综合征的所有特征（表 7-11）。

发现艾滋病患者指甲黄变在临床上可能具有重要意义，因为在发病之初就会出现颜色变化。在 Chernosky（1985）检查发现的 4 例艾滋病黄甲病人中，有 3 例在临床检查前就已观察到自己指甲黄变的确切起始时间（表 7-12）。因此，指甲检查可为艾滋病诊断提供重要而有用的线索。

**表 7-11　黄甲综合征的指甲改变与艾滋病指甲黄变的比较**

| 黄甲综合征 | 艾滋病(4 例) |
|---|---|
| 全甲黄色褪色 | – |
| 远端黄色褪色 | +(4 例) |
| 横嵴 | +(2 例) |
| 纵嵴 | +(2 例) |
| 弧影变小或消失 | +(2 例) |
| 不透明(伴或不伴甲松离) | +(2 例) |
| 甲板增厚 | – |
| 甲板脱落 | – |
| 甲护皮损失 | – |
| 甲板生长减慢 | – |
| 甲板弯曲过度 | – |

注：指甲生长速度未测量，但未见缓慢生长史。

**表 7-12　4 例艾滋病人指甲黄变的发现历史**

| 病　例 | 年　龄 | AIDS确诊时间 | 呼吸道病确诊时间 | 指甲黄变起始时间 | 指甲变化检查时间 |
|---|---|---|---|---|---|
| 1 | 35 | 84/10 | PCP–84/10 | 84/12 | 85/1 |
| 2 | 34 | 84/12 | PCP–85/2 | 84/12 | 85/2 |
| 3 | 34 | 84/12 | PCP–85/1 | 不确定 | 85/2 |
| 4 | 36 | 84/4 | PCP–84/7 | 84/5 | 85/2 |

注：①AIDS——艾滋病；P CP——间质性浆细胞肺炎。②其他病例状况。病例 1：单纯性疱疹、肝炎、慢性窦炎；病例 2：Kaposi's 肉瘤、口腔念珠菌瘤、银屑病、播散性巨细胞病毒、溶组织阿米巴；病例 3：沙门菌、溶组织内阿米巴、慢性窦炎；病例 4：Kaposi's 肉瘤、肝炎、中枢神经系统弓形体病。

## 参考文献

[1] Terry RB. Red half–moon in Cardiac failure. Lancet, 1954,2:842–844.
[2] Terry RB. The onychodermal band in health and disease. Lancet, 1955, 1:179.
[3] Zaias N. The nail in health and disease. New York: Spectrum publications, Inc, 1980.
[4] Samman PD, White WF. The "yellow–nail" syndrome. Br J Dermatol, 1964, 76:153–157.
[5] Runne U, Orfanos CE. The human nail. Curr probe Dermatol, 1981, 9:102–149.

[6] Rook A. Textbook of dermatology. edition 3. London: Blackwell Scientific Publications, 1979.
[7] Pattergon JW. Pterygium-inversum-unguius-like changes in scleroderma. Arch Dermatol, 1977, 113:1429-1430.
[8] Muehrcke RC. The fingernails in chronic hypoalbuminemia, Br Med J, 1956, 1:1327-1328.
[9] Marks G, Ellis JP. Yellow nails. Arch Dermatol, 1970, 102:619-622.
[10] Lindsay PG. The half-and-half nail. Arch Intern Med, 1967, 119:583-587.
[11] Maricq HR. Capillary morphology and the course of illness in schizophrenic patients. J Nerv Ment Dis, 1966,142:63-71.
[12] Maricq HR, Spencer-Green G, LeRoy EC. Skin capillary abnormalities as indicators of organ involvement in scleroderma (systemic sclerosis), raynaud's syndrome, and dermatomyositis. Am J Med, 1976, 61:862-870.
[13] Kint A, Herpe LV. Ungual anomalies in lupus erythematosus discoids, Dermatologica, 1976, 153: 298-302.
[14] Daniel CRIII, Osment LS. Nail pigmentation abnormalities: Their importance and proper examination, Cutis, 1980,25:595-607.
[15] Denicola P. Nail disease in internal medicine. Springfield: Charles C Thomas, 1974.
[16] Fitzpatrick TB. Dermatology in general medicine. edition 2. New York: McGraw-Hill, Inc,1979.
[17] Daniel CRIII, Sams WM, Scher RK. Nails in systemic disease. Dermatologic Clinics, 1985,3(3): 465-483.
[18] Conn RD, Smith RH. Malnutrition, myoedema,Muehrcke's lines. Arch Intern Med, 1965, 116: 875-878.
[19] Baran R, Dawber RPR. Disease of the nails and their management. Oxford: Blackwell scientific publ: Cation, 1984.
[20] Lewin K. The fingernail in general disease. Br J Dermatol, 1965, 77:431-438.
[21] Hudson JB, Dennis AJ. Transverse white lines in the fingernails after acute and chronic renal failure. Arch Intern Med, 1976,117:276-279.
[22] Kahn G. Nail involvement in histocytosis X. Arch Dermatol, 1969, 100:699-701.
[23] Jorizzo JL, Gonzalez EB, Daniels JC. Red lunulae in a patient with rheumatoid arthritis. J Am Acad Dermatol, 1983,8:711-714.
[24] Holzberg M, Walker HK. Terry's nails: revised definition and new correlations. Lancet , 1984, April 21: 896-899.
[25] 张迎、雷鹏程、袁姗：《银屑病甲与真菌甲》，载《临床皮肤科杂志》1999 年第 8 期，第 348—349 页。
[26] 朱文元：《甲病与甲真菌病》，东南大学出版社 1997 年版，第 197—209 页。

[6] Rook A. Text book of dermatology, ed Rook. London: Blackwell Scientific Publications, 1979.
[7] Patterson JW. Pterygium inversum unguis-like changes in scleroderma. Arch Dermatol, 1977, 113:1429-1430.
[8] Muehrcke RC. The finger-nails in chronic hypoalbuminemia. Br Med J, 1956, 1:1327-1328.
[9] Marks R, Ellis JP. Yellow nails. Arch Dermatol, 1970, 102:619-623.
[10] Lindsay PG. The half-and-half nail. Arch Intern Med, 1967, 119:583-587.
[11] Maricq HR. Capillary morphology and the course of illness in schizophrenic patients. J Nerv Ment Dis, 1966, 142:63-71.
[12] Maricq HR, Spencer-Green G, LeRoy EC. Skin capillary abnormalities as indicators of organ involvement in scleroderma (systemic sclerosis), Raynaud's syndrome, and dermatomyositis. Am J Med, 1976, 61:862-870.
[13] Kint A, Herpe LV. Ungual anomalies in lupus erythematosus discoides. Dermatologica, 1976, 153:298-302.
[14] Daniel CR III, Osment LS. Nail pigmentation abnormalities: their importance and proper examination. Cutis, 1980, 25:595-607.
[15] Bertolino P. Nail disease in internal medicine. Springfield: Charles C Thomas, 1974.
[16] Fitzpatrick TE. Dermatology in general medicine, edition 2. New York: McGraw-Hill, Inc, 1979.
[17] Daniel CR III, Sams WM, Scher RK. Nails in systemic disease. Dermatologic Clinics, 1985, 3(3):465-483.
[18] Conn RD, Smith RH. Malnutrition, myoedema, Muehrcke's lines. Arch Intern Med, 1965, 116:875-878.
[19] Baran R, Dawber RPR. Diseases of the nails and their management. Oxford: Blackwell scientific publication, 1984.
[20] Lewin K. The fingernail in general disease. Br J Dermatol, 1965, 77:431-438.
[21] Hudson JB, Dennis AJ. Transverse white lines in the fingernails after acute and chronic renal failure. Arch Intern Med, 1966, 117:276-279.
[22] Kanzaki Nail involvement in histiocytosis X. Arch Dermatol, 1969, 100:699-701.
[23] Jorizzo JL, Gonzalez EB, Daniels JC. Red lunulae in a patient with rheumatoid arthritis. J Am Acad Dermatol, 1983, 8:711-714.
[24] Holzberg M, Walker HK. Terry's nails: revised definition and new correlations. Lancet, 1984, April 21:896-899.
[25] 张建，占鸿铭，袁巍. [illegible]《[illegible]》1999年第[illegible]卷第[illegible]期第348—349页.
[26] 朱文元.《[illegible]》，[illegible]出版社1992年版，第197—209页.

第三编

# 指甲元素篇

我们可以把生物系统简单地看成是一套由两个相互啮合的齿轮组成的装置，一个齿轮是一种有机化合物，通常是一种蛋白质，更通常的是一种酶。另一个使生物系统运转的齿轮是一种金属。金属齿轮和有机齿轮应完全配合，只要大小稍有不适合，就将干扰一个正常的生物系统并使其出现紊乱。

［美］H.A.施罗德

# 第八章

# 指甲中的常量元素和微量元素

## 第一节　指甲中存在的元素

指甲（甲板）元素测定已有50多年历史，目前知道人类指甲中至少存在78种元素。

### 一、历史沿革

根据Iyengar（1979）所编《人体组织和体液中的元素成分》一书记载，指甲元素测定已有50多年的历史。1952年，Smales首次用中子活化分析法测定指甲中的砷含量。次年，Goldblum用原子发射光谱法测到了指甲中的11种元素，其中包括银、硼、钙、铜、铁、镁、磷、铅、硅、锶和钛。1954年，Seifert用溶液吸收光谱法测定指甲中砷含量。至1974年，在各种学术期刊中已发表37篇关于指甲元素分析的文章（表8-1）。所用方法除上述三种外，还包括火焰发射光谱法、质谱法、溶液荧光光谱法、容量分析法等（表8-2）。

在早期的研究中，虽然头发元素分析比指甲分析更广泛、更普遍，然而指甲元素分析在环境和医学领域中的应用与头发元素有着同样的希望和价值（Takagi,1988）。例如，Kapito（1964，1965）发现，囊性纤维性变患者指甲钠和钾水平明显高于正常人。Martin（1964）测量了wilson’s综合征病人头发和指甲中的铜含量。Mahler（1970）探讨了肾损伤与指甲中多种元素含量异常的关系。Fite（1972）致力于指甲铜含量作为儿童囊性纤维性变指示器的研究。Lim（1972）应用指甲钙和镁含量作为慢性尿毒症病人的特征指标。Hadjimarkos（1973）建议以指甲硒含量作为龋齿流行病学研究的标记物。Morris（1983）提出了用趾甲硒作为大规模流行病学调查的指示器等。

这些早期的基础性研究为日后的指甲元素分析应用和疾病诊断提供了重要的启示。

**表8-1　指甲元素分析早期文献的年代分布**

| 发表年份 | 发表文献数 | 发表年份 | 发表文献数 | 发表年份 | 发表文献数 | 发表年份 | 发表文献数 |
|---|---|---|---|---|---|---|---|
| 1952 | 1 | 1962 | 1 | 1968 | 4 | 1972 | 7 |
| 1953 | 1 | 1964 | 2 | 1969 | 5 | 1973 | 1 |
| 1954 | 1 | 1965 | 2 | 1970 | 6 | 1974 | 1 |
| 1960 | 1 | 1967 | 1 | 1971 | 2 | | |

**表 8-2 指甲元素含量的早期测定方法**

| 报道者（年） | 测定方法 | 例数 | 测定元素 |
|---|---|---|---|
| Smales（1952） | NAA | 20 | As |
| Gold Hum（1953） | AES | 18 | Ag、B、Ca、Cu、Fe、Mg、P、Pb、Si、Sr、Ti |
| Seifert（1954） | SAS | 10 | As |
| Jacobs（1960） | SAS | 10 | Fe |
| Henderson（1962） | AAS | 17 | Zn |
| Martin（1964） | SAS | 13 | Cu |
| Cotzias（1964） | NAA | 4 | Mn |
| Suzuki（1965） | SAS | | As |
| Kopito（1965） | FES | 32 | K、Na |
| Weinig（1967） | MS | 2 | Tl |
| Shinbo（1968） | NAA | 4 | Cl、Cu、Mn、P、S、Zn |
| Leonarol（1968） | SFS、FES | 25 | Ca、K、Mn、Na |
| Liebscher（1968） | NAA | 33 | Cu、Hg、Sb、Zn |
| Kanabrocki（1968） | NAA | 13 | Au、Cu、Mn、Na |
| Petushkov（1969） | NAA | 3 | Au、Br、Na、Zn |
| Minagawa（1969） | NAA | 42 | As |
| Woodruff（1969） | NAA | 400 | Cl、Ca |
| Antonelli（1969） | FES | 50 | Na |
| Hachino（1969） | AAS | 17 | Fe、Mg |
| Barry（1970） | SAS | 18 | Pb |
| Mahler（1970） | NAA | 13 | Al、Au、Cu、Mn、Na、Zn |
| Vellar（1970） | AAS | 10 | Cu、Fe、K、Mg、N、Na、Zn |
| Morsches（1970） | NAA | 1 | As、Be、Cd、Co、Cu、Hg、Mn、Mo、Ni、Pb、Sb、Tl、V、Zn |
| Battistone（1970） | NAA | 5 | Cu |
| Gandolfe（1970） | NAA | 63 | Na |
| Harrison（1971） | AAS | 17 | Ca |
| Johnson（1971） | NAA | 46 | Na |
| Lim（1972） | AAS | 22 | Ca |
| Lockard（1972） | VOL | 24 | N |
| Maeda（1972） | NAA | 8 | Mn、Na |
| Amin（1972） | SAS | 15 | S |
| Barnett（1972） | AAS | 13 | Cu |
| Fite（1972） | NAA | 250 | Al、Au、Br、Ca、Cl、Cu、Mn、Na、Zn |
| Harrison（1972） | MS | 17 | Ag、Al、Bi、Ca、Cd、Ce、Cr、Cs、Cu、Fe、Ge、K、La、Mg、Mn、Mo、Na、Ni、P、Pb、Rb、Sb、Se、Si、Sn、Sr、Zn、Zr |
| Hadjimarkes（1973） | NAA | | Se |
| Mangelson（1974） | MS | 17 | As、Ba |

注：NAA——中子活化分析法；AES——原子发射光谱法；SAS——溶液吸收光谱法；AAS——原子吸收光谱法；FES——火焰发射光谱法；MS——质谱法；SFS——溶液荧光光谱法；VOL——容量分析法。

## 二、指甲元素

据 Iyengar（1978）调查，在1978年以前的文献中已检测到42种元素。其后随着分析仪器的改进和发展，又检测到了更多的元素。例如，Rodushkin（2000）用双聚焦扇形场等离子体发射光谱—质谱法一次定量测出71种元素。目前指甲中至少存在78种元素（图8-1）。其中氧、碳、氢、氮、钠、镁、磷、硫、氯、钾、钙等11种元素为人体必不可少的造体元素；铁、碘、铜、锌、钴、钼、硒、铬、锶等10种元素为人体必需的微量元素；硼、氟、镍、硅、溴、锗、锂、铷、锡、钒、铝、砷、镉、铅等14种元素为人体可能必需的超微量元素。此外，还有一些微量元素，如镓、钇、锆、锑、钡、金、汞及部分稀土元素，对生物体具有兴奋和刺激作用，在一定情况下也对人体具有有益作用（秦俊法，2003）。

指甲元素的含量范围，作为特例，表8-3列出了对96例1-76岁瑞典人（男42、女58）的测定结果。指甲中稀土元素含量（与球粒陨石中稀土含量的比值）的典型资料示于图8-2中。

表 8-3 瑞典人的指甲元素含量（μg/g）

| 元 素 | 中位值 | 范 围 | 元 素 | 中位值 | 范 围 |
|---|---|---|---|---|---|
| Ag | 0.108 | 0.019–1.76 | Na | 150 | 37–960 |
| Al | 32 | 12–137 | Nb | 0.007 | 0.003–0.067 |
| As | 0.223 | 0.065–1.09 | Ni | 0.84 | 0.14–6.95 |
| Au | 0.047 | 0.006–0.255 | P | 319 | 199–625 |
| B | 0.360 | 0.12–3.33 | Pb | 1.06 | 0.27–4.75 |
| Ba | 0.89 | 0.28–3.99 | Pd | 0.0006 | 0.00006–0.0098 |
| Be | 0.0013 | 0.0002–0.0066 | Pt | 0.00014 | 0.00002–0.0011 |
| Bi | 0.021 | 0.004–0.543 | Rb | 0.201 | 0.0042–1.30 |
| Br | 20 | 6.5–49.9 | Re | 0.000029 | 0.000005–0.00014 |
| Ca | 650 | 345–1160 | Rh | 0.00001 | <0.00001–0.000089 |
| Cd | 0.061 | 0.013–0.438 | Ru | 0.00002 | <0.00002–0.000054 |
| Ce | 0.077 | 0.024–0.771 | S | 32600 | 23400–43500 |
| Cl | 7500 | 2020–22600 | Sb | 0.037 | 0.014–0.128 |
| Co | 0.025 | 0.006–0.120 | Sc | 0.0042 | 0.013–0.040 |
| Cr | 0.76 | 0.224–3.20 | Se | 0.93 | 0.62–1.53 |
| Cs | 0.0027 | 0.0008–0.013 | Si | 46 | 13–326 |
| Cu | 7.6 | 4.2–17.0 | Sn | 0.48 | 0.11–2.56 |
| Fe | 37 | 12–189 | Sr | 0.39 | 0.17–1.39 |
| Ga | 0.009 | 0.003–0.053 | Ta | 0.0053 | <0.002–0.068 |
| Ge | 0.0045 | 0.0022–0.024 | Tc | 0.00038 | <0.00007–0.0019 |
| Hf | 0.009 | 0.002–0.192 | Th | 0.006 | 0.002–0.063 |
| Hg | 0.098 | 0.028–0.311 | Ti | 2.71 | 0.94–16.10 |
| I | 0.210 | 0.077–0.810 | Tl | 0.0012 | 0.0003–0.0058 |
| Ir | 0.0001 | 0.00001–0.00026 | U | 0.008 | 0.002–0.047 |
| K | 110 | 17–1080 | V | 0.069 | 0.018–0.476 |
| La | 0.043 | 0.015–0.425 | W | 0.015 | 0.003–0.053 |
| Li | 0.053 | 0.013–0.255 | Y | 0.017 | 0.007–0.094 |
| Mg | 93 | 55–191 | Zn | 116 | 80–191 |
| Mn | 0.650 | 0.19–3.30 | Zr | 0.26 | 0.054–7.89 |
| Mo | 0.044 | 0.015–0.160 | | | |

# 第二节　指甲元素的季节和年度变化

指甲，作为人体的一种活性物质，其元素含量亦随人类生存环境及人体生理状况而变化。

## 一、季节变化

Kanabrocki（1968）用中子活化分析法测定了 1 例 41 岁男子拇指指甲金、铜、锰、钠 4 元素在 15 个月内的含量变化，发现不同元素在不同季节或月份内的含量并不完全相同（表 8-4 和表 8-5），大致是秋季含量较低，春、夏季含量稍高，其中金含量春季最高，秋季最低；铜含量冬季最高，秋季最低；锰含量春季最高，秋季最低；钠含量夏季最高，秋季最低。

Hayashi（1993）用原子吸收光谱法测定了在春季和冬季采集的日本居民指甲样品中的铅、镉、锌含量，发现春季含量显著高于冬季（表 8-6）。

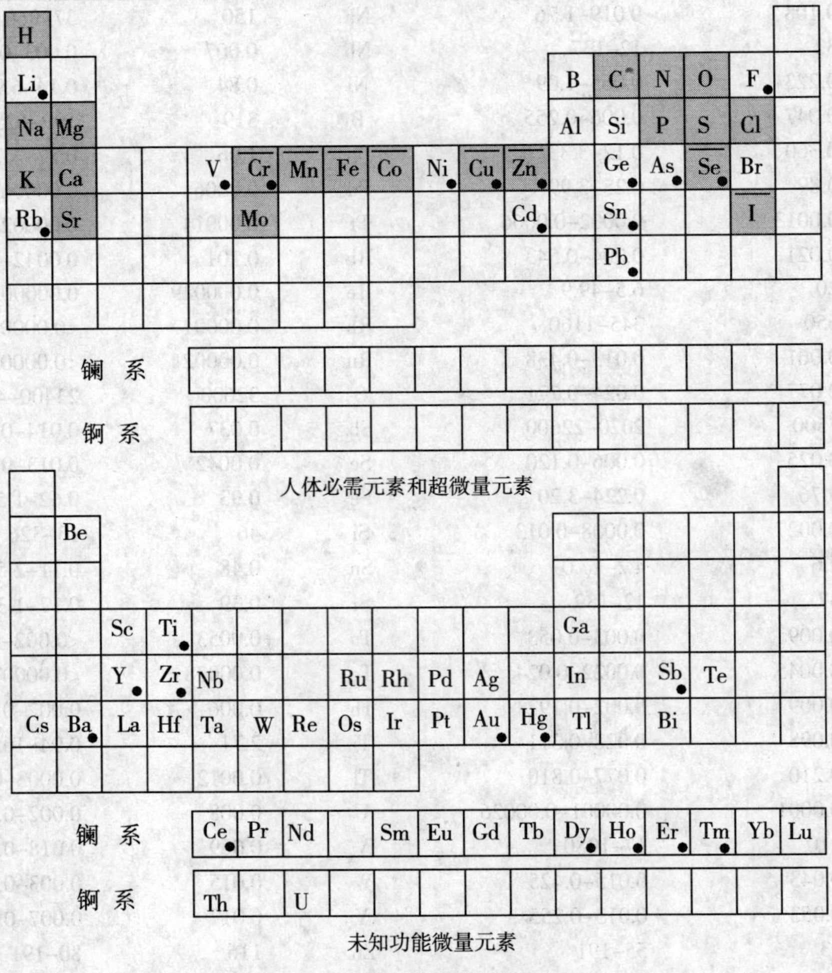


图 8-1　已在指甲中探测到的元素

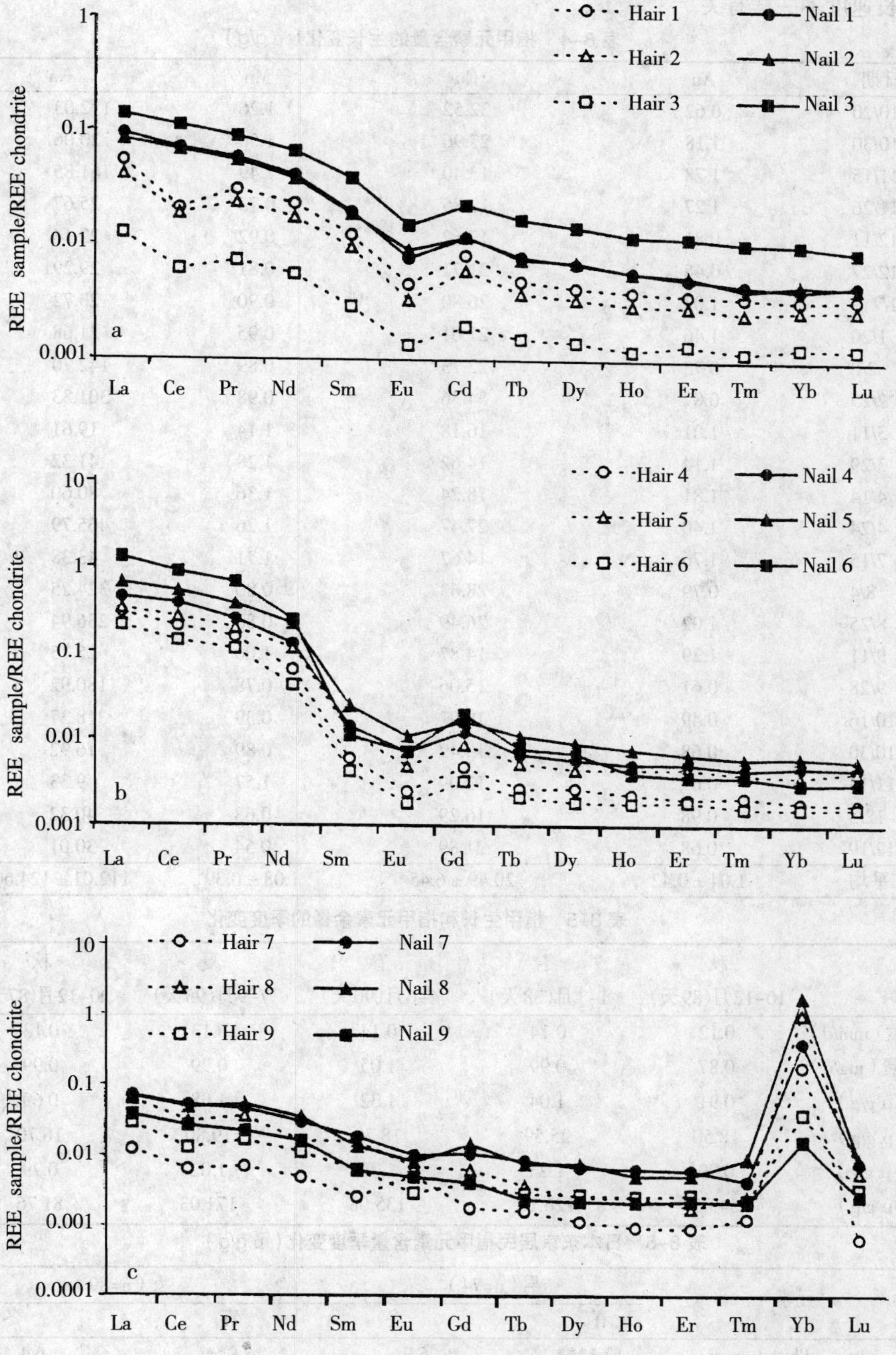


**图 8-2 指甲和头发中稀土元素的含量分布**

Nail—指甲　　Hair—头发

指甲元素含量的季节差异可能与不同季节饮食成分不同有关，也可能与不同气温条件下指甲生长速度不一样有关。

表 8–4　指甲元素含量的生长变化（μg/g）

| 采样日期 | Au | Cu | Mn | Na |
|---|---|---|---|---|
| 1963/ 10/20 | 0.62 | 32.52 | 1.26 | 112.03 |
| 10/30 | 1.18 | 27.96 | 1.56 | 20.06 |
| 11/15 | 1.78 | 13.40 | 1.49 | 161.85 |
| 11/26 | 1.27 | 13.85 | 0.73 | 25.67 |
| 12/11 | 0.81 | 17.62 | 0.92 | 22.14 |
| 12/27 | 0.48 | 21.71 | 0.81 | 29.29 |
| 1964/ 1/7 | 1.02 | 26.80 | 0.90 | 20.72 |
| 1/20 | 1.46 | 21.01 | 0.95 | 21.68 |
| 2/8 | 0.73 | 22.73 | 0.89 | 142.70 |
| 2/25 | 0.87 | 34.36 | 0.98 | 301.33 |
| 3/11 | 1.01 | 16.18 | 1.14 | 19.61 |
| 3/29 | 1.14 | 14.62 | 1.28 | 41.32 |
| 4/14 | 1.81 | 18.24 | 1.36 | 80.60 |
| 4/24 | 1.40 | 27.47 | 1.26 | 465.79 |
| 7/15 | 1.76 | 14.67 | 1.71 | 43.38 |
| 8/4 | 0.79 | 28.63 | 0.80 | 324.25 |
| 8/25 | 1.02 | 26.49 | 0.88 | 236.94 |
| 9/11 | 1.29 | 14.87 | 1.00 | 25.75 |
| 9/28 | 0.61 | 15.06 | 0.78 | 180.92 |
| 10/16 | 0.49 | 18.97 | 0.39 | 318.37 |
| 10/30 | 0.68 | 15.49 | 0.89 | 16.92 |
| 11/15 | 0.69 | 12.09 | 1.57 | 9.33 |
| 12/5 | 0.98 | 16.29 | 0.63 | 40.32 |
| 12/19 | 0.68 | 21.89 | 0.54 | 30.01 |
| 平均 | 1.04 ± 0.42 | 20.49 ± 6.45 | 1.08 ± 0.39 | 112.01 ± 124.60 |

表 8–5　指甲生长和指甲元素余量的季度变化

| | 秋<br>10–12月（89天） | 冬<br>1–3月（88天） | 春<br>4–6月（90天） | 夏<br>7–9月（95天） | 秋<br>10–12月（87天） |
|---|---|---|---|---|---|
| 生长速度（mm/d） | 0.12 | 0.14 | 0.14 | 0.13 | 0.13 |
| 生长重量（mg/d） | 0.87 | 0.99 | 1.05 | 0.99 | 0.99 |
| Au（μg/g） | 0.91 | 1.04 | 1.32 | 1.08 | 0.69 |
| Cu（μg/g） | 18.50 | 25.59 | 18.70 | 19.80 | 16.70 |
| Mn（μg/g） | 0.99 | 1.23 | 1.32 | 1.02 | 0.79 |
| Na（μg/g） | 54.05 | 126.10 | 135.08 | 171.03 | 81.76 |

表 8–6　日本东京居民指甲元素含量季度变化（μg/g）

| 元素 | 男（n=74） | | 女（n=89） | |
|---|---|---|---|---|
| | 春 | 冬 | 春 | 冬 |
| Pb | 12.1*** | 6.7 | 8.9** | 6.1 |
| Ca | 0.134 | 0.126 | 0.120* | 0.072 |
| Zn | 145** | 122 | 149*** | 136 |

注：同性别中，与冬季比较：*$P < 0.05$，**$P < 0.01$，***$P < 0.001$

## 二、年度变化

张松林（1996）、斗兆雄（2000）、田树华（2000）、张楠（2001）用火焰原子吸收光谱法测定了1例男子从47岁到57岁期间指甲铁、锰、铜、锌、镍、镉含量的纵向变化，每季度收集一次样品，共得41份。测定结果如表8–7所示。从分布看，这些元素在10年内的变化是非线性的。

表8–7　某些指甲元素含量的10年检测结果（μg/g）

| 元　素 | 中位值 | 平均值 | 含量范围 |
|---|---|---|---|
| Fe | 45.84 | 46.96 ± 1.62 | |
| Mn | 1.19 | 1.06 ± 0.04 | 0.83–2.39 |
| Cu | 7.58 | 5.22 ± 0.15 | 0.46–15.65 |
| Zn | 98.48 | 114.94 ± 2.45 | 47.7–173.8 |
| Ni | 2.79 | | 1.18–4.18 |
| Co | 1.16 | | |
| Cd | 0.12 | | 0.030–0.531 |

# 第三节　指甲元素的深度分布和表面分布

指甲元素含量与指甲结构有关，甲板不同深度和不同位置，其元素含量不同。

## 一、深度分布

Frey（1988）用质子激发X射线发射分析法测定了2例男子指甲表面和指甲内层的元素含量。一例男性的甲板分为A和B两类样品，其中样品A分为两部分，一部分用研磨剂将甲板表面（深度为50μm）磨成粉末（表面样品），另一部分未作处理（内层样品）。样品B用硝酸（65%）消化，加入内标硝酸锶后制成薄靶，代表整个指甲样品。另一男性取其完整指甲，称为样品C，将其远端部分分成表面样品（＜20μm）和内层样品（＞200μm）。

指甲表面样品和内层样品的测定结果如表8–8所示。

表8–8　指甲元素含量的深度分布（μg/g）

| 元　素 | 样品A | | 样品B | 样品C | |
|---|---|---|---|---|---|
| | 表面（＜50μm） | 内层（＞50μm） | 溶解 | 表面（＜20μm） | 内层（＞200μm） |
| S | 25000 | 33000 | 17000 | 31200 | 40200 |
| Cl | 3050 | 6100 | 13500 | 1100 | 3750 |
| K | 2000 | 1950 | 2760 | 350 | 740 |
| Ca | 5100 | 3100 | 2920 | 3380 | 1560 |
| Ti | 28 | 9 | 17 | 41 | 2.5 |
| Cr | 10 | 4 | 5 | 10.4 | 1.90 |

续表

| 元素 | 样品 A | | 样品 B | 样品 C | |
|---|---|---|---|---|---|
| | 表面（＜50μm） | 内层（＞50μm） | 溶解 | 表面（＜20μm） | 内层（＞200μm） |
| Mn | 15 | 4 | 5.4 | 13.9 | ＜1 |
| Fe | 220 | 200 | 108 | 403 | 11.2 |
| Ni | 31 | 58 | 7 | 24.3 | ＜1 |
| Cu | 47 | 31 | 27 | 22.9 | 5.6 |
| Zn | 200 | 130 | 189 | 253 | 113 |

从表 8-8 可以看出：

(1) 甲板表面钙、钛、铬、锰、铁、镍、铜、锌含量高于 50μm 或 200μm 内层含量；

(2) 甲板内层硫、氯、钾含量高于表面层含量；

(3) 样品 B 的元素含量与样品 A 内层的元素含量更为接近，仅有硫、铁和镍的含量低于样品 A。

指甲表面和内层元素含量不同可能与甲板背侧和甲板中间层的组织结构类型不同有关，在那里它们可能以不同的方式结合和贮存元素。此外，有些元素在指甲表面有较高含量还可能来自特殊职业或生活环境。

## 二、纵向分布

指甲元素含量的纵向分布是用前述样品 C 进行的，先从指甲近端（X=0mm）到远端（X=16.5mm）测量甲板表面两条平行线上 10 个点的元素含量，然后用切片机除去表面层（约为 200μm），再测量从远端到近端第三条线上 7 个点的元素含量。因而第三条线上这些测量点相当于原来甲板 200μm 深的内层区域。由于所用质子能量为 1.7MeV，故测量的元素含量仅相当于各样品表面 20μm 以内区域中的定量结果。

测量点位置如图 8-3 所示。测量结果见图 8-4。

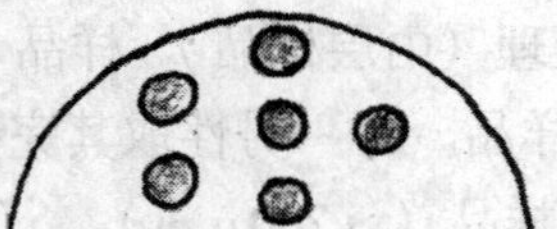

图 8-3 指甲元素含量纵向分布和横向分布测量点位置示意图

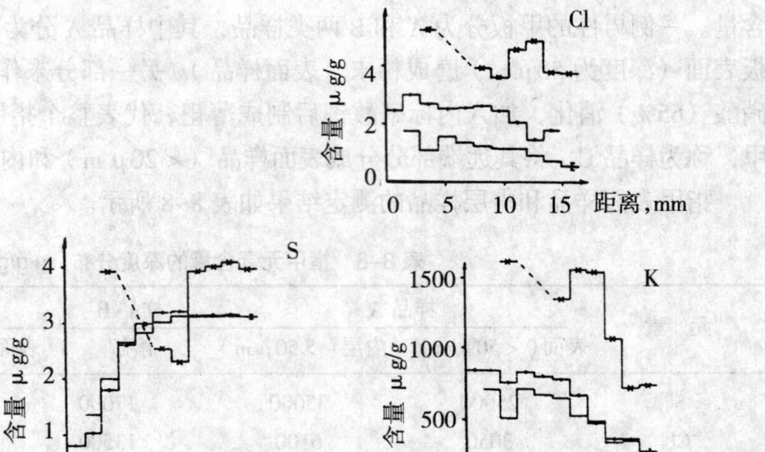


图 8-4-① 从近端（X=0mm）到远端（X=16.5mm）的指甲元素含量纵向分布

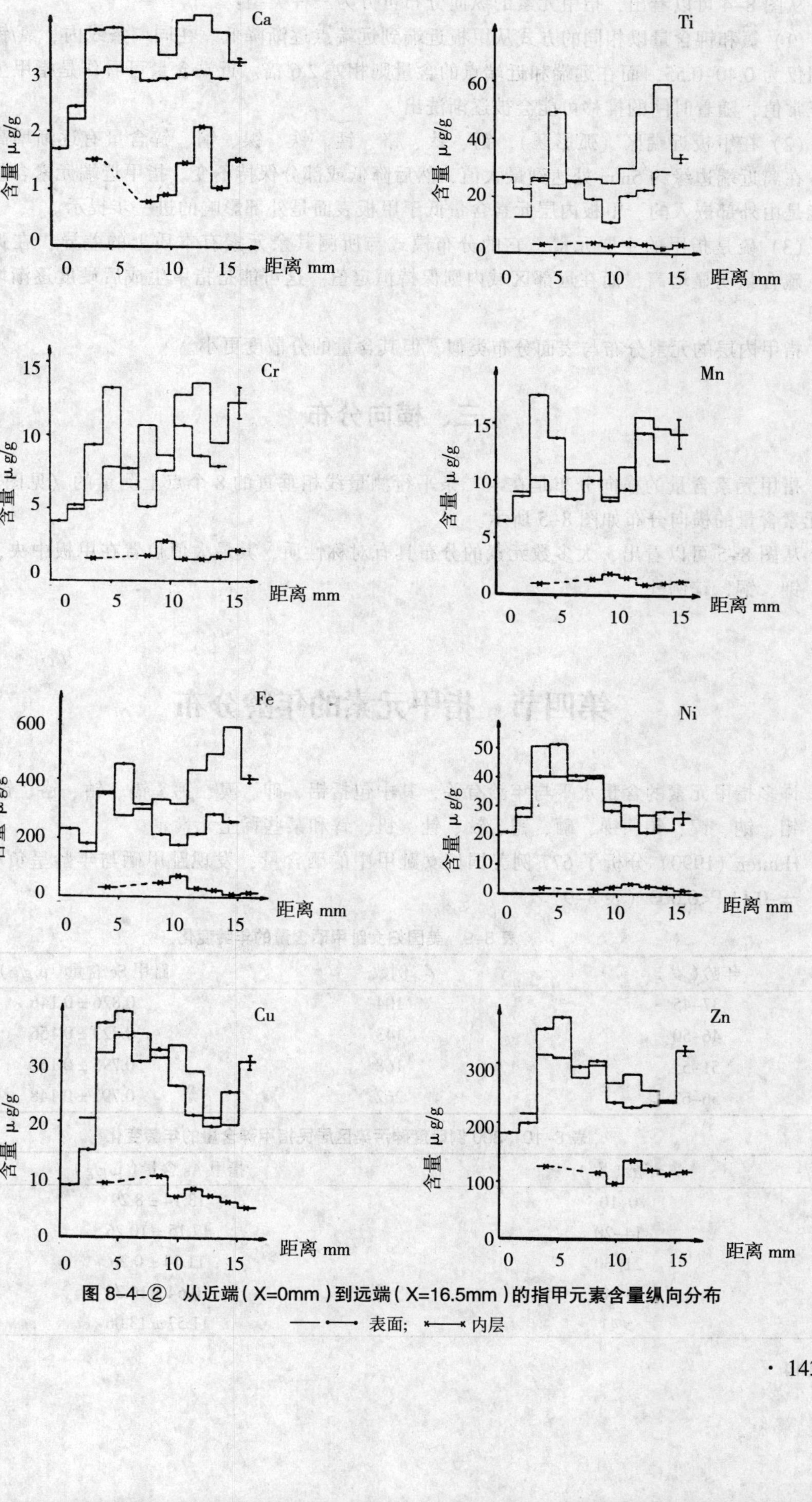


图 8-4-② 从近端（X=0mm）到远端（X=16.5mm）的指甲元素含量纵向分布

——•—— 表面；—×—× 内层

从图 8–4 可以看出，指甲元素的纵向分布可分为三种类型：

(1) 氯和钾含量以相同的方式从甲板近端到远端点逐渐降低。在同一条线内，氯/钾比值范围仅为 0.40–0.55，而在远端和近端点的含量则相差 2.6 倍。近端含量可看作是指甲生长时的正常值，随着时间的推移可能会被逐渐洗出。

(2) 在甲板近端区（弧影区），钙、钛、铬、锰、铁、镍、铜、锌含量有逐渐增高的趋势，在离近端边缘约 5mm 处达到最大值，然后降低或部分保持不变。指甲近端元素含量增加可能是由外部嵌入的。甲板内层元素含量低于甲板表面是外部影响的进一步提示。

(3) 硫是指甲的主要元素，它的分布模式与所测其余元素有本质上的差异：在弧影区内，硫含量明显增高，而在远部区域内则保持恒定值。这可能是指甲生成后硬度逐渐增加的结果。

指甲内层的元素分布与表面分布类似，但其含量的分散度更小。

### 三、横向分布

指甲元素含量的横向分布是在与二条平行测量线相垂直的 8 个点上测量的（见图 8–3）。各元素含量的横向分布如图 8–5 所示。

从图 8–5 可以看出，大多数元素的分布具有对称性质，其最大值位置在甲板中央，仅有氯、钾、铜、锌例外。

## 第四节　指甲元素的年龄分布

许多指甲元素的含量水平与年龄有关，其中包括铝、砷、溴、钙、镉、钴、铬、铜、汞、铁、钼、钠、镍、铂、锑、硒、锶、钛、钍、钒、锌和某些稀土元素。

Hunter（1990）分析了 677 例美国妇女趾甲中的硒含量，发现趾甲硒与年龄呈负相关关系，r=–0.11,P<0.003（表 8–9）。

表 8–9　美国妇女趾甲硒含量的年龄变化

| 年龄（岁） | 例数 | 趾甲 Se 含量（μg/g） |
|---|---|---|
| 37–45 | 104 | 0.826 ± 0.146 |
| 46–50 | 143 | 0.823 ± 0.156 |
| 51–55 | 168 | 0.795 ± 0.152 |
| 56–62 | 262 | 0.791 ± 0.148 |

表 8–10　300 例印度砷污染区居民指甲砷含量的年龄变化

| 年龄（岁） | 指甲 As 含量（μg/g） |
|---|---|
| 0–10 | 13.14 ± 8.29 |
| 14–20 | 17.15 ± 10.26 |
| 21–30 | 11.14 ± 0.26 |
| 31–40 | 10.64 ± 10.35 |
| >41 | 11.57 ± 13.06 |

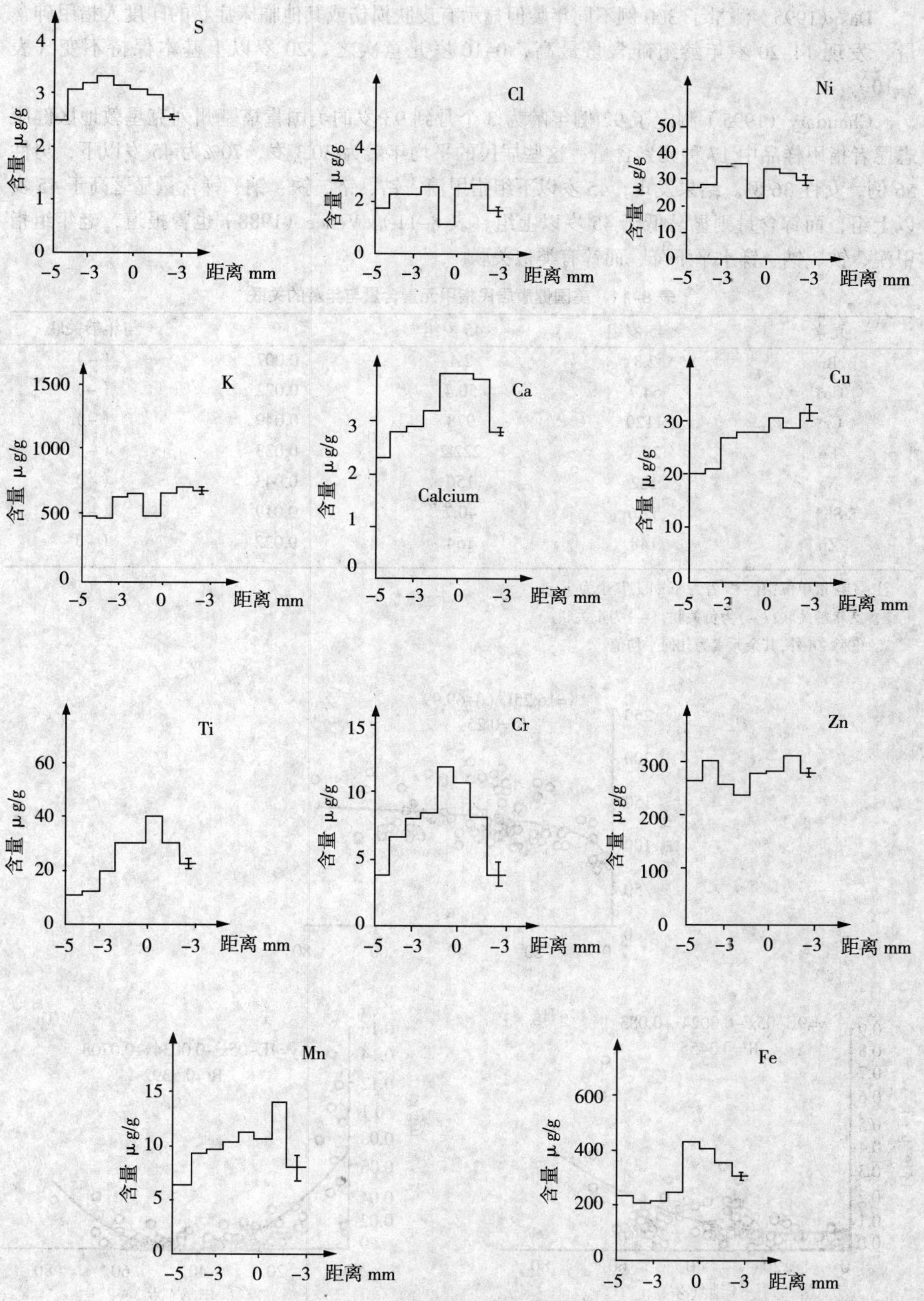


图 8-5　指甲表面元素含量的横向分布

Das（1995）测量了300例不同年龄但显示有皮肤损伤或其他临床症状的印度人指甲砷含量，发现14–20岁年龄组砷含量最高，0–10岁儿童次之，20岁以上基本保持不变（表8–10）。

Chaudary（1995）测定了92例年龄为3个月到93岁的美国肯塔基州列克星敦地区健康志愿者指甲样品中17种元素含量，这些居民的平均年龄为30.3岁，70%为45岁以下，男性56例，女性36例。结果发现，45岁以下组指甲溴、钴、铬、铁、钠、锑含量显著高于45岁以上组，而锌含量则显著低于45岁以上组（表8–11）。Vence（1988）也曾报道，老年组指甲溴、铁、钠、锑水平下降，而锌有类似关联。

表8–11 美国健康居民指甲元素含量与年龄的关联

| 元素 | <45岁组 | >45岁组 | P | 与年龄关联 |
|---|---|---|---|---|
| Br | 2.8 | 2.4 | 0.007 | (–) |
| Co* | 64.7 | 50.4 | 0.022 | (–) |
| Cr* | 1120 | 978 | 0.049 | (–) |
| Fe | 27.3 | 222.2 | 0.033 | (–) |
| Na | 182 | 150 | 0.043 | (–) |
| Sb* | 52.6 | 40.7 | 0.019 | (–) |
| Zn | 148 | 154 | 0.022 | (+) |

注:①含量单位:有“*”者为 μg/kg,其余为 μg/g;

②年龄关联:(–)为负关联,(+)为正关联;

③除Zn外,其余元素为几何平均值。

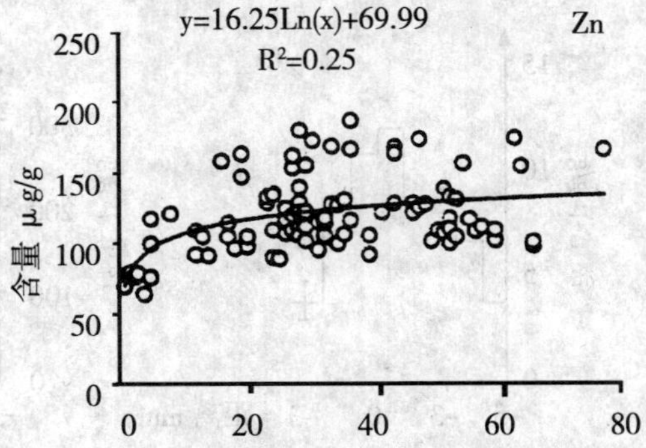


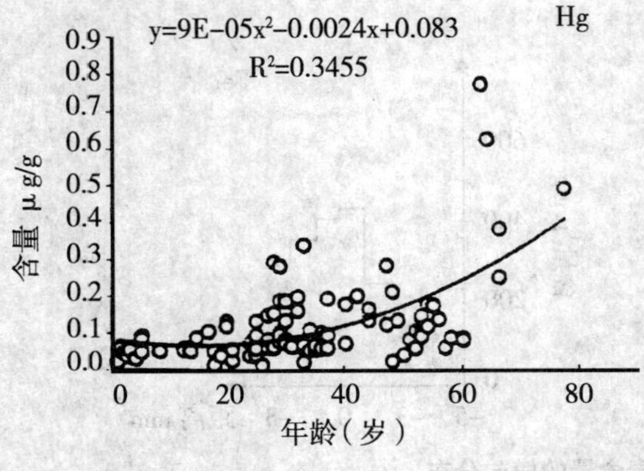


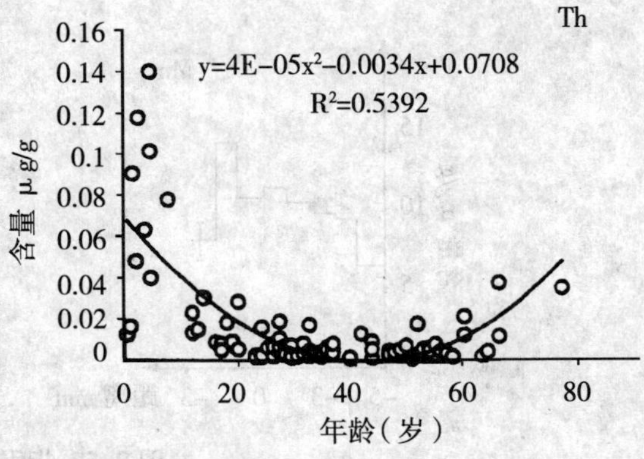


图8–6 指甲Zn、Hg、Th含量的年龄变化

Rodushkin（2000）在瑞典对 1–76 岁居民的指甲元素谱分析中发现，在所测 71 种元素中，只有少数几种元素的含量与年龄有依赖关系，其中锌含量在儿童期随增龄增加，而后保持在相对稳定的水平上；汞含量在 20–25 岁前保持相对稳定，25–60 岁间呈中等程度增加趋势，而后迅速增高；钍、铝、钛和稀土元素在 2–7 岁间呈现高峰值，土壤产生的污染是指甲中这些元素增高的最可能来源。指甲钍含量在 40 岁左右最低，50 岁后又有增加趋势（图 8–6）。金和铂在 1–10 岁和 41–60 岁间有最高含量，这可能与这些年龄段的瑞典人普遍佩戴珠宝饰物有关。钼在最低年龄组有最高含量，而钙和锶含量则是儿童期最低（图 8–7）。

Takagi（1988）对日本、印度、美国、加拿大和波兰居民所作的分析表明，20 岁左右的年轻女子指甲砷、镉、铜、镍、铬含量处于较高水平，其后随年龄增大而降低，而男性则几乎保持不变。男、女性指甲铝和钒含量均随增龄而降低。

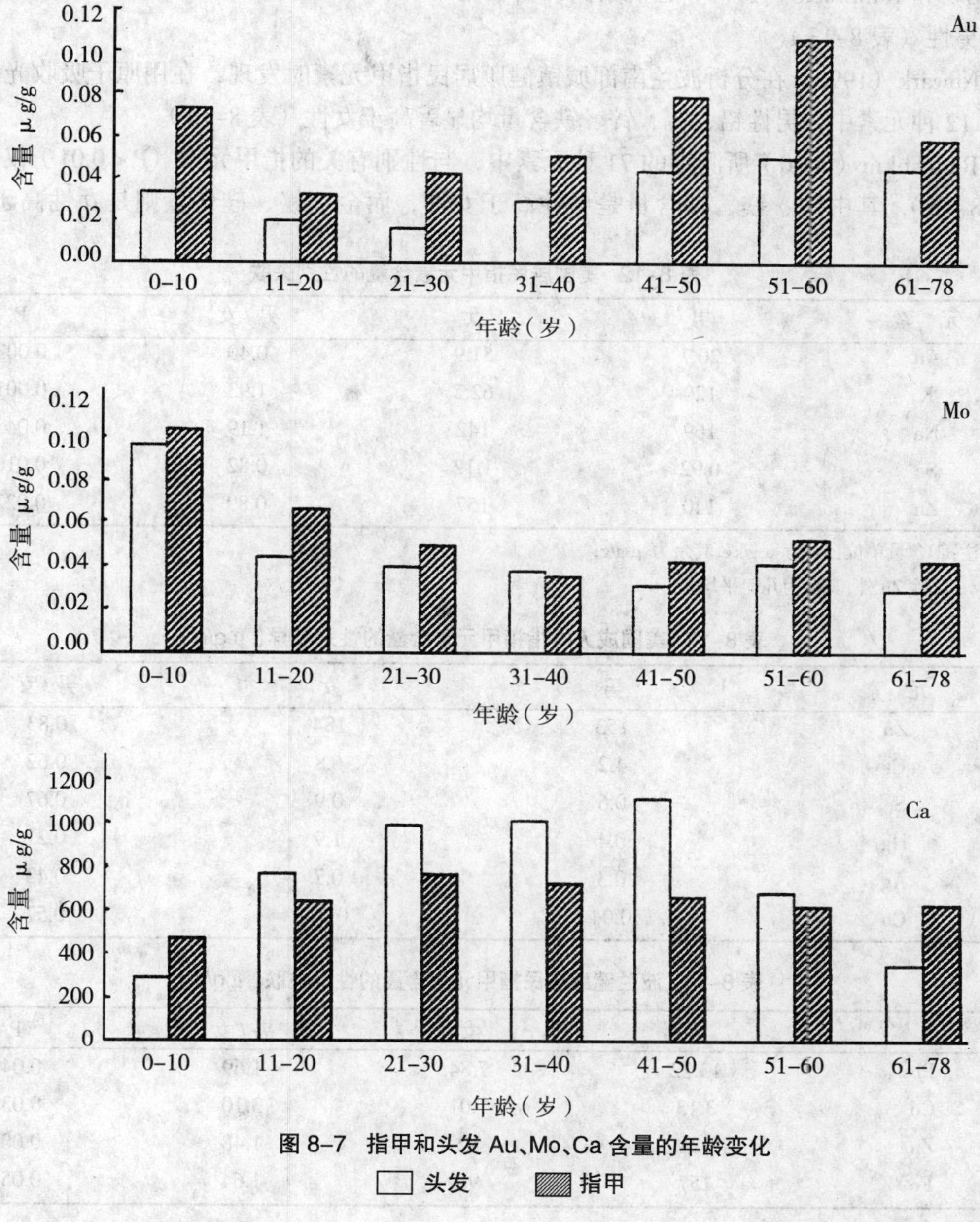


**图 8–7　指甲和头发 Au、Mo、Ca 含量的年龄变化**

□ 头发　▨ 指甲

# 第五节　指甲元素的性别差异

与性别有关的指甲元素包括：银、金、铋、镉、钴、铁、汞、钾、镁、钠、铅、硒、硅、锌。

Takagi（1988）对 500 多名日本、美国、加拿大、印度、波兰居民所作的分析表明，一般地说，男性指甲钙、镁、磷、钠、钾、铁、镍、镉、汞含量高于女性，而锌则相反。

Chaudhary（1995）在分析美国非工业区健康居民的指甲时发现，在所测定的 17 种元素中，女性金、硒、锌含量高于男性，而男性钾、钠含量则高于女性（表 8-12）。Vance（1988）和 Kanbrocki（1979）也观察到，女性指甲硒、锌含量高于男性，钴、铬、银、汞也高于男性（表 8-13）。

Nowark（1996）在分析波兰南部城镇健康居民指甲元素时发现，在用原子吸收光谱法测定的 12 种元素中，男性铅、镉、锌、铁含量均显著高于女性（表 8-14）。

Radushkin（2000）所测定的 71 种元素中，与性别有关的指甲元素（$P<0.01$）仅有 6 种（表 8-15），其中钠、镁、钾含量是男性高于女性，而金、铋、硅含量则是女性高于男性。

**表 8-12　美国居民指甲元素含量的性别关联**

| 元　素 | 男 | 女 | 男 / 女 | P |
|---|---|---|---|---|
| Au | 20.7 | 51.9 | 0.40 | 0.003 |
| K | 120 | 62.2 | 1.93 | 0.001 |
| Na | 169 | 142 | 1.19 | 0.043 |
| Se | 0.92 | 1.12 | 0.82 | 0.016 |
| Zn | 140 | 157 | 0.89 | 0.022 |

注：①含量单位：Au 为 μg/kg，其余为 μg/g；
②除 Zn 外，其余为几何平均值。

**表 8-13　美国成人拇指指甲元素含量的性别差异（μg/g）**

| 元　素 | 男 | 女 | 男 / 女 |
|---|---|---|---|
| Zn | 153 | 184 | 0.83 |
| Cr | 4.2 | 6.8 | 0.62 |
| Se | 0.6 | 0.9 | 0.67 |
| Hg | 0.4 | 1.9 | 0.21 |
| Ag | 0.3 | 0.7 | 0.43 |
| Co | 0.04 | 0.07 | 0.57 |

**表 8-14　波兰健康居民指甲元素含量的性别关联（μg/g）**

| 元　素 | 男 | 女 | 男 / 女 | P |
|---|---|---|---|---|
| Pb | 13.22 | 7.84 | 1.69 | 0.049 |
| Cd | 3.13 | 1.01 | 3.10 | 0.033 |
| Zn | 121 | 82 | 1.48 | 0.009 |
| Fe | 157 | 96 | 1.64 | 0.056 |

表 8-15 瑞典正常人指甲元素含量的性别关联（μg/g）

| 元素 | 男（n=40） | 女（n=56） | 男/女 |
|---|---|---|---|
| Au | 0.049 ± 0.050 | 0.087 ± 0.075 | 0.56 |
| Bi | 0.020 ± 0.021 | 0.098 ± 0.139 | 0.20 |
| Na | 314 ± 283 | 156 ± 144 | 2.01 |
| Mg | 103 ± 28 | 88 ± 25 | 1.17 |
| Si | 44 ± 22 | 97 ± 135 | 0.45 |
| K | 260 ± 282 | 125 ± 110 | 2.08 |

注：所有元素均有显著性别差异，$P < 0.01$。

金、钾、钠的性别关联与 Chaudhary（1995）的结果一致。

# 第六节 趾甲元素

趾甲可用以代替指甲作环境重金属监督、膳食摄取指示、疾病危险性监测或大规模流行病学调查，虽然趾甲分析的文献明显地少于指甲，但人们对趾甲分析仍有相当大的兴趣。

## 一、趾甲中的元素

趾甲中含有与指甲同样丰富的元素。Cheng（1995）用中子活化分析法和石墨炉原子吸收光谱法测量到趾甲样品中 31 种元素（表 8-16），这些样品取自美国密苏里州哥伦比亚市 129 例建筑工人。Aguiar（2001）也测量到巴西圣保罗市儿童趾甲中 16 种元素，并与指甲元素含量做了比较。

表 8-16 美国建筑工人的趾甲元素含量（μg/g）

| 元素 | 含量 | 元素 | 含量 |
|---|---|---|---|
| Ag | 0.027 ± 0.037 | Mg | 119 ± 84 |
| Al | 13.4 ± 11.1 | Mn | 0.44 ± 0.49 |
| As | 0.12 ± 0.13 | Mo | 0.90 ± 1.40 |
| Au | 0.010 ± 0.021 | Na | 25.2 ± 40.2 |
| Br | 0.96 ± 3.56 | Ni | 10.8 ± 21.5 |
| Ca | 714 ± 303 | S | 24600 ± 4760 |
| Cd | 0.94 ± 1.50 | P | 806 ± 827 |
| Cl | 25.4 ± 75.6 | Pb | 5.9 ± 9.9 |
| Co | 0.037 ± 0.032 | Sc | 0.0026 ± 0.0024 |
| Cr | 0.97 ± 0.91 | Se | 0.83 ± 0.23 |
| Cu | 4.50 ± 3.10 | Th | 0.007 ± 0.006 |
| F | 3.2 ± 2.3 | Ti | 3.71 ± 4.35 |
| Fe | 25.2 ± 20.4 | U | 0.005 ± 0.003 |
| Hf | 0.017 ± 0.027 | V | 0.024 ± 0.023 |
| Hg | 0.20 ± 0.14 | Zn | 111 ± 30 |
| I | 0.55 ± 2.47 | | |

注：总例数 n=129。

Marris（1983）比较了美国波士顿实验室9名健康人左脚和右脚趾甲中的硒含量（表8-17）。Baslett（1995）则比较了男性、女性各2人不同趾甲中的硒含量（表8-18）。发现左脚和右脚或各个趾头的趾甲元素含量没有显著差异，至少硒元素是如此。

表8-17　左、右脚趾甲硒含量比较（μg/g）

| 个　体 | 左　脚 | 右　脚 | 左/右 |
|---|---|---|---|
| 1 | 0.541 | 0.666 | 0.81 |
| 2 | 0.783 | 0.715 | 1.10 |
| 3 | 0.749 | 0.641 | 1.17 |
| 4 | 0.683 | 0.806 | 0.85 |
| 5 | 0.735 | 0.935 | 0.79 |
| 6 | 0.603 | 0.579 | 1.04 |
| 7 | 0.612 | 0.597 | 1.03 |
| 8 | 0.884 | 0.917 | 0.96 |
| 9 | 0.867 | 0.937 | 0.93 |
| 平均 | 0.717 ± 0.118 | 0.755 ± 0.147 | 0.96 ± 0.13 |

表8-18　不同趾头趾甲硒含量比较（μg/g）

| | 1# | 2# | 3# | 4# | 5# |
|---|---|---|---|---|---|
| 女1 | 1.015（0.064） | 0.928（0.086） | 0.950（0.069） | 0.987（0.079） | 0.965（0.083） |
| 女2 | 0.913（0.063） | 0.861（0.067） | 0.838（0.054） | 0.862（0.053） | 0.885（0.072） |
| 男1 | 0.832（0.039） | 0.789（0.054） | 0.796（0.050） | 0.788（0.058） | 0.821（0.082） |
| 男2 | 0.851（0.042） | 0.983（0.075） | 0.997（0.075） | 0.848（0.044） | 0.806（0.055） |

注：①1#为踇趾趾甲，5#为小趾趾甲。

②女1、女2、男1和男2分别取样19、25、22和33次，时间跨度从1991年7月1日-1993年12月31日。

③数据表示方式：平均值（标准差）。

Tsalev（1993）用原子吸收光谱法测定了207名保加利亚索非亚非职业暴露人群趾甲中的15种微量元素含量（表8-19），并发现某些元素的含量有明显的性别差异（表8-20）。

表8-19　保加利亚非职业暴露人数的趾甲元素含量（μg/g）

| 元　素 | 例　数 | 平均值 | 中位值 |
|---|---|---|---|
| Al | 24 | 27.4 ± 32.8 | 15.1 |
| As | 18 | 0.58 ± 0.44 | 0.36 |
| Cd | 29 | 0.13 ± 0.17 | 0.08 |
| Co | 21 | 0.027 ± 0.012 | 0.026 |
| Cr | 42 | 1.3 ± 1.3 | 0.9 |
| Cu | 18 | 2.6 ± 1.4 | 2.4 |
| Fe | 41 | 13.4 ± 10.1 | 10.8 |
| Mn | 49 | 0.8 ± 0.5 | 0.6 |
| Mo | 20 | 0.061 ± 0.032 | 0.062 |
| Ni | 30 | 0.23 ± 0.22 | 0.14 |
| Pb | 40 | 1.7 ± 1.9 | 1.0 |
| Se | 16 | 0.34 ± 0.18 | 0.34 |
| Zn | 24 | 87.7 ± 21.0 | 86.0 |

注：总例数n=207.

表 8-20　不同性别趾甲元素含量比较（μg/g）

| 元　素 | 例数和性别 | 平均值 | 中位值 |
|---|---|---|---|
| Cd | 29 | 0.13 ± 0.17 | 0.08 |
| | 19（M） | 0.13 ± 0.20 | 0.08 |
| | 10（F） | 0.12 ± 0.12 | 0.08 |
| Cr | 42 | 1.3 ± 1.3 | 0.9 |
| | 21（M） | 1.0 ± 0.6 | 0.8 |
| | 21（F） | 1.6 ± 1.7 | 1.0 |
| Cu | 18 | 2.6 ± 1.4 | 2.4 |
| | 7（M） | 3.0 ± 1.4 | 2.4 |
| | 11（F） | 2.5 ± 1.5 | 2.4 |
| Fe | 41 | 13.4 ± 10.1 | 10.8 |
| | 22（M） | 12.6 ± 6.6 | 13.6 |
| | 19（F） | 14.2 ± 13.2 | 9.9 |
| Mn | 49 | 0.8 ± 0.5 | 0.6 |
| | 26（M） | 0.9 ± 0.5 | 0.8 |
| | 23（F） | 0.6 ± 0.4 | 0.5 |
| Pb | 40 | 1.7 ± 1.9 | 1.0 |
| | 19（M） | 1.1 ± 0.9 | 0.9 |
| | 21（F） | 2.3 ± 2.3 | 1.6 |

注：M—男性；F—女性。

## 二、趾甲元素与指甲元素的比较

趾甲元素含量可与相应指甲元素含量有明显的差异，似乎大多数成年人趾甲元素含量要高于指甲含量。Paschoa（1984）测定的巴西健康人样品中，趾甲中钙、铁、铬、镍、铜、锌含量均显著高于指甲中含量（表 8-21）。Abow-Shaka（1989）测定的英国居民，趾甲锂、硼含量也高于指甲含量（表 8-22）。Baskett（2001）对美国哥伦比亚市 11 名居民（女 5、男 6）做了长达 8 年的跟踪测量，从 1991 年 7 月至 1999 年 12 月，每季度收集一次趾甲和指甲样品。结果表明，趾甲硒含量显著低于指甲含量。Aguiar（2001）在测定 10 例 1-12 岁巴西圣保罗市正常儿童趾甲和指甲 16 种元素时发现，趾甲铝、镁、钠含量平均比指甲高 30%以上，而溴、氯、钴、铜、砷含量则比指甲中低 25%以上（表 8-23），其中趾甲溴含量仅为指甲的三分之一。

表 8-21　巴西居民趾甲和指甲元素含量比较（μg/g）

| 元　素 | 趾　甲 | | 指　甲 | | 趾甲 / 指甲 |
|---|---|---|---|---|---|
| | 平均值 | 范　围 | 平均值 | 范　围 | |
| Ca | 7100 | 4000–8500 | 1600 | 334–2900 | 4.44 |
| Cr | 86 | 27–224 | 28 | 12–48 | 3.07 |
| Fe | 345 | 161–798 | 126 | 55–194 | 2.74 |
| Ni | 27 | 12–64 | 12 | 3.9–26 | 2.25 |
| Cu | 131 | 74–256 | 57 | 23–133 | 2.30 |
| Zn | 463 | 383–512 | 344 | 125–613 | 1.35 |

表 8-22　英国居民趾甲和指甲锂、硼含量比较（μg/g）

| 元 素 | 趾甲（n=50） | | 指甲（n=50） | | |
|---|---|---|---|---|---|
| | 中位值 | 范 围 | 中位值 | 范 围 | 趾甲 / 指甲 |
| Li | 1.63 | 0.45–8.30 | 0.47 | 0.08–3.14 | 3.47 |
| B | 17.9 | 8.3–57.4 | 15.2 | 7.4–82.7 | 1.18 |

表 8-23　巴西儿童趾甲和指甲元素含量比较（μg/g）

| 元 素 | 趾 甲（n=10） | 指 甲（n=10） | 趾甲 / 指甲 |
|---|---|---|---|
| Al | 261.9 | 198.0 | 1.32 |
| As* | 82.7 | 109.5 | 0.76 |
| Br | 1.2 | 3.6 | 0.33 |
| Ca | 1205 | 1055 | 1.14 |
| Cd* | 584 | 583 | 1.00 |
| Cl | 335 | 771 | 0.43 |
| Co* | 81.7 | 115.5 | 0.71 |
| Cr* | 1416 | 1280 | 1.11 |
| Cu | 10.0 | 15.4 | 0.65 |
| Fe | 156 | 133 | 1.17 |
| K | 284 | 223 | 1.27 |
| Mg | 187 | 135 | 1.38 |
| Mn | 1.2 | 1.3 | 0.92 |
| Na | 240 | 171 | 1.41 |
| Se* | 500 | 520 | 0.97 |
| Zn | 150 | 161 | 0.93 |

注：①数据为几何平均值。

②有 "*" 者含量单位为 μg/kg，其余为 μg/g。

## 参考文献

[1] Iyengar GV,Kollmer WE,Bowen HJM.The elemental composition of human tissues and body fluids. Weinheim,New York:Verlag Chemic,1978.

[2] Takagi Y,Matsuda S,Imai S,et al.Survey of trace elements in human nails:An international comparison.Bull Environ Contarn Toxicol,1988,41:690–695.

[3] Fite LE,Wainerdi RE,Harrison GM,et al.Copper analysis of nail clippings for detection of cystic fibrosis.Nuclear activation techniques in life science symposium.Vienna:IAEA,1972: 487–499.

[4] Hadjimarkos DM. Shearer TR. Selenium content of human nails:A new index for epidemologic studies of dental caries.J Dent Res,1973,52:389.

[5] Lim P,Tay SB,Tan Ik.Nail calcium and magnesium in chronic uremia.Clin chim Acta,1972,42: 47–49.

[6] Mahler DJ,Scott AF,Walsh JR.et al.A study of trace metals in fingernails and hair using neutron activation analysis.J Nucl Med,1970,11:739–742.

[7] Hayashi M,Yamamoto K,Yoshimura M,et al.Caodmium,lead,and zinc concentrations in human fingernails.Bull Envirom Contam Toxicol,1993,50:547–553.

[8] Martin GM.Copper content of hair and nails of normol individuals and patients with hepatolenticular degeneration.Nature,1964,202:903-904.

[9] Morris SJ,Stampfer MJ,Willett W.Dietary selenium in human toenails as indicator.Biol Trace Elem Res,1983,5:529-537.

[10] Rodushkin I,Axelsson MD.Application of double focusing sector field ICP-MS for multielemental characteritation of human hair and hails.Part Ⅱ.A study of inhabitants of northern Sweden.Sci Total Environ,2000,262:21-36.

[11] Kanabrocki E.Case LF,Grahan LA,et al.Neutron activation studies of trace elements.in human lingernail.J Nucl Med,1968,9（9）:478-48.

[12] Frey HU,Otto G,Vogt T.Thick target PIXE analysis of The elemental distributions across the surface and inside human fingernails.Nucl Inst Meth,1988,B 30:83-89.

[13] Vance DE.Ehmann WD,Markesbery WR.Trace element content in fingernails and hair of a non-industrialized US Control Population,Biol Trace Elem Res,1988,17:109-121.

[14] Chaudhary K,Ehmann WD,Rengan K,et al.Trace element correlations with age and sex in human fingernails.J Radio anal Nucl Chem,1995,195（1）:51-56.

[15] Nowar B. Occurrence of heavy metals,sodium,calcium,and potassium in human hair,teeth,and nails.Biol Trace Elem Res,1996,52:11-22.

[16] Kanabrocki EL,Kanabrocki JA,Greco J,et al.Instrumental analysis of trace elements in thumbnails of human subjects,Sci Total Environ,1979,13（2）:131-140.

[17] Cheng TP,Morris JS,Koirtyohann SR,et al.The analysis of human nails for 24 elements Via ko and Cycles neutron activation analysis.Nucl Inst Meth,1994,A353:457-460.

[18] Abow-shakra FR.Havekroft JM,ward NI.Lithium and boron in biological tissues and fluids.Trace Elem Med,1989,6（4）:142-146.

[19] Morris JS,Stampfer MJ,willett W.Dietary selenium in human:Toenails as an indication. Biol Trace Elem Res,1983,5:529-537.

[20] Aguiar AR,Saiki M. Determination of trace elements in human nail clippings by neutron activation analysis.J Radioanal Nucl Chem,2001,249（2）:413-416.

[21] Das P,Chatterjee A,Mandal BK,et al.Arsenic in ground water in six districts of west Bengal,India: the biggest arsenic calamity in the world.Analyst,1995,120（3）:917-924.

[22] Baskett CK,Spate VL,Morris JS,et al.Investigation of the appearance of supplemental enriched se-76 using the human nial as a dietary monitor.J Radioanal Nucl Chen,1995,195（1）: 97-108.

[23] Cheng TP,Morris JS,Koirtyohann SR,et al.Study of the correlation of trace elements in Carpenters' toenails.J Radioanal Nucl Chem,1995,195（1）:31-42.

[24] Hunter DJ,Morris JS,Chute CG,et al.Predictors of selenium concentration in human toenails.Am J Epidemiol,1990,132:114-122.

[25] 秦俊法、李增禧、梁东东：《头发微量元素分析与疾病诊断》，郑州大学出版社 2003 年版，第 77—129 页。

[26] 张松林、王洪星、李宝红：《火焰原子吸收光谱法测定指甲中微量元素铁、锰、铜和

锌》，载《光谱学与光谱分析》1996 年第 6 期，第 99—102 页。
[27] 张楠、田树华、张松林：《10 年人发、指、趾甲镉含量的光谱法测定》，载《光谱学与光谱分析》，2001 年第 3 期，第 393—396 页。
[28] 田树华、张阳、张松林：《10 年人发和指甲锰、镍含量变化研究》，载《光谱实验室》2000 年第 6 期，第 671—674 页。
[29] 斗兆雄、张松林、梁振昌：《原子吸收光谱法研究人发和指甲中铜、锌、镉含量变化》，载《光谱实验室》2000 年第 3 期，第 293—296 页。
[30] Tsalev DL. Tesrovslli EI,Raitcheva AG,et al.Analytical scheme for the direct GA/FAAS determination of fifteen trace elements in toenails for biological monitoring.Spectroscopy Lett,1993,26（2）:331-346.
[31] 张松林、张太强、王洪星：《十年人指甲中七种微量元素含量测定》，载《中国卫生检验杂志》1997 年第 3 期，第 152—154 页。

# 第九章

# 指甲元素的相互关系

## 第一节　指甲元素与头发元素的比较

指甲和头发都是人体皮肤的附属组织。对相同个体或人群，由同一实验室采用相同测定方法所得结果进行比较后发现，大多数指甲元素含量高于头发含量。

Jervis（1977）用中子活化分析法测定 50 例加拿大多伦多儿童指甲和头发中的 12 种元素含量，发现指甲铝、钾、碘、氯、锌、锰、钠含量显著高于头发含量（表 9-1）。

表 9-1　加拿大儿童的指甲元素和头发元素（μg/g）

| 元　素 | 指　甲（n=50） | 头　发（n=50） | 指甲 / 头发 |
|---|---|---|---|
| Al | 210 | 25 | 8.4 |
| Zn | 190 | 64 | 2.97 |
| S | 160 | 140 | 1.14 |
| Cu | 18 | 18 | 1.00 |
| Ca | 800 | 910 | 0.88 |
| Mg | 290 | 92 | 3.15 |
| Br | 14 | 9 | 1.56 |
| I | 7.8 | 1.2 | 6.50 |
| Cl | 3050 | 960 | 3.18 |
| Mn | 3.3 | 1.2 | 2.75 |
| K | 842 | 119 | 7.08 |
| Na | 920 | 439 | 2.10 |

Aidid（1990）用中子活化分析法测定 50 例 0.5–60 岁马来西亚城市居民指甲和头发中的 8 种元素含量，结果表明，指甲金含量明显高于头发含量，而汞和锑含量则显著低于头发含量（表 9–

表 9-2　马来西亚城市居民的指甲元素和头发元素

| 元　素 | 指　甲（n=50） | 头　发（n=50） | 指甲 / 头发 |
|---|---|---|---|
| Au* | 28.7 | 19.8 | 1.45 |
| Cr |  | 0.69 |  |
| Cu | 19.8 | 24.5 | 0.81 |
| Fe |  | 32.5 |  |
| Hg | 0.51 | 4.93 | 0.10 |
| Mn | 0.71 | 0.62 | 1.15 |
| Sb | 0.33 | 0.64 | 0.52 |
| Zn | 167 | 160 | 1.04 |

注:有“*”者含量单位为 μg/kg,其余元素为 μg/g。

2)。

EL-Khatib（1995）用中子活化分析法测定20例年龄为33-37岁的埃及亚历山大城正常人指甲和头发中的13种元素含量。结果表明，除硫、锰、钒外，指甲中大多数元素含量均高于头发含量（表9-3）。

表9-3 埃及男性成人的指甲元素和头发元素（μg/g）

| 元素 | 指甲（n=20） | 头发（n=20） | 指甲/头发 |
|---|---|---|---|
| Na | 151.1 | 87.6 | 1.72 |
| Al | 37.9 | 12.7 | 2.98 |
| Hg | 204.1 | 74.7 | 2.73 |
| S | 12540 | 18615 | 0.67 |
| Cl | 838 | 256 | 3.27 |
| K | 422 | 291 | 1.45 |
| Ca | 1050 | 837 | 1.25 |
| V | 0.19 | 0.33 | 0.58 |
| Mn | 2.8 | 3.8 | 0.74 |
| Cu | 15.9 | 14.8 | 1.07 |
| Br | 30.8 | 14.6 | 2.11 |
| Sr | | 27.4 | |
| I | 0.92 | 0.71 | 1.30 |

张万洲（1996）比较了53例35-60岁中国九江成人指甲和头发中11种元素含量，除指甲钙含量高于头发、头发铜含量高于指甲外，其余元素无显著差异。指甲钙比头发钙高约1倍，而铜含量仅为头发的三分之二。

Majumdar（1999）用原子吸收光谱法测定42例年龄为36-40岁印度加尔各答男子指甲和头发中的锌、铜、镉含量，结果发现，指甲锌含量仅为头发的一半，而镉含量则比头发高3倍以上（表9-4）。

表9-4 印度男子的指甲元素和头发元素（μg/g）

| 年龄（n） | 元素 | 指甲（n=42） | 头发（n=42） | 指甲/头发 |
|---|---|---|---|---|
| 36（10） | Zn | 91.21 | 164.27 | 0.56 |
| | Cu | 20.65 | 19.95 | 1.04 |
| | Cd | 4.21 | 0.97 | 4.34 |
| 37（10） | Zn | 96.78 | 162.82 | 0.59 |
| | Cu | 18.79 | 18.76 | 1.00 |
| | Cd | 4.14 | 0.89 | 4.65 |
| 38（8） | Zn | 91.70 | 161.23 | 0.57 |
| | Cu | 19.74 | 19.86 | 0.99 |
| | Cd | 3.96 | 0.93 | 4.26 |
| 39（6） | Zn | 82.65 | 158.23 | 0.52 |
| | Cu | 19.75 | 19.46 | 1.01 |
| | Cd | 3.98 | 0.93 | 4.28 |
| 40（8） | Zn | 90.25 | 162.33 | 0.56 |
| | Cu | 18.65 | 19.48 | 0.96 |
| | Cd | 3.84 | 0.93 | 4.13 |

Rodushkin（2000）用等离子体发射光谱—质谱法测定 96 例 1–76 岁瑞典东北部居民指甲和头发中的 71 种元素含量，对配对个体进行的 t 检验表明，除头发中锶、碘、汞、铀、硫、铜、锌、溴等 8 种元素含量明显高于指甲（P<0.01）以及铍、硼、钇、钼、钌、银、铼、氯、钙、锗等 10 种元素没有显著差异外，其余元素均为指甲中含量显著高于头发含量（表 9–5）。

从图 8–2 中还可以看出，指甲中稀土元素含量一般均高于头发含量。

指甲元素与头发元素的关系与地区及人的生活习惯有关。Kasperek（1982）研究了埃及五个不同地区居民指甲和头发中的 13 种元素，发现指甲中铬、铯、铁、锑、钪的平均值均高于头发，埃尔哈尔加居民指甲铬、铁、钼、钪含量分别比头发高 4.4、10.3、2.8、17.5 倍。头发含量比指甲含量高的元素有：亚西乌特、埃尔哈尔加、亚历山大的银；所有地区（阿斯旺

**表 9–5　瑞典居民的指甲元素和头发元素（μg/g）**

| 元　素 | 指甲（n=96） | 头发（n=114） | 指甲 / 头发 | 元　素 | 指甲（n=96) | 头发（n=114） | 指甲 / 头发 |
|---|---|---|---|---|---|---|---|
| Ag | 0.294 | 0.231 | 1.273 | Na | 240 | 147 | 1.633 |
| Al | 36.0 | 8.20 | 4.390 | Nb | 0.016 | 0.0019 | 8.421 |
| As | 0.269 | 0.085 | 3.165 | Ni | 1.650 | 0.430 | 3.837 |
| Au | 0.074 | 0.030 | 2.467 | P | 335 | 133 | 2.519 |
| B | 0.810 | 0.670 | 0.867 | Pb | 1.38 | 0.96 | 1.438 |
| Ba | 1.34 | 0.640 | 2.094 | Pd | 0.0021 | 0.00032 | 6.563 |
| Be | 0.0018 | 0.0013 | 1.385 | Pt | 0.00031 | 0.00015 | 2.067 |
| Bi | 0.059 | 0.019 | 3.105 | Rb | 0.303 | 0.093 | 3.258 |
| Br | 23.0 | 37.0 | 0.622 | Re | 0.000052 | 0.000037 | 1.405 |
| Ca | 670 | 750 | 0.893 | Rh | 0.00010 | 0.00002 | 4.169 |
| Cd | 0.11 | 0.058 | 1.966 | Ru | 0.000035 | 0.000028 | 1.250 |
| Ce | 0.22 | 0.039 | 5.769 | S | 33000 | 42700 | 0.692 |
| Cl | 8700 | 8600 | 1.012 | Sb | 0.053 | 0.022 | 2.409 |
| Co | 0.035 | 0.013 | 2.692 | Sc | 0.0084 | 0.0014 | 6.000 |
| Cr | 1.16 | 0.17 | 6.946 | Se | 0.94 | 0.83 | 1.133 |
| Cs | 0.0041 | 0.0007 | 6.119 | Si | 71.0 | 33.0 | 2.152 |
| Cu | 8.4 | 25.0 | 0.336 | Sn | 0.63 | 0.32 | 1.969 |
| Fe | 42.0 | 9.6 | 4.375 | Sr | 0.43 | 1.20 | 0.358 |
| Ga | 0.014 | 0.0025 | 5.600 | Ta | 0.017 | 0.0044 | 3.864 |
| Ge | 0.0086 | 0.0046 | 1.870 | Te | 0.00062 | 0.00034 | 1.824 |
| Hf | 0.020 | 0.0054 | 3.704 | Th | 0.014 | 0.0013 | 10.769 |
| Hg | 0.122 | 0.261 | 0.467 | Ti | 4.46 | 0.83 | 5.373 |
| I | 0.285 | 0.680 | 0.419 | Tl | 0.0019 | 0.00061 | 3.115 |
| Ir | 0.00029 | 0.00003 | 9.667 | U | 0.017 | 0.057 | 0.298 |
| K | 210 | 81 | 2.593 | W | 0.022 | 0.0053 | 4.151 |
| La | 0.12 | 0.035 | 3.429 | V | 0.079 | 0.027 | 2.926 |
| Li | 0.073 | 0.017 | 4.294 | Y | 0.033 | 0.023 | 1.435 |
| Mg | 100 | 46 | 2.174 | Zn | 120 | 142 | 0.845 |
| Mn | 0.90 | 0.56 | 1.607 | Zr | 0.57 | 0.16 | 3.677 |
| Mo | 0.059 | 0.042 | 1.405 | | | | |

除外）的镉；开罗的钴、锰、钼；开罗和亚历山大的锌；亚历山大的钨（表 9–6）。

几乎所有的元素都存在不同程度的地区变化，如银的指甲/头发比值变化范围为 0.2–2.5，镉为 0.2–4.4，钴为 0.7–2.9，铬为 2.8–5.4，铯为 1.1–5.0，铁为 2.1–11.3，锰为 0.6–4.0，钼为 0.6–3.8，锑为 1.6–3.1，钪为 3.8–18.5，硒为 0.6–2.1，钨为 0.2–2.5，锌为 0.8–1.8。

**表 9–6　埃及不同地区居民指甲 / 头发元素含量比**

| 元 素 | 阿斯旺 | 亚西乌特 | 开 罗 | 亚历山大 | 埃尔哈尔加 |
|---|---|---|---|---|---|
| Ag | 2.5 | 0.7 | 1.8 | 0.6 | 0.2 |
| Cd | 4.4 | 0.2 | 0.2 | 0.2 | 0.6 |
| Co | 2.4 | 1.1 | 0.7 | 1.7 | 2.9 |
| Cr | 3.1 | 2.8 | 3.8 | 3.5 | 5.4 |
| Cs | 1.9 | 5.0 | 1.1 | 1.2 | 2.3 |
| Fe | 9.4 | 9.3 | 3.9 | 2.1 | 11.3 |
| Mn | 4.0 | 1.1 | 0.6 | 1.4 | 2.9 |
| Mo | 1.1 | 1.5 | 0.6 | 2.5 | 3.8 |
| Sb | 1.6 | 3.1 | 1.6 | 1.9 | 2.9 |
| Sc | 8.5 | 7.6 | 3.8 | 5.0 | 18.5 |
| Se | 1.5 | 2.1 | 1.2 | 1.2 | 0.6 |
| W | 2.5 | 1.3 | 1.4 | 0.8 | 0.2 |
| Zn | 1.0 | 1.8 | 0.8 | 0.8 | 1.7 |

## 第二节　指甲元素与血液元素的比较

研究发现，某些指甲元素的含量要比血液中含量高得多。

### 一、指甲与全血

前节已经指出，大多数指甲元素的含量高于头发元素（见表 9–5 和表 9–7），而头发元素含量，除铁、磷、溴、碘、硒、铪、碱金属和碱土金属外，又明显地高于全血含量（表 9–8），例如，指甲铬、铱、铌、钍含量比头发含量高 6–11 倍，而这些元素的头发含量又比血液含量高 10–100 倍；指甲金、铋含量比头发高 2–4 倍，而这些元素的头发含量又比血液高 1000 倍以上（Rodushkin，2000）。

**表 9–7　指甲元素与头发元素的含量比**

| 含量比 | 元 素 |
|---|---|
| <1 | B、Br、Ca、Cu、Hg、I、S、Sr、U、Zn |
| 1–2 | Ag、Be、Cd、Cl、Ge、Mn、Mo、Na、Pb、Re、Ru、Se、Sn、Te、Y |
| 2–4 | As、Au、Ba、Bi、Co、Hf、K、La、Mg、Ni、P、Pt、Rb、Si、Ta、Tl、V、Zr |
| 4–6 | Al、Ce、Fe、Ga、Li、Rh、Sc、Ti、W |
| 6–11 | Cr、Cs、Ir、Nb、Pd、Th |

注：指甲元素和头发元素的含量单位均为 μg/g。

表 9-8　头发元素与血液元素的含量比

| 含量比 | 元素 |
|---|---|
| <1 | Fe、Rb、Na、Cl、Cs、P、K |
| 1-10 | Mg、Ba、Br、Se、Li、Ca、I、Hf |
| 10-100 | Si、Be、Th、Tl、Re、Zn、Cu、Pt、Ir、Mo、Zr、As、Mn、Sc、Nb、Pb、B、Sb、Sr、Ga |
| 100-1000 | Ta、Hg、Co、W、Ni、Y、Al、Cr、Cd、Sn、V、REE、Ti |
| >1000 | Au、Bi、Ag、U |

注:①头发元素含量单位为 μg/g, 血液元素含量单位为 μg/mL。
②REE 为稀土元素,包括 La、Ce、Pr、Nd、Sm、Eu、Gd、Tb、Dy、Ho、Er、Tm、Yb、Lu。

## 二、指甲与血浆（血清）

Mason（1998）用中子活化分析法测定了 285 例美国夏威夷永久居民全血、血浆和指甲中的硒含量，发现指甲硒含量显著高于全血和血浆硒含量，与血浆总硒量和结合硒量均有显著差异（$P<0.001$），但相对偏差均高于血液样品。

Ozerol（2003）用原子吸收光谱法测定了 19 例（女 10、男 9）年龄为 18-36 岁的土耳其马拉提亚健康人指甲和血清铜、锌、锰含量，发现指甲锰含量约为血清的 10 倍，锌为 5 倍，指甲铜含量也高于血清铜含量。

# 第三节　指甲元素与头发元素的相关关系

Rodushkin（2000）的研究表明，指甲元素与头发元素之间存在极为密切的关联，由 59 种元素含量平均值组成的直线回归斜率为 0.7007，关联系数达 0.9968。在个体分析中发现，两种样品的汞、镉、铅、锆、铪、锑和铋有最高的关联系数。指甲和头发中的硒、钽、钍、钠、锶、钒、锗、锌之间也有较密切的相关关系。图 9-1 为指甲和头发中某些元素的相关关系散点图。1985 年，Benischek-Huber 在研究奥地利居民指甲和头发元素关联时，也曾观察到镉、铅、汞有类似的密切关联，其关联系数分别为 0.905、0.783 和 0.378。

指甲中汞、镉、铅、锑、铋含量与头发中这些元素的含量间相关关系的发现具有重要意义，因为这表明，即使在低水平非职业性暴露的情况下，指甲和头发这两种生物样本都可用作有毒金属的生物学监督器。

# 第四节　指甲元素之间的相关关系

指甲元素之间的相互关系按手指甲（指甲）和足趾甲（趾甲）分别说明。

## 一、指甲元素之间的相关关系

Chaudhary（1995）研究了美国非工业区肯塔基州列克星敦市 92 例健康志愿者指甲中 17

种元素之间的相关关系，发现其中有 13 种元素存在显著相关性（表 9–9）。钾、钠、溴之间呈正关联似乎并不奇怪，因为这些离子总是共同出现在生物体组织中，而且钠和溴含量均随

表 8–9　美国志愿者指甲元素的相关关系

| 元　素 | 显著相关的元素 | | 元　素 | 显著相关的元素 | |
|---|---|---|---|---|---|
| | 正关联 | 负关联 | | 正关联 | 负关联 |
| Ag | Au、Cr、Fe、Rb、Sb | | K | Br、Na | Hg |
| Au | Ag、Cr、Fe、Sc、Zn | | Na | Br、K | |
| Br | K、Na | | Rb | Ag、Co、Cr、Fe、Sb | |
| Co | Cr、Fe、Hg | | Sb | Ag、Co、Fe、Rb | |
| Cr | Co、Fe | | Se | Cr、Hg、Zn | |
| Fe | Ag、Au、Co、Rb、Sb | | Zn | Au、Cr、Fe、Sc、Se | |
| Hg | Co、Se | K | | | |

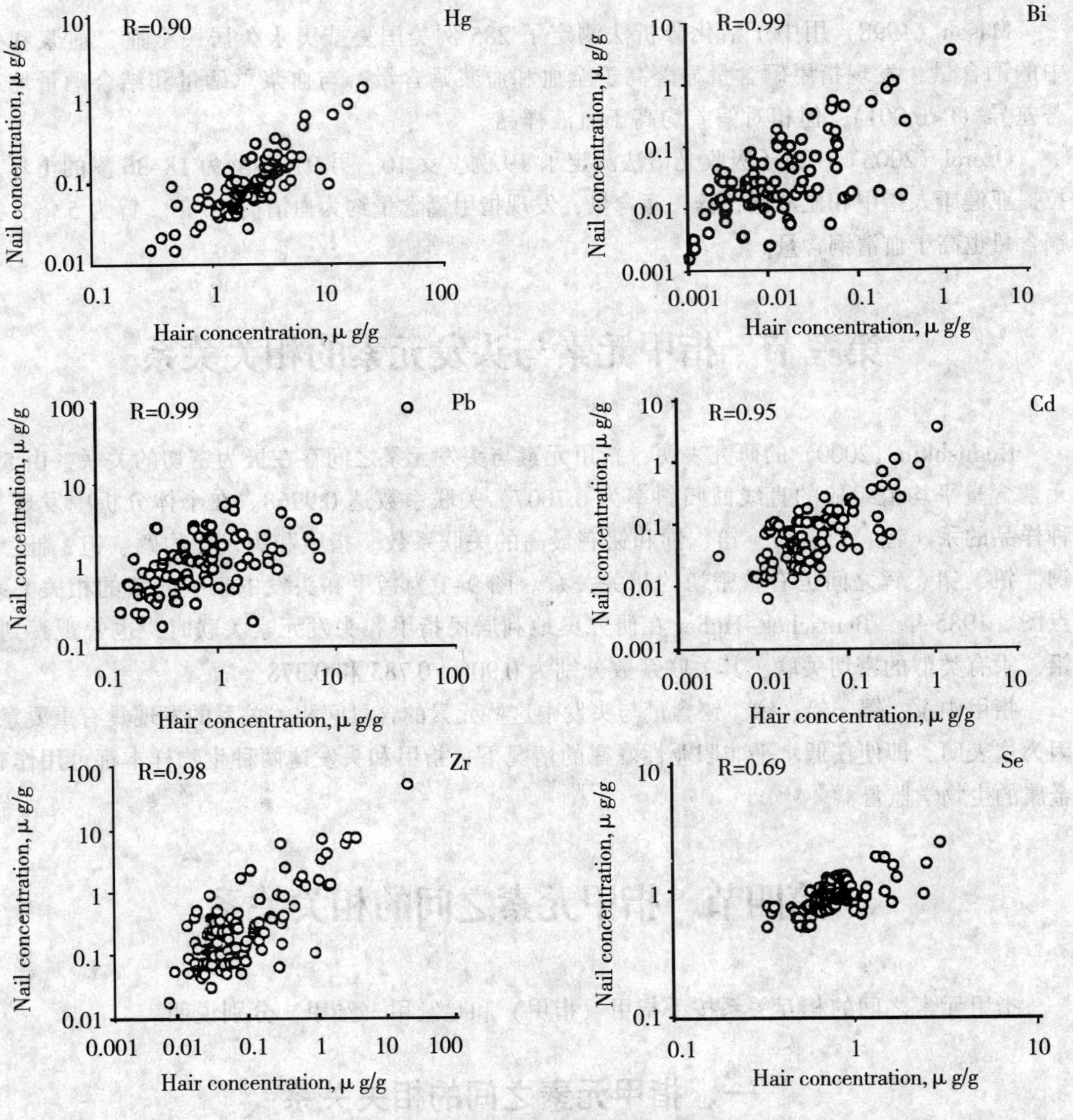


图 9–1　指甲和头发中某些元素的相关关系

Hair–头发　　Nail–指甲

增龄而增加。钾—溴呈正关联和汞—钾呈负相关在从前的脑—指甲关联研究中就已观察到(Chaudhary,1992)。铬、钴、铁彼此呈正关联，它们均与年龄呈负相关。

Nowark（1996）研究了 64 名波兰健康居民指甲中 12 种元素的相关关系。线性关联研究表明，镉与锌、铜、铁之间，锌与锰、铁之间，钾与锰、铁、钠、钙之间以及镍与钠、锌之间存在显著相关关系（表 9-10）。上述元素，除镉是可能必需元素外，其余元素都是人体必需元素。镉与锌、铜、铁存在密切关联，提示镉可替代锌、铜、铁。

为研究指甲元素间更加复杂的相互关系，该作者应用关联系数（r）和不相关性（1-r）作距离指标进行聚类分析，结果发现这 12 种元素可以分为四类，即①（Ca-Co）Ni；②[(Fe-Cd）Zn] Mn；③Na-K；④（Cr-Cu）Pb。具有最小距离的元素，即关系最密切的元素为 Ca-Co、Cd-Fe、Zn（Fe-Cd），这表明，钙与钴及镉与铁和锌的关系在指甲结构中可能起着十分重要的作用（图 9-2）。

**表 9-10　波兰健康居民指甲元素的相关关系**

| | Pb | Ni | Cd | Zn | Co | Cu | Mn | Cr | Fe | Na | K | Ca |
|---|---|---|---|---|---|---|---|---|---|---|---|---|
| Pb | 1 | 0 | 0.18 | 0.09 | −0.08 | 0.04 | −0.08 | 0.08 | −0.02 | −0.13 | −0.16 | −0.08 |
| Ni | | 1 | 0.25 | 0.29 | 0.16 | 0.18 | −0.02 | −0.02 | 0.07 | 0.33 | −0.01 | −0.02 |
| Cd | | | 1 | 0.48 | 0.02 | 0.29 | 0 | −0.06 | 0.63 | 0.03 | −0.07 | −0.19 |
| Zn | | | | 1 | −0.11 | 0.11 | 0.33 | 0.04 | 0.47 | −0.01 | 0.13 | 0.23 |
| Co | | | | | 1 | 0.09 | −0.22 | −0.16 | −0.11 | 0.22 | −0.13 | −0.24 |
| Cu | | | | | | 1 | −0.1 | 0.2 | 0.24 | 0.13 | 0.13 | 0.04 |
| Mn | | | | | | | 1 | 0.17 | 0.08 | −0.06 | 0.32 | 0.19 |
| Cr | | | | | | | | 1 | −0.05 | −0.07 | 0.09 | 0.17 |
| Fe | | | | | | | | | 1 | 0.18 | 0.29 | 0.13 |
| Na | | | | | | | | | | 1 | 0.37 | −0.07 |
| K | | | | | | | | | | | 1 | 0.36 |
| Ca | | | | | | | | | | | | 1 |

注：$n=64$，$r \geq 0.25$，$P < 0.05$

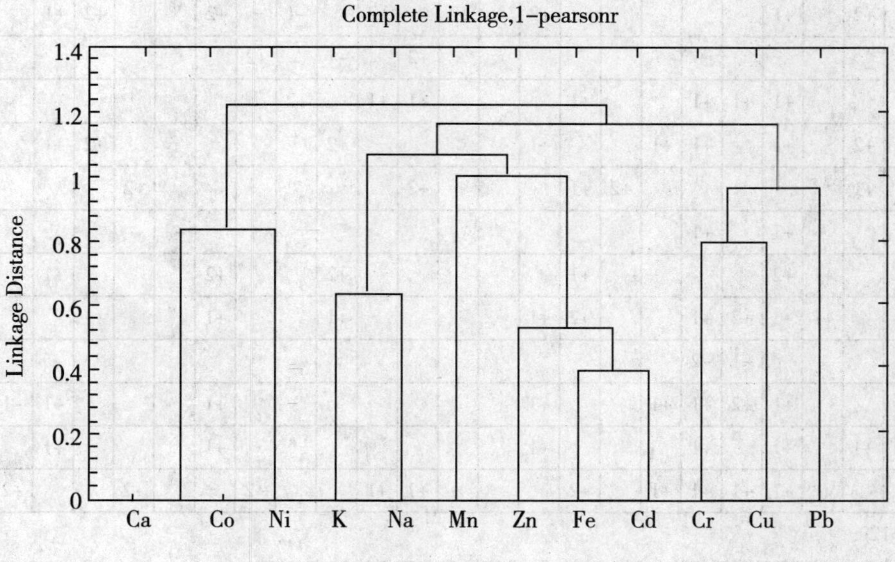


**图 9-2　波兰居民指甲元素的聚类关系**

## 二、趾甲元素之间的相关关系

Cheng（1995）用关联系数法和主成分分析法研究了趾甲元素的相关关系。在相关系数研究中发现，铅与钴、铬、铁、钠、镉、镍、氟高度相关，镉与铬、镍、铅、氟高度相关，砷与钠、钪、铜、锰、钒高度相关，而汞与钙则呈高度显著负相关，与锌、氯呈显著正相关。其余元素间也有高度显著（P＜0.01）或显著（P＜0.05）的正相关关系，硫与铬、硫与钛及铜与钼有高度显著负相关关系（表 9-11）。

**表 9-11　美国木工趾甲元素的相关关系**

| | As | Au | Br | Ca | Co | Cr | Fe | Hf | Hg | Na | Sc | Se | Zn | Cd | Pb | Cu | Mo | Ni | Al | Cl | I | Mg | Mn | S | Ti | V | F |
|---|---|---|---|---|---|---|---|---|---|---|---|---|---|---|---|---|---|---|---|---|---|---|---|---|---|---|---|
| As | | | | | | | | | | +1 | +1 | | +2 | +2 | | +1 | | | +2 | | | | +1 | | | +1 | +2 |
| Au | | | | | | | | | | | | | | | | | | | +1 | | | | | | | | |
| Br | | | | −2 | | | | | | | | | | | | +2 | | | +2 | +1 | | | | | | +1 | |
| Ca | | | −2 | | | | | −2 | −1 | | | | | | | | | | | | | +1 | +1 | | | | |
| Co | | | | | | +1 | +1 | +2 | | +1 | +1 | | | +2 | +1 | +1 | | +1 | +1 | | +1 | +2 | +1 | | +1 | +1 | +1 |
| Cr | | | | | +1 | | +1 | +2 | | | +1 | | | +1 | +1 | | | +1 | | | | | +2 | −1 | +2 | | +1 |
| Fe | | | | | +1 | +1 | | +1 | | +1 | +1 | | | +2 | +1 | | | +1 | +1 | | +1 | | +1 | −2 | +1 | +1 | +1 |
| Hf | | | | −2 | +2 | +2 | +1 | | | | +2 | | | | | | | | +1 | | | | | | +1 | | +1 |
| Hg | | | | −1 | | | | | | | | | +2 | | | | | | | +2 | | | | | | | |
| Na | +1 | | | | +1 | | +1 | | | | | | | +2 | +1 | | | +1 | | +1 | | +1 | +2 | | | | +2 |
| Sc | +1 | | | | +1 | +1 | +1 | +2 | | | | | | | | +2 | | | +1 | | | | +1 | | +1 | +1 | |
| Se | | | | | | | | | | | | | +1 | | | | | | | | | | | | | | |
| Zn | +2 | | | | | | | | +2 | | | +1 | | +2 | | +2 | | | | | | | | | | | |
| Cd | +2 | | | | +2 | +1 | +2 | | | +2 | | | +2 | | +1 | | +2 | +1 | | +2 | | | | | | | +1 |
| Pb | | | | | +1 | +1 | +1 | | | +1 | | | | +1 | | +2 | | +1 | | | | | | | | | +1 |
| Cu | +1 | | +2 | | +1 | | | | | | +2 | | +2 | | +2 | | −1 | | +2 | | | +2 | +1 | | | | |
| Mo | | | | | | | | | | | | | | +2 | | −1 | | +2 | | | | | | | | | |
| Ni | | | | | +1 | +1 | +1 | | | +1 | | | | +1 | +1 | | +2 | | | | | | | | | | +2 |
| Al | +2 | +1 | +2 | | +1 | | +1 | +1 | | | +1 | | | | | +2 | | | | | | +2 | +1 | | +1 | +1 | |
| Cl | | | +1 | | | | | | +2 | +1 | | | | +2 | | | | | | | +2 | | | | | | |
| I | | | | | +1 | | +1 | | | | | | | | | | | | | +2 | | | | | | | +2 |
| Mg | | | | +1 | +2 | | | | | +1 | | | | | | +2 | | | +2 | | | | +1 | | | | |
| Mn | +1 | | | +1 | +1 | +2 | +1 | | | +2 | +1 | | | | | +1 | | | +1 | | | +1 | | | +1 | +1 | |
| S | | | | | | −1 | −2 | | | | | | | | | | | | | | | | | | −1 | | |
| Ti | | | | | +1 | +2 | +1 | +1 | | | +1 | | | | | | | | +1 | | | | +1 | −1 | | +1 | |
| V | +1 | | +1 | | +1 | | +1 | | | | +1 | | | | | | | | +1 | | | | +1 | | +1 | | |
| F | +2 | | | | +1 | +1 | +1 | +1 | | +2 | | | | +1 | +1 | | | +2 | | | +2 | | | +2 | | | |

注：①n=129。

②“+1”表示高度显著正相关（P＜0.01），“+2”表示显著正相关（P＜0.05）。

③“−1”表示高度显著负相关（P＜0.01），“−2”表示显著负相关（P＜0.05）。

在主成分分析中发现，前 10 个主成分对总变化的贡献率占 71%（表 9-12），以其中三个主成分（PCO1，PCO2 和 PCO3）研究元素关联，观察到存在五类元素组合：①（Ni、Pb、Cd、Mo、F）；②（Cu、As）；③（Ca、Mg）；④（Al、V、Co、Fe、Sc）；⑤S。对这些组合的进一步研究发现，①组和③、④组呈负相关，⑤组与所有其他组亦呈负相关。图 9-3 至图 9-5 为 28 种指甲元素在三个主成分平面上的聚类分布。

**表 9-12　31 种趾甲元素的前十位主成分的特征根和累计贡献率**

| 主成分 | 特征根 | 累计贡献率（%） | 主成分 | 特征根 | 累计贡献率（%） |
|---|---|---|---|---|---|
| 1 | 5.13 | 18.32 | 6 | 1.42 | 54.07 |
| 2 | 2.79 | 28.30 | 7 | 1.29 | 58.68 |
| 3 | 2.25 | 36.31 | 8 | 1.23 | 63.06 |
| 4 | 1.90 | 43.10 | 9 | 1.15 | 67.17 |
| 5 | 1.66 | 49.01 | 10 | 1.06 | 70.96 |

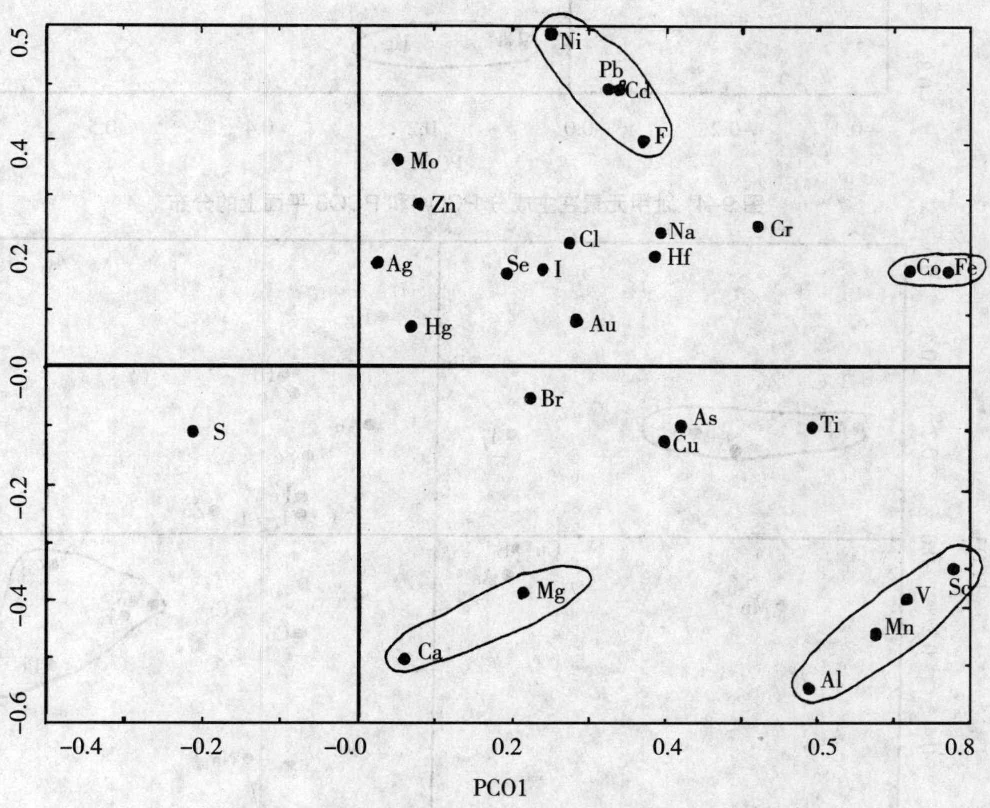


**图 9-3　趾甲元素在主成分 PCO1 和 PCO2 平面上的分布**

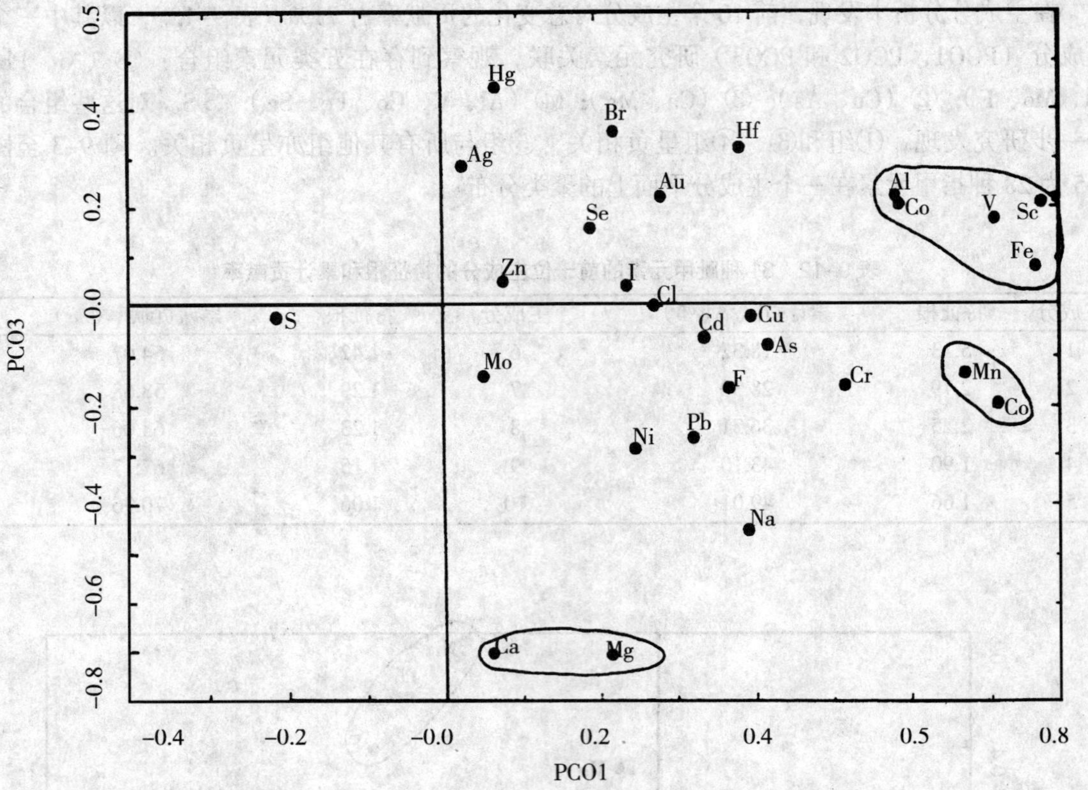


图 9-4 趾甲元素在主成分 PCO1 和 PCO3 平面上的分布

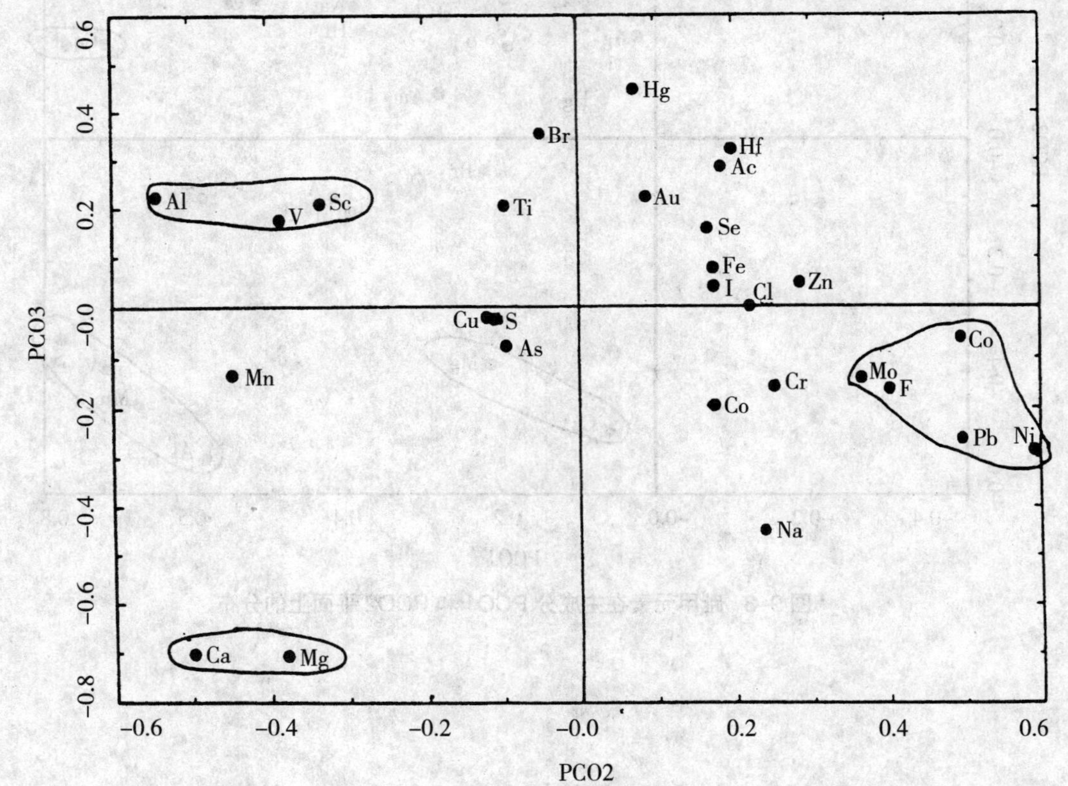


图 9-5 趾甲元素在主成分 PCO2 和 PCO3 平面上的分布

## 第五节　指甲元素关联与头发元素关联的类似性

Rodushkin（2000）发现，指甲元素关联与头发元素关联十分类似。在头发元素中，P<0.01 意义上的关联元素为：（Rb、Cs、Na、K、Cl），(Sr、I、Mg、Ca、Ba），(Y、Be、Co、Sc、REE），(Nb、Th、Al、Ga、Ti、Fe、Cr)，（Li、Mo、Ta)，（W、Bi)，（Pt、Au)，(Zr、Hf)，（Hg、Ag)。在指甲元素中，不仅有类似的关联组合，而且还更广泛（表 9-13)。

表 9-13　指甲元素与头发元素关联组合的比较

| 指　甲 | 头　发 |
|---|---|
| (Rb、Cs、Na、K) | (Rb、Cs、Na、K、Cl) |
| (Sr、I、Mg、Ca) | (Sr、I、Mg、Ca、Ba) |
| (Y、Be、Th、Nb、Sc、REE、U、Al、Ti、Si、Fe、Ga、V、Cr) | (Y、Be、Co、Sc、REE) |
| | (Nb、Th、Al、Ga、Ti、Fe、Cr) |
| (Li、Ta) | (Li、Mo、Ta) |
| (Pt、Au) | (Pt、Au) |
| (Zr、Hf) | (Zr、Hf) |
| (Hg、Ag) | (Hg、Ag) |
| | (W、Bi) |

指甲元素或头发元素存在密切关联，是因为属于同一组合的元素或有类似的化学性质，或共存于自然界中，例如碱金属，碱土金属，锆和铪，钇、钪和稀土，铝和镓等；或有共同的接触源，例如，金和铂，汞和银。但有些元素组合，如锂和钽存在密切关联的理由还不清楚。有些必需元素，例如，硫、磷、锌、铜、硒以及有些潜在有毒元素如镉、铅、砷、铊，也没有显示出相互间的显著相关性。

指甲元素关联与头发元素关联也有不完全一致的地方。首先，这两种生物样本间某些元素的关联程度不同。指甲中（Na、K)、（Ti、U)、（Th、Nb）关联优于头发，而头发中(K、Rb)、（Rb、Cs）关联则优于指甲（图 9-6)。其次，头发中（W、Bi）存在显著相关性，而指甲中这种相关性不显著。第三，指甲中铀与钛、钍、铝和其他元素间存在密切并联，而头发中不存在这种显著关联。第四，指甲和头发中锶与镁之间虽都有显著相关性，但在这两种都含有角蛋白的介质中，锶与镁的含量比明显不同：指甲中为 0.0046，头发中为 0.0261，亦即后者要比前者高约 5 倍。

由上可见，指甲元素和头发元素其来源或渗入机制不尽相同，还需进一步深入探讨。

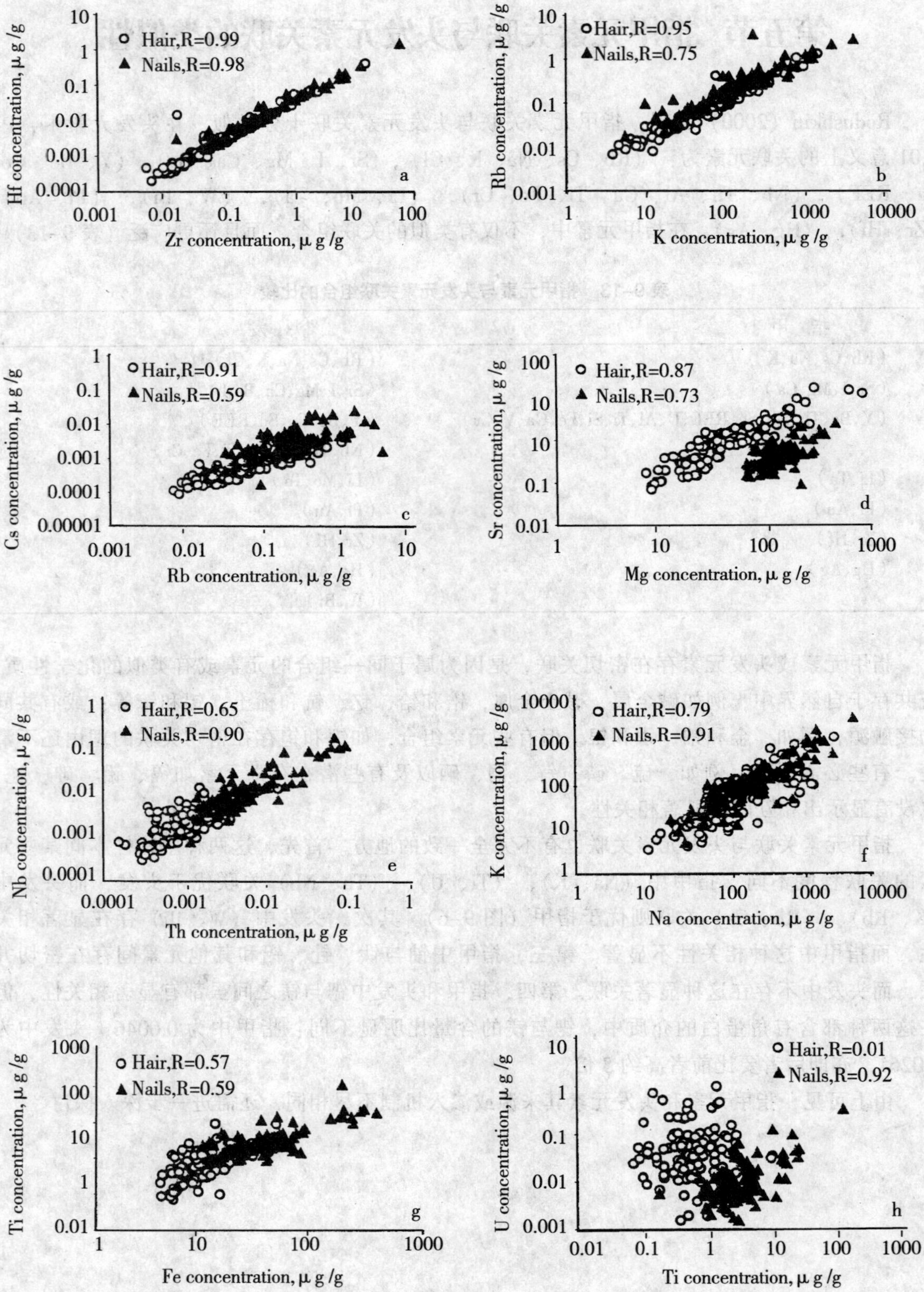


**图 9-6 指甲和头发中的元素相互关联**

○Hair 头发 ▲Nails 指甲

## 参考文献

[1] Jervis RE,Hancock RGV,Hill DE,et al. Biomedical and health Studies with the new Canadian slowpoke reactor.J Radioanal Chem,1977,37:463-471.

[2] Aidid SB.Trace element concentrations in the scalp hair and fingernails of a biltary atresia infant and his family.Med Sci Res,1990,18:469-471.

[3] EL-Khatib AM,Bahnassy AA,Denton M.Trace elements in the human scalp hair and fingernails as affected by infection with schistosoma Mansoni.Radiat phys chem,1995,45（1）:141-145.

[4] Majumdar S,Chatterjee J,Chandhuri K.Ultrastrustural and trace metal studies on radiographers hair and hails.Biol Trace Elem Res,1999,67:127-138.

[5] Rodushkin I,Axelsson MD.Application of double focusing sector field ICP-MS for multielemental characterization of human hair and nails.Part Ⅱ A study of inhabitants of nothern sweden.Sci Total Environ,2000,262:21-36.

[6] Kasperek k,Iyengar GV,Feinendegen LE.Multielement analysis of fingernail,scalp hair and water samples from Egypt （A preliminary study）.Sci Total Environ,1982,22:149-168.

[7] Benischek-Huber I,Benischek F.Correlation of trace metals in hair and nails.Vienna:IAEA-TECDOC-330.IAEA.1985:21-31.

[8] Chauahary K,Ehmann WD,Rengan K,et al.Trace element correlations with age and sex in human fingernails.J Radioanal Nucl Chem,1995,195（1）:51-56.

[9] Nowark B.Occurrence of heary metals,sodium,calcium,and potassium in human hair,teeth,and nails.Biol Trace Elem Res,1996,52（1）:11-22.

[10] Cheng TP,Morris JS,Koirtyohann SR,et al.Study of the correlation of trace elemonts in carpenters' toenails. J Radioanal Nucl Chew,1995,195（1）:31-42.

[11] Mason MM,Morris JS,Spate VL.Comparison of whole blood,plasma,and nails as monitors for the dietary intake of selenium.J Radioanal Chem,1998,236:29-34.

[12] Ozerol E,hlvi H,Ilhan N,et al.Determination of copper,zinc and manganese in nail and serum from patients with migraine.Trace Elements Electrolytes,2003,20（4）:230-233.

[13] 张万洲、张国有：《指甲与头发中微量元素分析》，载《中华微量元素科学》1996 年第 3 期，第 51—53 页。

第十章

# 指甲元素正常值

## 第一节　正常儿童

据查到的文献，有 6 个国家测定了 20 岁以下儿童或青少年指甲中的 36 种元素含量。

### 一、巴　西

Aguiar（2001）用中子活化分析法测定了 10 名巴西圣保罗市 1-12 岁健康儿童指甲中的 16 种元素含量，结果见表 10-1。

表 10-1 巴西 1-12 岁健康儿童的指甲元素含量（μg/g）

| 元　素 | 几何均值 | 中位值 |
|---|---|---|
| Al | 198.0 | 223.3 |
| As × $10^3$ | 109.5 | 77.5 |
| Br | 3.6 | 3.6 |
| Ca | 1055 | 1114 |
| Cd × $10^3$ | 583.3 | 572.5 |
| Cl | 770.9 | 796.0 |
| Co × $10^3$ | 115.5 | 91.0 |
| Cr × $10^3$ | 1280 | 1132 |
| Cu | 15.4 | 20.9 |
| Fe | 133.0 | 137.1 |
| K | 223.1 | 271.0 |
| Mg | 135.4 | 156.0 |
| Mn | 1.3 | 1.7 |
| Na | 170.6 | 125.0 |
| Se × $10^3$ | 514.0 | 520.0 |
| Zn | 161.4 | 143.6 |

注：总例数 n=10。

### 二、尼日利亚

Oluwole（1994）用中子活化分析法测定了 19 名尼日利亚 15 岁以下儿童指甲中的 20 种元素含量，结果见表 10-2。

表 10-2　尼日利亚 15 岁以下儿童的指甲元素含量（μg/g）

| 元　素 | 算术平均值（SD） | 几何平均值（SD） |
|---|---|---|
| Au × $10^3$ | 20.57（8.58） | 18.65（1.47） |
| Br | 15.15（8.42） | 13.06（1.62） |
| Ce | 3.12（1.97） | 2.65（1.70） |
| Co | 1.02（0.68） | 0.84（1.69） |
| Cr | 9.65（5.39） | 8.03（1.85） |
| Cu | 54.90（22.30） | 50.57（1.44） |
| Eu | 0.27（0.17） | 0.23（1.73） |
| Fe | 1276.7（570.1） | 1150.3（1.5） |
| Hf | 0.63（0.49） | 0.46（2.21） |
| Hg × $10^3$ | 375.2（345.0） | 258.3（2.4） |
| K | 2044（859） | 1842（1.5） |
| La | 1.11（0.75） | 0.90（1.73） |
| Na | 1605（610） | 1538（1.4） |
| Rb | 7.31（1.66） | 7.09（1.28） |
| Sb | 1.50（1.44） | 0.99（2.34） |
| Sc × $10^3$ | 270.6（140.9） | 233.4（1.6） |
| Se | 1.48（0.76） | 1.33（1.43） |
| Sm | 0.15（0.10） | 0.12（1.73） |
| Th | 0.40（0.37） | 0.29（1.93） |
| Zn | 162.6（40.6） | 157.7（1.2） |

注：总例数 n=19。

## 三、加　拿　大

Jervis（1977）用中子活化分析法测定了 50 名加拿大多伦多市 2-18 岁正常儿童指甲中的 12 种元素含量，结果见表 10-3。

表 10-3　加拿大 2-18 岁正常儿童的指甲元素含量（μg/g）

| 元　素 | 平均值 | 范　围 |
|---|---|---|
| Al | 210 | 49-940 |
| Br | 14 | 5.2-220 |
| Ca | 800 | 290-2130 |
| Cl | 3050 | 350-7350 |
| Cu | 18 | 1.6-36 |
| I | 7.8 | 0.5-34 |
| K | 842 | 122-1970 |
| Mg | 290 | 110-730 |
| Mn | 3.3 | 0.2-7.8 |
| Na | 920 | 375-2110 |
| S | 160 | 43-360 |
| Zn | 190 | 88-420 |

注：总例数 n=50。

## 四、中 国

何俊英（1987）用等离子体发射光谱法测定了随机收集的中国北京市 7–10 岁小学生指甲中的 18 种元素含量，结果见表 10–4。

表 10–4　北京市 7－10 岁小学生的指甲元素含量（μg/g）

| 元 素 | 平均值 | 元 素 | 平均值 |
|---|---|---|---|
| Al | 78.5 | Mg | 207 |
| B | 0.77 | Mn | 1.50 |
| Ca | 1300 | Mo | 0.95 |
| Cd | 0.093 | Na | 60 |
| Cr | 3.20 | Ni | 1.50 |
| Cu | 6.20 | P | 179 |
| Fe | 76 | Pb | 2.50 |
| Hg | 0.58 | S | 23900 |
| K | 53 | Zn | 116 |

## 五、日 本

Hayashi（1993）用原子吸收光谱法测定了日本 44 名 1–9 岁和 42 名 10–19 岁正常儿童指甲中的镉、铅、锌含量，结果见表 10–5。

表 10–5　日本 1–19 岁正常儿童的指甲元素含量（μg/g）

| 年 龄 | 性 别 | 例 数 | 元 素 | 平均值 | 范 围 |
|---|---|---|---|---|---|
| 1–9 岁 | 男 | 23 | Cd | 0.16 | 0.05–.32 |
| | | | Pb | 6.1 | 3.4–9.9 |
| | | | Zn | 179 | 114–304 |
| | 女 | 21 | Cd | 0.133 | 0.08–0.16 |
| | | | Pb | 6.8 | 4.5–9.0 |
| | | | Zn | 130 | 118–176 |
| 10–19 岁 | 男 | 19 | Cd | 0.16 | 0.04–0.54 |
| | | | Pb | 13.9 | 6.8–37.7 |
| | | | Zn | 137 | 91–191 |
| | 女 | 23 | Cd | 0.097 | 0.03–0.30 |
| | | | Pb | 9.0 | 2.7–25.0 |
| | | | Zn | 142 | 90–227 |

## 六、美 国

Harrison（1972）用火花源质谱法测定了 17 例美国儿童指甲中的 18 种元素含量，结果见表 10–6。

表 10-6　美国儿童的指甲元素含量( μg/g )

| 元　素 | 平均值 | 范　围 | 元　素 | 平均值 | 范　围 |
|---|---|---|---|---|---|
| Ag | 2.1 | 0.8–3.4 | Mg | 120 | 77–190 |
| Al | 242 | 79–390 | Mn | 3.4 | 0.6–5.7 |
| As | 1.2 | 0.2–22.0 | Mo | 7.2 | 3.4–19.0 |
| Ba | 14.5 | 1.5–43.0 | Na | 2040 | 1100–3300 |
| Ca | 792 | 420–1060 | Ni | 47.0 | 15.0–72.0 |
| Cr | 8.0 | 3.6–11.0 | Pb | 24.0 | 5.3–64.0 |
| Cu | 47 | 15–72 | Sn | 9.2 | 2.5–14.0 |
| Fe | 73 | 27–180 | Zn | 184 | 139–300 |
| K | 2200 | 990–3500 | Zr | 2.0 | 1.9–2.1 |

注:总例数 n=17。

# 第二节　正常成年人

有 14 个国家测定了不同年龄健康成人或全年龄正常人群指甲中的 59 种元素含量。

## 一、印　　度

Takagi（1988）用等离子体发射光谱法和原子吸收光谱法测定了 100 名（男 73、女 27）印度新德里市 30–60 岁健康人指甲中的 21 种元素含量，结果见表 10–7。

表 10-7　印度新德里健康人的指甲元素含量( μg/g )

| 元　素 | 平均值 | 元　素 | 平均值 | 元　素 | 平均值 |
|---|---|---|---|---|---|
| Al | 72.4 | Fe | 55.9 | P | 225 |
| As | 0.51 | Hg | 0.21 | Pb | 1.8 |
| Ca | 614 | K | 76.9 | Sb | 0.31 |
| Cd | 0.23 | Mg | 105 | Se | 0.79 |
| Co | 0.06 | Mn | 1.1 | Sn | 0.56 |
| Cr | 1.3 | Na | 127 | V | 0.08 |
| Cu | 4.5 | Ni | 3.9 | Zn | 97.1 |

注:总例数 n=100。

Sukumar（1992）测定了 111 名印度新德里城乡居民指甲中的 7 种元素含量，结果见表 10–8 和表 10–9。

表 10-8　印度新德里市民的指甲元素含量( μg/g )

| 元　素 | 平均值 | | 元　素 | 平均值 | |
|---|---|---|---|---|---|
| | 男( n=24 ) | 女( n=34 ) | | 男( n=24 ) | 女( n=34 ) |
| Cd | 1.1 ± 0.2 | 1.2 ± 0.2 | Ni | 1.9 ± 1.0 | 2.7 ± 0.4 |
| Cr | 0.9 ± 0.1 | 0.9 ± 0.1 | Pb | 9.0 ± 1.0 | 15.4 ± 2.0 |
| Cu | 18.4 ± 2.3 | 27.9 ± 4.0 | Zn | 241 ± 19 | 288 ± 14 |
| Mn | 1.7 ± 0.2 | 3.6 ± 0.4 | | | |

表 10-9 印度新德里男性农民的指甲元素含量（μg/g）

| 元 素 | 平均值（n=53） | 元 素 | 平均值（n=53） |
|---|---|---|---|
| Cd | 1.8 ± 0.4 | Ni | 1.8 ± 0.4 |
| Cr | 1.3 ± 0.3 | Pb | 11.1 ± 2.0 |
| Cu | 17.2 ± 2.8 | Zn | 227 ± 25 |
| Mn | 3.6 ± 1.0 | | |

Najumdar（1999）用原子吸收光谱法测定了 42 名印度加尔各答 36–40 岁医务工作者指甲中的镉、铜、锌含量，结果见表 10-10。

表 10-10 印度加尔各答医生的指甲元素含量（μg/g）

| 元 素 | 平均值（n=42） |
|---|---|
| Cd | 4.04 ± 0.27 |
| Cu | 19.52 ± 1.35 |
| Zn | 91.17 ± 5.72 |

## 二、马来西亚

Aidid（1990）用中子活化分析法测定了 50 例马来西亚 0.5–60 岁健康城市居民指甲中的 6 种元素含量，结果见表 10-11。

表 10-11 马来西亚城市居民的指甲元素含量（μg/g）

| 元 素 | 平均值（n=50） | 元 素 | 平均值（n=50） | 元 素 | 平均值（n=50） |
|---|---|---|---|---|---|
| Au | 28.7 ± 6.3 | Hg | 0.51 ± 0.17 | Sb | 0.33 ± 0.10 |
| Cu | 19.8 ± 3.9 | Mn | 0.71 ± 0.28 | Zn | 167 ± 24 |

## 三、埃 及

El-Khatib（1995）用中子活化分析法测定了 20 名埃及亚历山大市 33–37 岁正常男性农村居民指甲中的 12 种元素含量，结果见表 10-12。

表 10-12 埃及亚历山大农民的指甲元素含量（μg/g）

| 元 素 | 平均值（n=20） | 中位值 | 元 素 | 平均值（n=20） | 中位值 |
|---|---|---|---|---|---|
| Al | 37.9 ± 16.6 | 37.5 | K | 422 ± 94 | 436 |
| Br | 30.8 ± 5.8 | 31.1 | Mg | 204 ± 42 | 192 |
| Ca | 1050 ± 256 | 947 | Mn | 2.8 ± 0.5 | 2.7 |
| Cl | 838 ± 207 | 833 | Na | 151 ± 49 | 159 |
| Cu | 15.9 ± 3.2 | 17.2 | S | 12540 ± 2025 | 12554 |
| I | 0.92 ± 0.25 | 0.88 | V | 0.19 ± 0.03 | 0.19 |

## 四、美 国

Harrison（1972）用火花源质谱法测定了 17 名美国健康成人指甲中的 24 种元素含量，结

表 10-13　美国健康成人的指甲元素含量（μg/g）

| 元　素 | 性　别 | 平均值（n=17） | 范　围 |
|---|---|---|---|
| Ag | | 0.7 | 0.3–1.1 |
| As | | 1.0 | 0.2–2.7 |
| Ba | | 4.2 | 2.0–10.0 |
| Al | | 89 | 16–260 |
| Ca | 男 | 904 | 687–1270 |
| | 女 | 829 | 701–982 |
| Cd | | 1.9 | 1.0–2.6 |
| Cr | | 5.5 | 2.4–13.0 |
| Cu | 男 | 62 | 44–102 |
| | 女 | 44 | 28–53 |
| Fe | 男 | 33 | 28–109 |
| | 女 | 38 | 14–90 |
| Ge | | 3.2 | 0.5–11.0 |
| K | | 3870 | 877–9900 |
| Mg | 男 | 106 | 68–140 |
| | 女 | 111 | 68–152 |
| Mn | | 1.3 | 0.2–2.2 |
| Mo | | 4.5 | 2.1–7.5 |
| Na | | 1627 | 580–5900 |
| Ni | | 8.4 | 1.8–24.0 |
| Pb | | 8.5 | 1.7–24.0 |
| Rb | | 2.1 | 1.4–2.9 |
| Se | | 7.5 | 0.3–15.0 |
| Si | | 125 | 70–280 |
| Sn | | 13.0 | 0.6–43.0 |
| Sr | | 0.7 | 0.4–0.8 |
| Zn | 男 | 178 | 132–391 |
| | 女 | 222 | 130–360 |
| Zr | | 0.6 | 0.3–1.1 |

果见表 10-13。

Kanabrocki（1979）用中子活化分析法测定了 20 名美国 20–60 岁健康人拇指指甲中的 7 种元素含量，结果见表 10-14。同一作者先前报道的美国成人指甲其他元素含量见表 10-15。

表 10-14　美国健康成人的拇指甲元素含量（μg/g）

| 元　素 | 平均值 | |
|---|---|---|
| | 男（n=11） | 女（n=9） |
| Ag | 0.34 ± 0.20 | 0.74 ± 0.74 |
| Au | 0.42 ± 0.32 | 2.64 ± 3.81 |
| Co | 0.04 ± 0.03 | 0.07 ± 0.04 |
| Cr | 4.23 ± 1.25 | 5.77 ± 3.99 |
| Hg | 0.39 ± 0.22 | 1.90 ± 1.80 |
| Se | 0.58 ± 0.21 | 0.88 ± 0.59 |
| Zn | 153 ± 68 | 184 ± 75 |

表 9-15　美国成人的指甲元素含量（μg/g）

| 元　素 | 平均值 | 范　围 | 元　素 | 平均值 | 范　围 |
|---|---|---|---|---|---|
| Au | 0.5 | 0–2.0 | Mn | 0.9 | 0.2–1.1 |
| Cs | 0.05 | 0.01–0.12 | Na | 900 | 400–1500 |
| Cu | 51 | 24–74 | Rb | 2.5 | 0.8–4.6 |
| Fe | 85 | 40–177 | Sb | 0.37 | 0.06–2.31 |
| Hg | 0.3 | 0.1–1.9 | | | |

Takagi（1988）用等离子体发射光谱法和原子吸收光谱法测定了 71 例（男 34、女 37）美国斯克兰顿 30-60 岁健康人指甲中的 21 种元素含量，结果见表 10–16。

表 10–16　美国斯克兰顿健康人的指甲元素含量（μg/g）

| 元　素 | 平均值 | 元　素 | 平均值 | 元　素 | 平均值 |
|---|---|---|---|---|---|
| Al | 47.5 | Fe | 27.1 | P | 224 |
| As | 0.09 | Hg | 0.22 | Pb | 2.2 |
| Ca | 616 | K | 102 | Sb | 0.41 |
| Cd | 0.18 | Mg | 96.2 | Se | 0.32 |
| Co | 0.06 | Mn | 1.1 | Sn | 0.83 |
| Cr | 0.52 | Na | 155 | V | 0.08 |
| Cu | 6.3 | Ni | 0.57 | Zn | 105 |

注：总例数 n=71。

Cheng（1995）用中子活化分析法测定了 129 名美国哥伦比亚 22–66 岁木工趾甲中的 31 种元素含量，结果已如表 8–16 所示。

Chaudhary（1995）用中子活化分析法测定了 92 名美国 3 个月至 93 岁列克星敦大学员工指甲中的 17 种元素含量，结果见表 10–17。该表中也列出了 Vance（1988）的研究结果，但后者平均年龄（59 岁）大于前者（30 岁）。

表 10–17　美国列克星顿正常人的指甲元素含量（μg/g）

| 元　素 | Chaud hary（1995） | Vance（1988） | 元　素 | Chaud hary（1995） | Vance（1988） |
|---|---|---|---|---|---|
| Ag | 0.060 | 0.033 | Hg | 0.12 | 0.17 |
| As | 0.055 | 0.032 | K | 95 | 50 |
| Au | 0.030 | 0.023 | Na | 157 | 138 |
| Br | 2.11 | 2.09 | Rb | 0.29 | 0.10 |
| Ca | 665 | 482 | Sb | 0.037 | 0.025 |
| Co | 0.042 | 0.028 | Sc | 0.0027 | 0.00084 |
| Cr | 0.90 | 1.65 | Se | 1.00 | 1.00 |
| Cs | 0.005 | 0.002 | Zn | 147 | 149 |
| Fe | 19.5 | 13.5 | | | |

注：除 Zn 为算术平均值外，其余均为几何值。

## 五、孟加拉国

Biswas（1984）用质子激发 X 射线荧光分析法测定了 51 名孟加拉国达卡原子能中心 20–55 岁正常人指甲中的 14 种元素含量，结果见表 10–18。

表 10–18　孟加拉国达卡正常人的指甲元素含量（μg/g）

| 元　素 | 平均值（n=51） | 中位值 | 元　素 | 平均值（n=51） | 中位值 |
|---|---|---|---|---|---|
| As | 0.61 ± 0.21 | 0.53 | Ni | 2.34 ± 1.77 | 1.83 |
| Br | 1.65 ± 0.71 | 1.51 | Pb | 4.41 ± 7.03 | 4.04 |
| Ca | 926 ± 383 | 855 | Rb | 1.41 ± 0.54 | 1.35 |
| Cu | 6.85 ± 4.40 | 5.65 | Se | 1.28 ± 0.34 | 1.21 |
| Fe | 77.8 ± 67.2 | 57.3 | Sr | 2.00 ± 0.98 | 1.83 |
| K | 91.1 ± 41.0 | 84.8 | Ti | 11.6 ± 7.9 | 9.3 |
| Mn | 1.69 ± 1.06 | 1.41 | Zn | 113 ± 20 | 112 |

## 六、加　拿　大

Takagi（1988）用等离子体发射光谱法和原子吸收光谱法测定了 40 例（男 21、女 19）加拿大蒙克顿 30–60 岁健康人指甲中的 21 种元素含量，结果见表 10–19。

表 10–19　加拿大蒙克顿健康人的指甲元素含量（μg/g）

| 元　素 | 平均值（n=40） | 元　素 | 平均值（n=40） | 元　素 | 平均值（n=40） |
|---|---|---|---|---|---|
| Al | 67.3 | Fe | 50.1 | P | 211 |
| As | 0.20 | Hg | 0.28 | Pb | 1.9 |
| Ca | 533 | K | 101 | Sb | 0.28 |
| Cd | 0.18 | Mg | 85.8 | Se | 0.45 |
| Co | 0.09 | Mn | 1.0 | Sn | 0.61 |
| Cr | 0.82 | Na | 178 | V | 0.08 |
| Cu | 9.2 | Ni | 1.3 | Zn | 109 |

Nagra（1992）用中子活化分析法测定了 50 名加拿大汉密尔顿和多伦多 22–59 岁健康志愿者（工人）指甲中的 15 种元素含量，结果见表 10–20。与表 10–19 比较，可见工人指甲中许多元素含量高于非工人健康人含量。

表 10–20　加拿大健康男性工人的指甲元素含量（μg/g）

| 元　素 | 算术平均值 | 几何平均值 | 元　素 | 算术平均值 | 几何平均值 |
|---|---|---|---|---|---|
| Ag | 1.35 ± 1.12 | 1.21 | Hg | 0.65 ± 0.88 | 0.3 |
| Au | 0.87 ± 1.13 | 0.52 | Lu | 13.88 ± 14.80 | 14.40 |
| Br | 5.36 ± 3.33 | 2.95 | Mn | 15.19 ± 7.85 | 14.38 |
| Cd | 5.73 ± 2.75 | 5.24 | Mo | 7.97 ± 5.01 | 5.15 |
| Co | 0.26 ± 0.16 | 0.18 | Rb | 3.48 ± 2.47 | 2.60 |
| Cr | 2.30 ± 2.14 | 2.18 | Ru | 1.91 ± 0.77 | 2.81 |
| Cs | 0.32 ± 0.23 | 0.22 | Ta | 0.21 ± 0.17 | 0.18 |
| Fe | 177 ± 154 | 107 | | | |

注：总例数 n=50。

## 七、波　　兰

Takagi（1988）用等离子体发射光谱法和原子吸收光谱法测字了 49 名（男 25、女 24）波兰波兹南 30–60 岁健康人指甲中的 21 种元素含量，结果见表 10–21。

表 10-21 波兰波兹南健康人的指甲元素含量（μg/g）

| 元 素 | 平均值（n=49） | 元 素 | 平均值（n=49） | 元 素 | 平均值（n=49） |
|---|---|---|---|---|---|
| Al | 41.9 | Fe | 42 | p | 232 |
| As | 0.17 | Hg | 0.12 | Pb | 2.0 |
| Ca | 799 | K | 140 | Sb | 0.7 |
| Cd | 0.31 | Mg | 84 | Se | 1.0 |
| Co | 0.04 | Mn | 0.82 | Sn | 0.71 |
| Cr | 0.52 | Na | 205 | V | 0.11 |
| Cu | 5.4 | Ni | 1.3 | Zn | 124 |

## 八、日 本

Takagi（1988）用等离子体发射光谱法和原子吸收光谱法测定了 252 名（男 125、女 127）日本福井 2–80 岁健康人指甲中的 21 种元素含量，结果见表 10–22。

表 10–22 日本福井健康人的指甲元素含量（μg/g）

| 元 素 | 平均值（n=252） | 元 素 | 平均值（n=252） | 元 素 | 平均值（n=252） |
|---|---|---|---|---|---|
| Al | 52.2 | Fe | 40.4 | P | 316 |
| As | 0.22 | Hg | 0.91 | Pb | 3.1 |
| Ca | 587 | K | 183 | Sb | 0.61 |
| Cd | 0.08 | Mg | 97.5 | Se | 1.6 |
| Co | 0.17 | Mn | 0.78 | Sn | 0.83 |
| Cr | 1.4 | Na | 220 | V | 0.15 |
| Cu | 5.2 | Ni | 1.1 | Zn | 93.6 |

## 九、意 大 利

Pietra（1985）用中子活化分析法测定了 4 名意大利伊斯普拉市正常人指甲中的 26 种元素含量，结果见表 10–23。

表 10–23 意大利伊斯普拉正常人的指甲元素含量（μg/g）

| 元 素 | 平均值（n=4） | 元 素 | 平均值（n=4） |
|---|---|---|---|
| Ag | 0.032 ± 0.030 | La | 0.057 ± 0.068 |
| As | 0.355 ± 0.240 | Lu | 0.012 ± 0.009 |
| Ba | 2.450 | Mo | 0.206 ± 0.155 |
| Cd | 0.547 ± 0.249 | Nd | 0.275 ± 0.233 |
| Ce | 0.229 ± 0.291 | Rb | 0.405 ± 0.365 |
| Co | 0.220 ± 0.184 | Se | 0.47 ± 0.10 |
| Cr | 6.415 ± 3.810 | Sm | 0.019 ± 0.018 |
| $Cs \times 10^3$ | 4.1 ± 3.2 | Sn | 5.5 ± 1.5 |
| $Eu \times 10^3$ | 2.50 ± 2.45 | $Ta \times 10^3$ | 3.5 |
| Fe | 41.9 ± 21.0 | $Tb \times 10^3$ | 0.3 |
| Hf | 0.033 ± 0.028 | U | 0.030 ± 0.023 |
| Hg | 0.342 ± 0.415 | Y | 0.010 |
| $Ir \times 10^3$ | 0.18 ± 0.03 | Zn | 359 ± 180 |

# 十、巴　　西

Paschoa（1984）用质子激发 X 射线荧光分析法测定了巴西健康人指甲中的 9 种元素含量，结果见表 10-24。

表 10-24　巴西健康居民的指甲元素含量（μg/g）

| 元　素 | 平均值 | 范　围 | 元　素 | 平均值 | 范　围 |
|---|---|---|---|---|---|
| K | 1600 | 593–2300 | Fe | 126 | 55–194 |
| Ca | 1600 | 334–2900 | Ni | 12 | 3.9–26 |
| Ti | 40 | 23–60 | Cu | 57 | 23–133 |
| Cr | 28 | 12–48 | Zn | 344 | 125–613 |
| Mn | 27 | | | | |

# 十一、瑞　　典

Rodushkin（2000）用等离子体发射光谱—质谱法测定了 96 名瑞典 1–76 岁健康居民指甲中的 71 种元素含量，结果见表 10-25。

表 10-25　瑞典居民的指甲元素含量（μg/g）

| 元　素 | 平均值（n=96） | 元　素 | 平均值（n=96） |
|---|---|---|---|
| Ag | 0.294 ± 0.407 | Na | 240 ± 240 |
| Al | 36 ± 22 | Nb | 0.016 ± 0.023 |
| As | 0.269 ± 0.190 | Ni | 1.65 ± 2.20 |
| Au | 0.074 ± 0.072 | P | 335 ± 100 |
| B | 0.581 ± 0.553 | Pb | 1.38 ± 1.14 |
| Ba | 1.34 ± 1.35 | Pd × $10^3$ | 2.1 ± 4.3 |
| Be × $10^3$ | 1.8 ± 1.6 | Pt × $10^3$ | 0.31 ± 0.52 |
| Bi | 0.059 ± 0.093 | Rb | 0.303 ± 0.299 |
| Br | 23 ± 14 | Re × $10^3$ | 0.052 ± 0.058 |
| Ca | 670 ± 240 | Rh × $10^3$ | 0.097 ± 0.067 |
| Cd | 0.114 ± 0.179 | Ru × $10^3$ | 0.035 ± 0.042 |
| Ce | 0.225 ± 0.333 | S | 33000 ± 5400 |
| Cl | 8700 ± 6600 | Sb | 0.053 ± 0.054 |
| Co | 0.035 ± 0.031 | Sc × $10^3$ | 8.4 ± 1.2 |
| Cr | 1.16 ± 1.05 | Se | 0.94 ± 0.21 |
| Cs × $10^3$ | 4.1 ± 4.3 | Si | 71 ± 46 |
| Cu | 8.4 ± 3.5 | Sn | 0.63 ± 0.51 |
| Fe | 42 ± 30 | Sr | 0.43 ± 0.21 |
| Ga | 0.014 ± 0.015 | Ta | 0.017 ± 0.030 |
| Ge × $10^3$ | 8.6 ± 1.9 | Te × $10^3$ | 0.62 ± 0.81 |
| Hf | 0.020 ± 0.029 | Th | 0.014 ± 0.024 |
| Hg | 0.122 ± 0.098 | Ti | 4.46 ± 5.01 |
| I | 0.285 ± 0.240 | Tl × $10^3$ | 1.9 ± 2.0 |
| Ir × $10^3$ | 0.29 ± 0.19 | U | 0.017 ± 0.037 |

续表

| 元　素 | 平均值（n=96） | 元　素 | 平均值（n=96） |
|---|---|---|---|
| K | 210 ± 260 | W | 0.022 ± 0.025 |
| La | 0.120 ± 0.180 | V | 0.079 ± 0.053 |
| Li | 0.073 ± 0.067 | Y | 0.033 ± 0.053 |
| Mg | 100 ± 36 | Zn | 120 ± 29 |
| Mn | 0.900 ± 0.750 | Zr | 0.57 ± 0.84 |
| Mo | 0.059 ± 0.049 | | |

## 十二、中　国

何俊英（1987）用等离子体发射光谱法测定了中国北京大学生（20–30 岁）指甲中的 19 种元素含量，结果见表 10–26。

表 10–26　中国北京大学生的指甲元素含量（μg/g）

| 元　素 | 平均值 | 元　素 | 平均值 |
|---|---|---|---|
| Al | 326 | K | 33 |
| As | 1.50 | Mg | 225 |
| B | 0.64 | Mn | 0.67 |
| Ca | 1500 | Mo | 1.00 |
| Cd | 0.053 | Na | 54.2 |
| Cr | 3.70 | Ni | 1.70 |
| Cu | 5.90 | P | 154 |
| Fe | 40 | Pb | 1.70 |
| Hg | 0.63 | S | 22700 |
| | | Zn | 104 |

注：混合样品。

李图苓（1998）用原子吸收光谱法测定了 50 名（男 38，女 12）中国合肥 50–75 岁健康普查者指甲中的铜、铁、锌含量，结果见表 9–27。

表 10–27　中国合肥健康人的指甲元素含量（μg/g）

| 元　素 | 平均值 |
|---|---|
| Cu | 10.5 ± 2.7 |
| Fe | 59.6 ± 11.4 |
| Zn | 136 ± 16 |
| Zn/Cu | 13.1 ± 2.6 |

## 十三、韩　国

Sung（2000）测定了韩国女大学生指甲中的 4 种元素含量，结果见表 10–28。

表 10-28 韩国大学生的指甲元素含量（μg/g）

| 元 素 | 平均值 |
|---|---|
| Cu | 4.3 |
| Mn | 1.6 |
| Ni | 3.1 |
| Zn | 102.4 |

## 十四、前 苏 联

Glushchenko（1985）测定了苏联 17-20 岁青年人指甲中的铬和硼含量，结果见表 10-29。与 2-3 岁儿童比较，青年人指甲铬含量显著低于儿童。

表 10-29 前苏联儿童和青年的指甲铬、硼含量（μg/g）

| 元 素 | 儿童（2-3 岁） | 青年（17-20 岁） |
|---|---|---|
| B | 3.40 | 3.50 |
| Cr | 0.53 | 0.35 |

### 参考文献


[1] Aguiar AR,Saiki M.Determination of trace elements in human nail clipping by NAA.J Radioanal Nucl Chem,2001,249（2）:413-416.

[2] Oluwole AF,OJO JO,Durosinmi MA,et al. Elemental composition of head hair and fingernails of some nigerian subjects.Biol Trace Elem Res,1994,43-45:443-452.

[3] Jervis RE,Hancock RGV,Hill DE,et al.Biomedical and health studies with the new Canadian slow-poke reactor.J Radioanal chom,1977,37:463-471.

[4] hayashi M,Yamamoto K,Yoshimura M,et al.Cadmium,lead,and zinc concentrations in human fingernails.Bull Environ Contam Toxicol,1993,50:547-553.

[5] Harrison WW,Clemena GC.Survey analysis of trace element,in human fingernails by spark source mass spectrometry.Clin chim Acta,1972,36:485-492.

[6] Takagi Y,Matsuda S,Imai S,et al.Survey of trace element in human nails:An international comparision.Bull Environ Contam Toxical,1988,41:690-695.

[7] Sukumar K,Subramanian R.Elements in hair and nails of urban residents of New Delhi CHD,hypertensive and diahetic cases.Biol Trace Elem Res,1992,34（1）:89-97.

[8] Majumdars,Chatterjee J,Chaudhuri K.Ultrastructural and trace metal studies on radiogranhers' hair and hails.Biol Trace Elem Res,1999,67:127-138.

[9] Aidid SB.Trace element concentrations in the scalp hair and fingernails of a biliary atresia infant and his family.Med Sci Res,1990,18:469-471.

[10] Sukumar A,Subramanian R.Elements in hair and nails of residents from a village adjacent to New Delhi.Influance of place of occupation and smoking habits.Biol Trace Elem Res,1992,34（1）:

99-105.

[11] El-khatib AM,Bahnassy AA,Denton M,Trace elemerts in the human scalp hair and fingernails as affected by infection with schistosoma mansoni.Radiat phys chem,1995,45（1）:141-145.

[12] Kanabrocki El,kanabrocki JA,Greco J,et al.Instrumental analysis of trace elements in thumbnails of human subjects.Sci Total Enriron,1979,13:131-140.

[13] Cheng TP,Morris JS,koirtyohann SR,et al.Study of the correlation of trace elements in carpenters'toenails. J Radioanal Nucl Chem,1995,195（1）:31-42.

[14] Chaudhary K,Ehmann WD,Rengan K,et al. Trace element correlations with age and sex in human fingernails J Radioanal Nucl Chem,1995,195（1）:51-56.

[15] Biswas SK,Abdullah M,Arhter S,et al.Trace elements in human fingernails measurement by PIXE. J Radioanal Nucl Chem,1984,82（1）:111-124.

[16] Nagra MS,pallah BS,Sahota PS,et al.A study of trace elements in scalp hair and fingernails of industrial workers of Ontario,Canada.J Radioanal Nucl Chem,1992,162（2）:285-288.

[17] pietra R,Sahhioni E,Ubertalli L,et al.Trace elements in tissues of a worker affected by rare earths pneumoconiosis.A study carried out by NAA.J Radioanal Nucl Chem,1985,92（2）:247-259.

[18] Vance DE,Ehmann WD,Markesbery WR.Trace element content in fingernails and hair of a nonindustrialized US control population.Biol Trace Elem Res,1988,17:109-121.

[19] Rodushkin I,Axelsson MD. Application of double focusing sector field ICP-MS for multielemental characterization of human hair and nails.Part Ⅱ A study of the inhabitants of northern sweden. Sci Total Environ,2000,262:21-36.

[20] 何俊英、齐大荃、刘冬霓等：《指甲中微量元素的 ICP 分析》，载《微量元素》1987 年第 3 期，第 51—55 页。

[21] 李图苓、刘素梅、张琼：《脑梗塞患者指甲微量元素测定》，载《微量元素与健康研究》1998 年第 1 期，第 69 页。

# 第十一章

# 指甲元素分析的医学应用

## 第一节　环境暴露监测

### 一、不同国家居民指甲元素含量比较

不同国家由于工业发展程度不尽相同，居民所处地理环境和饮食、生活习惯亦不一样，因而指甲元素含量可能亦有差异。

Takagi（1988）调查了日本、印度、美国、加拿大和波兰五国居民指甲的元素含量，共收集了512份样品，其中日本252例，印度100例，美国11例，加拿大40例，波兰49例，各国男、女性比例基本相同。除砷、锡、汞用无焰原子吸收光谱法测量外，其余元素用ICP–1000型等离子体发射光谱法测定。每份样本重复测量5次，并用牛肝标准物质NBS–1571作质量控制。测定结果见表11–1。以一国范围为基础，各国男、女性中明显偏高的元素有一定差异（表11–2）。美国和加拿大人生活习惯相近，微量元素分布非常近似。日本人的鱼消费量较高，指甲中汞、钾、钠水平增高。基本素食的印度人，铝、铁含量增加，锡含量也高于非素食者，这种分布模式可能与印度厨房中广泛使用含锡、铁、铝的炊具有关。

**表11–1　指甲元素含量的国际比较（μg/g）**

| 元　素 | 日　本 | 印　度 | 美　国 | 加拿大 | 波　兰 |
|---|---|---|---|---|---|
| Al | 52.2 | 72.4 | 47.5 | 67.3 | 41.9 |
| As | 0.22 | 0.51 | 0.09 | 0.20 | 0.17 |
| Ca | 587 | 614 | 616 | 533 | 799 |
| Cd | 0.08 | 0.23 | 0.18 | 0.18 | 0.31 |
| Co | 0.17 | 0.06 | 0.06 | 0.09 | 0.04 |
| Cr | 1.4 | 1.3 | 0.52 | 0.82 | 0.52 |
| Cu | 5.2 | 4.5 | 6.3 | 9.2 | 5.4 |
| Fe | 40.4 | 55.9 | 27.1 | 50.1 | 42.0 |
| Hg | 0.91 | 0.21 | 0.22 | 0.28 | 0.12 |
| K | 183 | 76.9 | 102 | 101 | 140 |
| Mg | 97.5 | 105 | 96.2 | 85.8 | 84.0 |
| Mn | 0.78 | 1.1 | 1.1 | 1.0 | 0.82 |
| Na | 220 | 127 | 155 | 178 | 205 |
| Ni | 1.1 | 3.9 | 0.57 | 1.3 | 1.3 |
| P | 316 | 225 | 224 | 211 | 232 |
| Pb | 3.1 | 1.8 | 2.2 | 1.9 | 2.0 |
| Sb | 0.61 | 0.31 | 0.41 | 0.28 | 0.70 |

续表

| 元　素 | 日　本 | 印　度 | 美　国 | 加拿大 | 波　兰 |
|---|---|---|---|---|---|
| Sb | 0.61 | 0.31 | 0.41 | 0.28 | 0.70 |
| Se | 1.60 | 0.79 | 0.32 | 0.45 | 1.0 |
| Sn | 0.83 | 0.56 | 0.83 | 0.61 | 0.71 |
| V | 0.15 | 0.08 | 0.08 | 0.08 | 0.11 |
| Zn | 93.6 | 97.1 | 105 | 109 | 124 |

**表 11-2　不同国家居民显著偏高的指甲元素**

| 国　家 | 显著偏高的元素 | |
|---|---|---|
| | 男 | 女 |
| 日本 | Na、K、Co、P、Hg | Na、K、P、Hg |
| 印度 | Al、Fe、Ni | Al、Fe、Se |
| 美国 | Pb、Cu | Pb、Cu |
| 加拿大 | Pb、Cu | Pb、Cu |
| 波兰 | Ca、Zn | Ca、Zn |

## 二、不同地区居民指甲硒含量比较

早在 1973 年，就有人提出利用指甲作为硒指示器的问题，但这类应用报道甚少。直到 1983年，Morris 对美国产硒地区和新西兰低硒地区居民趾甲硒水平做了测定，发现产硒区居民趾甲硒明显高于低硒区（表 11-3）。

**表 11-3　不同硒水平地区居民趾甲硒含量比较（μg/g）**

| 类　别 | 地　区 | 例　数 | 趾甲 Se |
|---|---|---|---|
| 产硒区 | 南达科他州（美） | 15 | 1.17 ± 0.35 |
| | 佐治亚州（美） | 24 | 0.81 ± 0.14 |
| | 波士顿（美） | 9 | 0.74 ± 0.13 |
| 低硒区 | 新西兰 | 14 | 0.26 ± 0.09 |

杨光圻(1990)测定了中国不同硒水平地区居民的指(趾)甲硒含量,发现指(趾)甲硒含量与地区硒水平之间有极好的相关性(表 11-4)。

**表 11-4　中国不同地区居民指（趾）甲硒含量（μg/g）**

| 观测点 | 硒摄入量（μg/d） | 指甲 Se（n） | 趾甲 Se（n） |
|---|---|---|---|
| 低硒区（L） | 66.3（n=102） | 0.69 ± 0.02（n=45） | 0.71 ± 0.031（n=18） |
| 中硒区（M） | 196.4（n=158） | 3.97 ± 0.53（n=847） | 2.72 ± 0.33（n=66） |
| 高硒区（H） | 1333.8（n=149） | 19.37 ± 2.17（n=76） | 12.84 ± 1.05（n=33） |
| M/L | 2.96 | 5.75 | 3.83 |
| H/L | 20.12 | 28.07 | 18.08 |

注:n 为调查的样本数。

Hunter（1990）用中子活化分析法测定了美国 11 个州中 677 名 37-62 岁妇女趾甲中的硒含量。这些州按饲料作物硒含量中位值分为四类：即高硒区（≥0.1μg/g）、中硒区

（0.06–0.09μg/g）、低硒区（0.03–0.05μg/g）和很低硒区（≤0.02μg/g）。结果发现，趾甲硒含量的区域分布与美国硒暴露的国家分类十分一致（表 11–5）。在这 11 个州中，只有 1 个州（得克萨斯州）被划为土壤高硒区（Shamberger,1976），其居民趾甲硒含量亦为最高，划为中硒区的加利福尼亚州，趾甲硒含量为次高，而划为很低硒区的佛罗里达州，其居民趾甲硒含量亦为最低。

**表 11–5　美国不同硒区居民的趾甲硒含量比较（μg/g）**

| 州　名 | 地区分类 | 例　数 | 趾甲 Se | P |
|---|---|---|---|---|
| 得克萨斯 | 高硒区 | 30 | 0.877 ± 0.027 | 0.54 |
| 加利福尼亚 | 中硒区 | 85 | 0.858 ± 0.016 | |
| 密执安 | 低硒区 | 58 | 0.845 ± 0.019 | 0.59 |
| 马萨诸塞 | 低硒区 | 46 | 0.823 ± 0.022 | 0.19 |
| 宾夕法尼亚 | 低硒区 | 142 | 0.814 ± 0.013 | 0.03 |
| 新泽西 | 低硒区 | 53 | 0.808 ± 0.020 | 0.03 |
| 纽约 | 低硒区 | 110 | 0.800 ± 0.014 | 0.01 |
| 俄亥俄 | 低硒区 | 89 | 0.796 ± 0.416 | 0.01 |
| 康涅狄格 | 低硒区 | 31 | 0.794 ± 0.026 | 0.04 |
| 佛罗里达 | 很低硒区 | 8 | 0.770 ± 0.052 | 0.10 |
| 马里兰 | 低硒区 | 25 | 0.770 ± 0.029 | 0.01 |

注：①趾甲 Se 含量对年龄（平均 50 岁）、吸烟状态（现在吸烟 =1，不吸烟或过去吸烟 =0）、硒补充状况（补充 =1，不补充 =0）做了校正。

②地区按 Shamberger（1976）分类。

③P 值以加利福尼亚州为参考。

## 三、不同地区居民指甲砷含量比较

环境砷暴露可引起严重健康效应，其中包括癌症、心血管病和糖尿病。尿砷常被用来作为职业暴露或环境高暴露的生物标记物。但尿砷仅反映最近时期内的砷暴露，因为在暴露的 1–3 天内，即有 45–85%的摄入砷从尿中排泄出体外（Malachowsti，1990）。砷对角蛋白中的巯基具有亲和性，并可累积在头发和指甲中。指甲容易收集和贮存，而且可反映长达几个月内的暴露状况，因而指甲砷应该也是砷暴露的良好指示器，这对环境低砷暴露或长期慢性砷暴露的监督特别有用。

Karagas（2002）研究了饮水砷浓度为 0.01–54.1μg/L 范围内的美国居民尿砷与饮水砷和趾甲砷的相关关系。样品取自美国新罕布什尔州，被研究的对象为 99 名 25–74 岁健康居民，其中 44%为女性。这些人中 96 人提供了趾甲样品和水样品，92 人还提供了尿样品。由于在人体中，5 价的砷酸盐可还原为 3 价的亚砷酸盐，后者又转换成单甲基砷酸（MMA），MMA 又还原成 3 价形式，并进一步甲基化成为二甲基砷酸（DMA）。因此，该作者除测定有机砷、无机砷和总砷含量外，还测定了单甲基砷酸和二甲基砷酸的含量。结果发现，饮水砷浓度与尿砷浓度显著相关，与 MMA 和 DMA 浓度也显著相关（表 11–6）。与饮水砷类似，趾甲砷含量也与尿砷、MMA 和 DMA 浓度显著相关，并与 MMA 和 DMA 的比值呈正相关（表 11–7）。这些发现，对饮水砷浓度较低但具有潜在危险的地区居民进行大规模流行病学调查有重要现实意义。

表 11-6 美国新罕布尔州居民饮水砷与尿砷的相关关系

| 尿 As | 例 数 | 平均值（μg/L） | r | P |
|---|---|---|---|---|
| 无机砷 | 26 | 6.94 | −0.01 | 0.97 |
| 单甲基砷酸（MMA） | 22 | 1.50 | 0.43 | 0.055 |
| 二甲基砷酸（DMA） | 75 | 7.30 | 0.38 | 0.0011 |
| 有机砷 | 75 | 7.74 | 0.41 | 0.0004 |
| 总砷 | 77 | 9.89 | 0.40 | 0.0004 |
| 无机砷 /MMA | 16 | 1.03 | −0.14 | 0.64 |
| MMA/DMA | 22 | 0.14 | 0.26 | 0.28 |

表 11-7 美国新罕布什尔州居民趾甲砷与尿砷的相关关系

| 尿 As | 例 数 | r | P |
|---|---|---|---|
| 无机砷 | 26 | −0.02 | 0.91 |
| 单甲基砷酸（MMA） | 22 | 0.75 | 0.0001 |
| 二甲基砷酸（DMA） | 74 | 0.31 | 0.0081 |
| 有机砷 | 74 | 0.33 | 0.0042 |
| 总砷 | 76 | 0.29 | 0.013 |
| 无机砷 /MMA | 16 | −0.36 | 0.20 |
| MMA/DMA | 22 | 0.46 | 0.043 |

注：对年龄和海产品摄入量做了校正。

## 四 吸烟对指甲元素含量的影响

吸烟明显地影响体内的元素谱分布（秦俊法，2004），特别是镉。吸烟者头发镉含量显著高于不吸烟者或过去吸烟而现在不吸烟者（Frey，1993），血镉浓度也显著高于不吸烟者（王夔，1996）。1978 年，联合国环境规划署和世界卫生组织在全球环境监测系统内组织了一项有 10 个国家参加的调查，发现血镉浓度与吸烟习惯有非常密切的相关性（表 11–8）。

表 11–8 吸烟对血镉浓度的影响（μg/L）

| 国家和城市 | 不吸烟者 | | 从前吸烟者 | | 现在吸烟者 | |
|---|---|---|---|---|---|---|
| | 男 | 女 | 男 | 女 | 男 | 女 |
| 比利时布鲁塞尔市 | 1.1 | 1.0 | 1.0 | 0.7 | 2.5 | 2.4 |
| 中国北京市 | 0.6 | 0.9 | 1.1 | – | 2.0 | 2.6 |
| 印度加尔各答市 | 0.9 | 0.8 | 0.6 | – | 0.7 | – |
| 以色列耶路撒冷市 | 0.5 | 0.5 | 0.2 | – | 1.6 | 1.9 |
| 日本东京市 | 1.0 | 1.3 | 1.2 | 1.1 | 1.7 | 1.5 |
| 墨西哥墨西哥市 | 0.6 | 0.6 | 4.3 | 2.1 | 3.9 | 3.4 |
| 秘鲁利马市 | 0.7 | 0.9 | 1.5 | 1.0 | 2.7 | 1.7 |
| 瑞典斯德哥尔摩市 | 0.2 | 0.3 | 0.5 | 0.4 | 2.0 | 1.7 |
| 美国巴尔的摩市 | 0.7 | 0.6 | 1.1 | 0.6 | 1.7 | 1.1 |
| 南斯拉夫萨格勒布市 | 0.6 | 0.5 | 0.8 | 0.6 | 4.4 | 3.6 |

指甲亦是吸烟所致元素暴露的良好指示器。Sukumar（1992）测定了 53 名印度新德里近郊农民指甲中的 7 种元素含量。这些农民分为不吸烟者、吸卷烟者和吸水烟者 3 组。结果发现，吸烟者指甲镉含量显著升高，而镍、铅含量则有明显降低（表 11–9）。

表 11-9　吸烟对指甲元素含量的影响（μg/g）

| 元　素 | 不吸烟组（n=17） | 吸卷烟组（n=20） | 吸水烟组（n=16） |
|---|---|---|---|
| Cd | 1.0 ± 0.1 | 2.4 ± 0.5** | 1.9 ± 0.7* |
| Cr | 1.2 ± 0.2 | 1.3 ± 0.3 | 1.5 ± 0.5 |
| Cu | 18.5 ± 2.5 | 13.8 ± 2.0 | 19.4 ± 4.0 |
| Mn | 2.7 ± 0.3 | 4.5 ± 1.2 | 3.5 ± 1.4 |
| Ni | 3.5 ± 0.8 | 1.1 ± 0.3** | 0.9 ± 0.2** |
| Pb | 18.9 ± 3.4 | 6.4 ± 1.7** | 7.9 ± 0.9** |
| Zn | 243 ± 25 | 199 ± 16 | 240 ± 34 |

注：与不吸烟者比较，*$P < 0.005$，**$P < 0.001$。

## 五、铊矿区居民指甲元素含量分析

铊矿区的汞铊病是世界上较罕见的中毒性疾病，严重者可双目失明。张忠（1999）研究了贵州省兴仁县滥木厂铊矿区居民尿、发和指甲中的铊、汞、砷含量，发现尿铊含量可以作为区别汞铊病严重程度的指标：严重汞铊病患者尿铊含量大于 1000μg/L，轻汞铊病患者在 100–1000μg/L 之间，而无汞铊病症状患者尿铊含量低于 120μg/L。导致汞铊病的有害元素还有汞和砷，尿液分析对汞和砷没有得出一致的结果。指甲和头发分析则表明，患者铊、汞、砷含量显著高于健康人（表 11-10），指甲汞、铊含量还呈剂量—响应关系，头发砷也有类似的趋势。这表明，指甲汞、铊和头发砷含量可以作为判别铊矿区污染程度的标志，也可作为汞铊病的判断标准之一。

表 11-10　不同程度汞铊病患者的指甲、头发元素含量（μg/kg）

| | 指　甲 | | | 头　发 | | |
|---|---|---|---|---|---|---|
| | Tl | Hg | As | Tl | Hg | As |
| 重度患者（失明） | 13.92 | 1661 | 8.49 | 2.95 | 891 | 8.43 |
| 轻度患者 | 8.53 | 531 | 3.45 | 2.24 | 1107 | 6.16 |
| 健康对照者 | 1.38 | 20 | 3.33 | 0.60 | 182 | 0.45 |

## 六、环境污染指示器

在许多发展中国家，面临着重金属污染及其健康危害的挑战。这些国家由于经费的限制，通常不可能花很多钱去监测和筛查重金属中毒，各国都在苦苦寻求环境监测和预防疾病的简单办法。于是指甲和头发就成为监测环境污染及其危害的最有吸引力的生物指示器。

Were(2008)用原子吸收光谱法测量了 200 个肯尼亚城乡儿童指甲中的铅、镉、钙、铁、锌含量，并通过开卷方式探讨了这些儿童累积铅、镉元素的影响因素。这些 6 岁以下儿童居住在肯尼亚首都内罗毕和肯尼亚东部本戈马（Bungoma）农村地区。结果发现：

（1）城区儿童的指甲铅、镉含量显著高于农村儿童（表 11-10a）。据世界卫生组织调查，内罗毕有最大的空气污染浓度，在市中心商业区，土壤铅的平均浓度要比临近农村地区高 95 倍。这表明，内罗毕城区儿童指甲铅、镉含量高是环境污染的结果。

（2）在城区中，高速公路旁学校儿童指甲铅水平明显高于市中心和工业区学校儿童，但工业区学校儿童的指甲镉水平最高，其次是市中心区儿童，高速公路旁学校儿童指甲镉水平相对较低（表 11-10b）。这是因为直到 2006 年初，肯尼亚仍在使用含铅汽油，公路旁学校儿童指甲铅含量高是含铅汽油燃烧排放所致，而工业区学校儿童指甲镉含量高则是由工业的钢铁、蓄电池和水泥生产引起污染的结果。

（3）指甲铅、镉含量增高有多种影响因素，其中包括环境危险因子、饮食习惯、社会经济背景和健康状况（表 11-10c）。在环境因素方面，居住地区、交通繁忙程度和住房油漆与否都对儿童铅、镉摄入或吸入产生明显的影响。在饮食习惯方面，饮用自来水和消费较多罐

**表 11-10a　肯尼亚城乡儿童指甲金属水平比较（μg/g）**

| 元　素 | 城市（n=104） | 农村（n=66） | P |
|---|---|---|---|
| Pb | 27.5 ± 1.8 | 19.7 ± 0.9 | 0.01 |
| Cd | 0.73 ± 0.08 | 0.44 ± 0.06 | 0.008 |
| Zn | 94.8 ± 7.0 | 122.3 ± 6.9 | < 0.001 |
| Fe | 66.9 ± 2.0 | 99.1 ± 4.2 | < 0.001 |
| Ca | 96.8 ± 6.9 | 80.2 ± 7.5 | |

**表 11-10b　内罗毕不同地区儿童指甲金属水平比较（μg/g）**

| 元　素 | 市中心（n=33） | 工业区（n=33） | 高速公路旁（n=38） |
|---|---|---|---|
| Pb | 21.1 ± 1.1* | 25.9 ± 1.5* | 34.4 ± 3.5* |
| Cd | 0.75 ± 0.13 | 0.82 ± 0.09 | 0.62 ± 0.13 |
| Zn | 110.5 ± 8.4 | 117.2 ± 20.9 | 61.8 ± 2.7 |
| Fe | 71.4 ± 3.3 | 69.2 ± 3.0 | 60.9 ± 3.3 |
| Ca | 93.8 ± 6.8 | 106.9 ± 14.3 | 90.7 ± 7.7 |

注：* 表示相互间有显著差异。

**表 11-10c　指甲金属水平的影响因素（μg/g）**

| 参　数 | 样品数 | Pb | Cd | Fe | Ca | Zn |
|---|---|---|---|---|---|---|
| ① 环境危险因子 | | | | | | |
| 城镇中心区 | 35 | 19.7 ± 1.1 | 0.74 ± 0.11 | 69.3 ± 2.9 | 94.5 ± 6.1 | 118.8 ± 11.2 |
| 工业区 | 27 | 26.9 ± 2.1 | 0.74 ± 0.13 | 72.1 ± 5.0 | 120.0 ± 15.0 | 106.0 ± 5.7 |
| 繁忙交通路旁 | 37 | 31.6 ± 2.8 | 0.62 ± 0.10 | 67.2 ± 3.4 | 100.1 ± 8.8 | 75.4 ± 5.0 |
| 稀少交通路旁 | 25 | 20.3 ± 1.1 | 0.62 ± 1.50 | 97.7 ± 4.2 | 85.6 ± 8.6 | 128.5 ± 8.0 |
| P 值 | | 0.010* | 0.121 | 0.046* | 0.060* | 0.032* |
| 油漆房屋 | 89 | 30.2 ± 2.9 | 1.77 ± 1.06 | 68.1 ± 2.1 | 114.4 ± 6.3 | 97.8 ± 7.6 |
| 非油漆房屋 | 47 | 19.8 ± 0.9 | 0.44 ± 0.07 | 102.9 ± 4.5 | 80.0 ± 7.1 | 119.1 ± 6.6 |
| P 值 | | 0.012* | 0.043* | 0.02* | 0.123 | 0.012* |
| ② 饮食习惯 | | | | | | |
| 罐头和加工食品 | 111 | 27.4 ± 1.7 | 0.71 ± 0.07 | 69.3 ± 2.3 | 96.3 ± 5.9 | 98.3 ± 7.0 |
| 非消费者 | 42 | 19.0 ± 0.7 | 0.52 ± 0.15 | 99.9 ± 4.6 | 92.2 ± 7.2 | 112.8 ± 5.5 |
| P 值 | | 0.015* | 0.141 | 0.031* | 0.073 | 0.045* |
| 自来水 | 98 | 27.6 ± 1.8 | 0.70 ± 0.08 | 67.3 ± 2.0 | 102.6 ± 5.9 | 94.6 ± 7.0 |
| 雨水 | 13 | 16.5 ± 1.2 | 0.27 ± 0.04 | 117.5 ± 8.9 | 121.3 ± 22.7 | 135.4 ± 16.1 |
| 井水 | 18 | 18.1 ± 1.4 | 0.48 ± 0.11 | 100.4 ± 7.9 | 74.8 ± 11.6 | 128.9 ± 12.4 |
| P 值 | | 0.008* | 0.008* | 0.032* | 0.113 | 0.065 |

续表

| 参　数 | 样品数 | Pb | Cd | Fe | Ca | Zn |
|---|---|---|---|---|---|---|
| ③ 社会经济背景 | | | | | | |
| 低等 | 120 | 22.4 ± 0.9 | 0.66 ± 0.08 | 84.4 ± 2.7 | 88.7 ± 4.6 | 111.5 ± 5.4 |
| 中下等 | 44 | 30.4 ± 3.6 | 0.60 ± 0.11 | 63.6 ± 3.6 | 107.7 ± 11.2 | 87.5 ± 12.1 |
| 中等 | 6 | 35.5 ± 4.2 | 0.79 ± 0.24 | 58.5 ± 2.7 | 100.9 ± 19.7 | 60.7 ± 8.1 |
| P 值 | | 0.048* | 0.115 | 0.023* | 0.215 | 0.021* |
| ④ 健康状况 | | | | | | |
| 无缺陷儿童 | 125 | 23.2 ± 0.9 | 0.61 ± 0.07 | 80.3 ± 2.6 | 112.7 ± 19.7 | 106.8 ± 6.0 |
| 有缺陷儿童 | 43 | 34.2 ± 5.8 | 0.75 ± 0.14 | 73.7 ± 4.2 | 90.0 ± 8.4 | 93.8 ± 8.0 |
| 脑 / 肾障碍 | 4 | 24.5 ± 4.9 | 0.55 ± 0.29 | 114.6 ± 13.2 | 94.1 ± 5.2 | 167.2 ± 9.2 |
| 多动症 | 14 | 39.4 ± 9.0 | 0.74 ± 0.26 | 66.8 ± 5.2 | 112.7 ± 19.7 | 85.9 ± 7.6 |
| P 值 | | 0.008* | 0.110 | 0.048* | 0.123 | 0.046* |

注：①有 “*” 者表示有显著的差异；②有缺陷者表示有异食癖、佝偻病或溢脓症。

头食品或精加工食物的儿童指甲铅含量明显升高，完全依赖自来水的儿童，指甲铅、镉含量均显著高于饮用雨水和井水的儿童。在社会经济背景方面，指甲铅含量随经济状况的改善而增高，有中等社会经济背景的儿童，指甲铅含量明显高于中下等和低等经济水平背景的儿童。在健康因素方面，有异食癖、佝偻病或溢脓症等缺陷的儿童和多动症儿童，指甲铅含量均比无缺陷儿童显著升高。

（4）无论在何种影响因素下，指甲铅或镉含量明显升高，均伴随着指甲铁、锌含量降低，关联分析表明，指甲铅含量与指甲锌铁含量呈显著负相关，指甲镉含量也与指甲铁含量呈显著负相关。这表明，营养不良可能是儿童重金属暴露的最大危险因素。

由上可见，指甲中的重金属水平明显地受环境因素和营养因素的双重影响，Were（2008）的研究结果表明，指甲可分分析经济、分析环境污染，是发展中国家极有吸引力的环境监测和重金属中毒诊断工具。Nowak(2002)、Samatha(2004)、Barbosa(2005)等人也指出，指甲和头发收集容易、贮存方便、样品制备简单，是监测和筛查重金属环境暴露的最为重要的活检材料和生物指示器，研制指甲生物标准物质和发展标准化分析方法势在必行。

# 第二节　职业危险性评估

## 一、低剂量辐射损伤的灵敏指标

与头发一样，指甲也是辐射的高度敏感器官（秦俊法，2003）。

Majumdar（1999）用扫描电镜（SEM）和原子吸收光谱法研究了印度加尔各答医院 X 射线摄片员（监测组）和同院非 X 射线摄片员（对照组）的指甲样品。监测对象的年龄为 36–40 岁，职业接触时间为 10–15 年，平均每天在 15–300mA、50–100KVX 射线光源环境下工作 5h，平均每天摄片 20 张。电镜观察表明，X 射线摄片员的指甲电镜扫描图与非摄片员明显不同：对照组指甲表面的角化组织比监测组少，且后者呈现多重裂纹和孤立结晶块；对照组指甲的切割边有三个不同的角蛋白沉积区（即表面角蛋白层、均匀角蛋白层和非均匀角蛋白层），而监测组指甲没有这些沉积区，但相应的中间角蛋白层区很不均匀且易破裂。与指甲形态变化相对应，监测组指甲元素含量也发生了很大变化：铜、镉、锌含量均显著高于对照组。其中铜含量平均增加 2 倍，锌平均增加 1 倍，而镉含量也平均增加 30%以上。逐一比

**表 11－11　医院 X 射线摄片员的指甲元素含量变化（μg/g）**

| 年龄（岁） | Zn C | Zn R | Cu C | Cu R | Cd C | Cd R |
|---|---|---|---|---|---|---|
| 36（n=10） | 101.2 | 195.5 | 20.6 | 60.6 | 4.3 | 5.9 |
| | 91.3 | 178.2 | 22.2 | 59.4 | 4.7 | 5.8 |
| | 94.4 | 179.4 | 21.8 | 58.3 | 3.9 | 5.7 |
| | 87.4 | 159.0 | 20.9 | 58.7 | 4.5 | 5.1 |
| | 88.9 | 177.2 | 19.4 | 58.0 | 3.8 | 5.4 |
| | 90.2 | 165.7 | 18.0 | 56.9 | 4.6 | 5.5 |
| | 90.8 | 184.0 | 18.2 | 57.2 | 4.2 | 6.0 |
| | 89.2 | 180.0 | 19.6 | 60.0 | 4.4 | 5.6 |
| | 88.6 | 189.6 | 22.8 | 56.3 | 3.7 | 5.4 |
| | 90.1 | 183.0 | 23.0 | 61.2 | 4.0 | 5.3 |
| 37（n=10） | 96.2 | 193.2 | 18.8 | 61.6 | 4.5 | 5.8 |
| | 98.6 | 193.4 | 19.6 | 60.4 | 4.2 | 5.6 |
| | 101.0 | 183.5 | 19.5 | 57.3 | 3.9 | 5.5 |
| | 97.5 | 192.6 | 18.7 | 61.4 | 4.0 | 5.7 |
| | 91.4 | 180.0 | 18.1 | 60.2 | 4.1 | 5.3 |
| | 96.3 | 186.3 | 18.5 | 59.9 | 4.3 | 5.4 |
| | 95.5 | 188.0 | 17.9 | 58.5 | 3.7 | 5.1 |
| | 98.1 | 184.8 | 19.0 | 57.0 | 4.4 | 5.2 |
| | 93.2 | 189.5 | 19.3 | 59.0 | 4.0 | 5.4 |
| | 100.0 | 191.0 | 18.5 | 56.9 | 4.3 | 5.2 |
| 38（n=8） | 100.2 | 181.8 | 20.0 | 65.0 | 4.1 | 5.1 |
| | 91.5 | 192.0 | 19.0 | 64.2 | 4.0 | 5.2 |
| | 92.8 | 186.2 | 21.0 | 60.8 | 3.9 | 5.4 |
| | 96.2 | 171.6 | 19.8 | 63.8 | 4.2 | 5.0 |
| | 85.8 | 179.4 | 22.1 | 56.3 | 3.8 | 4.9 |
| | 82.8 | 177.5 | 18.7 | 58.4 | 4.2 | 4.8 |
| | 94.1 | 175.0 | 19.5 | 62.1 | 3.7 | 5.3 |
| | 90.2 | 190.0 | 17.8 | 57.7 | 3.8 | 5.1 |
| 39（n=6） | 83.3 | 186.3 | 19.2 | 60.4 | 4.1 | 5.2 |
| | 87.2 | 188.2 | 19.8 | 59.2 | 4.0 | 5.1 |
| | 81.5 | 200.2 | 20.1 | 62.1 | 4.2 | 4.8 |
| | 80.3 | 189.4 | 21.2 | 56.6 | 3.9 | 5.0 |
| | 79.5 | 192.5 | 19.3 | 52.9 | 3.8 | 4.7 |
| | 84.1 | 197.3 | 18.9 | 54.6 | 3.9 | 4.6 |
| 40（n=8） | 89.2 | 188.3 | 19.3 | 61.5 | 4.0 | 5.6 |
| | 90.3 | 187.4 | 18.5 | 62.1 | 3.8 | 5.1 |

续表

| 年龄（岁） | Zn | | Cu | | Cd | |
|---|---|---|---|---|---|---|
| | C | R | C | R | C | R |
| | 96.3 | 172.6 | 18.0 | 65.0 | 4.1 | 4.9 |
| | 88.9 | 160.0 | 19.2 | 60.0 | 3.9 | 4.8 |
| | 84.3 | 157.6 | 17.9 | 56.8 | 3.7 | 5.1 |
| | 86.8 | 165.4 | 18.4 | 59.5 | 3.9 | 5.3 |
| | 91.8 | 174.6 | 18.9 | 58.3 | 3.7 | 5.4 |
| | 92.6 | 174.5 | 19.0 | 63.0 | 3.6 | 4.8 |
| 平均值 | 91.2 | 182.6 | 19.5 | 59.5 | 4.04 | 5.26 |
| | ± 5.7 | ± 10.3 | ± 1.4 | ± 2.7 | ± 0.27 | ± 0.35 |
| 范围 | 79.5 | 157.6 | 17.8 | 52.9 | 3.6 | 4.6 |
| | –101.2 | –200.2 | –23.0 | –65.9 | –4.7 | –6.0 |
| 重复例数 | 0 | | 0 | | 2 | |

注：C. 对照组；R. 监测组（X 射线摄片员）。

较各个体指甲元素含量可以发现，监测组指甲铜、锌含量最低值均高于对照组相应元素含量最大值；42 例 X 射线摄片员的指甲镉含量中，只有 2 例落入对照组的指甲镉含量范围内（表 10–11）。这一研究结果表明，低剂量 X 射线照射可引起指甲结构损伤和微量元素分布紊乱，指甲元素分析可用于放射工作者的危险性评估，指甲元素可望成为辐射损伤的标记。

## 二、血或尿样检验的补充手段

在职业医学或流行病学调查中，指甲检验可作为血液或尿液检验的补充手段。

表 11–12　极谱工作者的汞暴露监督

| 样　品 | 监测组（n = 21） | 对照组（n = 22） | P |
|---|---|---|---|
| 头发 | 3.00 ± 1.41 | 1.40 ± 0.74 | < 0.001 |
| 指甲 | 0.38 ± 0.10 | 0.24 ± 0.09 | < 0.001 |
| 尿液 | 7.66 ± 2.31 | 4.59 ± 1.55 | < 0.001 |

注：头发、指甲含量单位：μ g/g 尿液含量单位：μ g/L。

索有瑞（1995）用无焰原子荧光法测定了 21 例极谱工作人员的指甲、头发和尿液中的汞含量，结果发现监测组（极谱工作者）汞含量均显著高于对照组（表 11–12），而且指甲和头发汞含量远高于尿汞含量（约高 50–100 倍），含量也更加稳定。

Hall（1996）比较了牙医和牙科工作者头发、阴毛、指甲、趾甲和尿液中的汞含量，发现毛发和指甲分析均优于尿分析。

Chowahury（2000）调查了印度西孟加拉邦和孟加拉国地下水砷污染区居民尿液和指甲中的砷含量。对西孟加拉邦 9 个区和孟加拉国 42 个县分别收集的 10991 和 58166 个水样品分析结果，两地分别有 59%和 34%的水样砷含量超过世界卫生组织规定的最大允许限（50μg/L）。居民尿砷和指甲砷含量测定结果表明，西孟加拉国超标率分别为 89%和 83%，孟加拉国超标率分别为 95%和 94%（表 11–13 和表 11–14），指甲砷含量超标情况与尿砷浓度超标情况十分一致。Anawar（2002）对孟加拉国两个地区（法里德普尔、纳拉扬甘杰）所作的调查也表明，95%的指甲样、94%的尿样砷含量超过正常水平。

表 11-13　印度西孟加拉邦居民指甲和尿砷含量超标比较

| 参　数 | 尿 As（μg/L） | 指甲 As（μg/kg） |
|---|---|---|
| 样品数 | 9795 | 7381 |
| 平均值 | 180 ± 268 | 4560 ± 3980 |
| 最大值 | 3147 | 44890 |
| 最小值 | 10 | 380 |
| 中位值 | 115 | 3870 |
| 超标百分数 | 89 | 83 |

注：①正常水平：尿为 5-40μg/L，指甲为 430 - 1080μg/kg；②假设每天排尿总量为 2.5L。

表 10-14　孟加拉国居民指甲和尿砷含量超标比较

| 参　数 | 尿 As（μg/L） | 指甲 As（μg/kg） |
|---|---|---|
| 样品数 | 1043 | 3321 |
| 平均值 | 495 ± 493 | 9250 ± 8730 |
| 最大值 | 3086 | 79490 |
| 最小值 | 24 | 260 |
| 中位值 | 302 | 6740 |
| 超标百分数 | 95 | 94 |

注：①正常水平：尿为 5-40μg/L，指甲为 430-1080μg/kg；②假设每天排尿总量为 2.5L。

# 第三节　金属毒性控制

## 一、安放节育环妇女的体内铜监督

20世纪 70 年代起广泛使用的节育环被认为是有效的避孕措施，但宫内安放含铜节育环也有许多副作用，最常见的是败血症，其他副作用包括：直肠、结肠和膀胱穿孔、无症状输卵管炎、腹骨盆放线菌病、阑尾炎、铜变态反应、宫外孕、经血过多、自然流产（Byrnes，1978，Siddle，1984）。此外，还发现全身性副作用，如高血铜症、铜中毒等。但无论是短期或长期使用，均未见血清铜水平增加。

Akyol（1997）用原子吸收光谱法测定了安放节育环的土耳其妇女指甲、头发、血清和尿中的铜及其他微量元素含量。实验分为 3 组进行，第Ⅰ组为 22 名 20—35 岁健康妇女组成的对照组，第Ⅱ组为 18 名 22—41 岁安放节育环二年以上妇女组成的安放组，第Ⅲ组为 23 名 25-38 岁安放节育环时间不到二年妇女组成的安放组。结果发现，安放组指甲和头发铜含量

表 11-15　安放节育环对体内铜含量的影响

| 分组及比较 | 指　甲 | 头　发 | 血　清 | 尿 |
|---|---|---|---|---|
| 对照组Ⅰ（n=22） | 21.9 ± 5.4 | 37.9 ± 16.2 | 2.51 ± 1.10 | 0.33 ± 0.23 |
| 安放组Ⅱ（n=18） | 26.0 ± 9.1 | 49.4 ± 20.0 | 2.50 ± 2.10 | 0.31 ± 0.10 |
| Ⅲ（n=23） | 35.7 ± 11.3 | 64.5 ± 29.2 | 2.54 ± 1.04 | 0.27 ± 0.14 |
| Ⅰ-Ⅱ | P<0.05 | P<0.025 | – | – |
| Ⅰ-Ⅲ | P<0.0005 | P<0.0005 | – | – |
| Ⅱ-Ⅲ | P<0.005 | – | – | – |

注：①分组：Ⅰ为未放环对照组；Ⅱ为放环时间二年以上；Ⅲ为放环时间不到二年。

②指甲、头发含量单位：μg/g；血清、尿含量单位：μg/mL。

表 11-16　安放节育环对指甲其他元素含量的影响（μg/g）

| 分组及比较 | Fe | Zn | Mg | Ca |
|---|---|---|---|---|
| 对照组Ⅰ（n=22） | 249 ± 298 | 139 ± 127 | 102 ± 38 | 480 ± 142 |
| 安放组Ⅱ（n=18） | 483 ± 451 | 165 ± 70 | 105 ± 32 | 584 ± 126 |
| Ⅲ（n = 23） | 232 ± 222 | 161 ± 43 | 240 ± 39 | 792 ± 268 |
| Ⅰ－Ⅱ | P<0.05 | – | – | P<0.025 |
| Ⅰ－Ⅲ | – | – | P<0.0005 | P<0.0005 |
| Ⅱ－Ⅲ | P<0.025 | – | P<0.0005 | P<0.005 |

注：Ⅰ为未放环对照组；Ⅱ为放环二年以上；Ⅲ为放环不到二年。

均显著高于对照组，但血清和尿铜水平无显著差异（表 11-15），这表明后者不能反映体内的铜状况。分析还表明，安放组其他微量元素含量也与对照组有重大差别，特别是铁、钙、镁（表 11-16），说明体内铜增高还影响其他元素的平衡。

## 二、口服锗制剂者的体内锗累积

许多人经常服用微量元素补充剂，有些病人需用金属药物治疗，金属在体内累积往往带来不良后果。因此，无论是作为保健品或药物应用，都应注意定期监督或检测。

与其他重金属相比，锗是低毒性元素，但已有不少关于人体锗中毒的报道（李贺成，1994）。如在日本，自 1982 年至 1988 年，已发现 23 例锗中毒病例，其中 6 例死亡。自 1988 年政府部门实行管制以后，各大药房虽不准出售含锗片剂或补剂，但在其后几年中仍有几例关于锗引发肾毒性、神经毒性和糖尿病性肾衰竭的报道（Asaka，1995；Takeuchi，1992）。这些锗中毒大多数是由摄入过量无机锗（$GeO_2$）引起，但有些有机锗化合物（如乳酸—枸橼酸锗）也可诱发肾功能异常（Hess，1993）。有机锗类中的羧乙基锗倍半氧化物（一种代号为 Ge-132，由浅井一彦于 1968 年合成；另一种代号为 SK818，由石川明于 1978 年合成）具有抗肿瘤和调节免疫功能的作用，Ge-132 已被日本政府准许作为药物对癌症或关节炎患者进行临床试验，SK818 也已于 1994 年被日本厚生省批准为治疗慢性乙型肝炎药投放市场（白明彰，1997）。

表 11-17　锗剂服用者的指甲锗含量（μg/g）

| 对　象 | 样　品 | 性　别 | 年龄（岁） | 锗含量 |
|---|---|---|---|---|
| 服用者 | 指甲 | 女 | 37 | 5.4 ± 1.1 |
| | | 男 | 36 | 35.0 ± 0.7 |
| | | 女 | 24 | 15.7 ± 2.5 |
| | 趾甲 | 女 | 37 | 15.8 ± 1.7 |
| | | 女 | 24 | 14.6 ± 1.5 |
| 未服用者 | 指甲 | 男 | 39 | ND |
| | | 男 | 24 | ND |
| | | 女 | 22 | ND |
| | | 女 | 21 | ND |
| | 趾甲 | 男 | 39 | ND |
| | | 男 | 24 | ND |
| | | 女 | 22 | ND |
| | | 女 | 21 | ND |

注：ND 表示在探测限以下。

为防止含锗药物或补剂的副作用，需对服用者的体内锗累积进行监督测量。指甲和头发被证明是锗累积的有用指示器。

Morita（1986）应用电感耦合等离子体发射光谱法测定了3例服用锗剂的肾病和肌肉虚弱患者及4名未服锗剂的正常人的指甲样品，这些患者每天服用20–60ml锗剂（浓度为1500μgGe/mL）达6–18个月。结果发现，服锗剂者指甲和趾甲锗含量分别达5.4–35.0μg/g和14.6–15.8μg/g，而正常人指甲或趾甲均不能检出锗（表11–17）。锗剂服用者和未服用者的指甲其他元素，如钙、镁、铁、铜、锌等，其含量均在日本人的正常范围内。

Shinohara（1999）利用石墨炉原子吸收光谱法（GFAAS）和微波诱导等离子体质谱法（MIP–MS）建立了测定血浆、红细胞、尿、头发、指甲和其他器官中锗含量的方法。这两种方法的探测限分别为3–30μg/kg和0.05–0.5μg/kg，对监测人体各类生物样本中的锗含量都很适用。该作者应用这两种方法测定了4例锗剂服用者和2例对照组的指甲、头发等样品。这4例病人中，病人A，58岁，男性，服用$GeO_2$1–2年，1987年死于急性肾衰竭和肌病，样品由死后14个月医学解剖时得到；病人B，60岁，男性，身患糖尿病，服$GeO_2$已有10年之久；病人C，48岁，女性，过去曾服用Ge-132达7个月，取样时已停止服用；病人D，68岁，男性，服用有机锗维持健康，无锗中毒症状。对照组2人为实验室志愿者。测定结果表明，除病人C外，服锗剂者指甲和头发锗含量都很高，而未服用者（对照组）很低（表11–18）。病人C过去服用过Ge-132，但在取样时已停止服用几个月，头发分析证明，离头皮10 cm长的头发平均锗含量为4.98±0.53μg/g，而将头发分割成1cm长分段测定，则可见头发末段锗含量很高，离根部（头皮处）6cm处开始降低，到离头皮3cm处锗含量已接近仪器的探测限（图11–1）。这就不难理解为什么病人C指甲锗含量很低的缘由了。

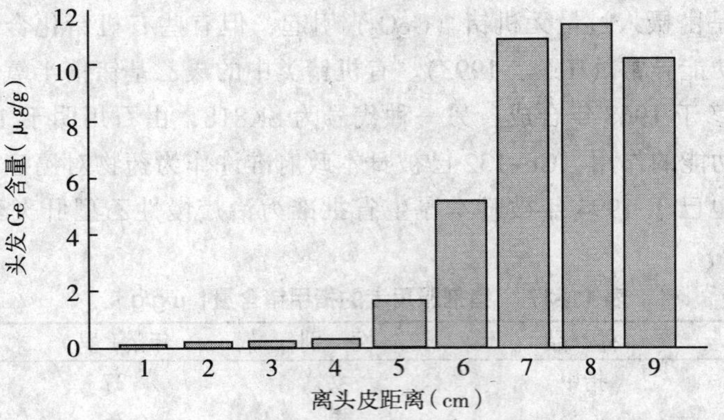


**图11–1　病人C的头发锗含量分布（数月前已停服有机锗）**

**表11–18　锗剂服用者的指甲和头发锗含量（μg/g）**

| 对象 | | 指甲 | 头发 |
|---|---|---|---|
| 病人 | A | 16.90±4.88 | 71.05±6.31 |
| | B | 12.94±0.35 | 56.72±13.43 |
| | C | 0.02 | 4.89±0.53 |
| | D | 55.14±9.40 | 10.96±0.91 |
| 对照 | 1 | 3.7±2.4 | 0.1±0.1 |
| | 2 | 3.8±2.2 | 2.7±0.8 |

注：①病人：A. 生前服$GeO_2$ 1–2年；B. 服$GeO_2$ 10年；C. 数月前已停止服用Ge—132；D. 服有机锗保健。

②测定结果为3次测定平均值。

# 第四节　膳食摄入量判定

## 一、硒摄入量

### （一）需要量和安全摄入量

硒缺乏和硒过量都对人体有害。硒缺乏涉及动脉粥样硬化、冠心病、急性心肌梗死、大骨节病、克山病、人类免疫缺陷病毒感染及艾滋病（Baskett 2001），而硒摄入过量也会引起胃肠障碍、肝肾损伤、头发脱落、指甲变形、皮肤及神经系统病症（中国营养学会，2000）。缺硒易发白内障，硒过量则诱发白内障。在免疫应答上，硒也表现其生物效应的两面性（徐辉碧，1994）。

根据国内外动物实验、人体代谢平衡实验、硒缺乏地区和硒正常对照地区居民膳食硒摄入量比较以及硒耗空—补充实验、功能反应测定所得数据，中国营养学会（2000）制订了中国居民膳食硒参考摄入量（表 11–19）。

表 11–19　中国居民膳食硒参考摄入量（μg/d）

| 年龄（岁） | 平均体重（Kg） | EAR | RNI | AI | UL |
|---|---|---|---|---|---|
| 0– | 6 | | | 15 | 55 |
| 0.5– | 9 | | | 20 | 80 |
| 1– | 13 | 17 | 20 | | 120 |
| 4– | 19 | 20 | 23 | | 180 |
| 7– | 27 | 26 | 35 | | 240 |
| 11– | 42 | 36 | 45 | | 300 |
| 14– | 53 | 40 | 50 | | 360 |
| 18– | 60 | 41 | 50 | | 400 |
| 孕妇 | | | 50 | | 400 |
| 乳母 | | | 65 | | 400 |

注：EAR 为平均需要量；RNI 为推荐摄入量；AI 为适量摄入量；UL 为可耐受最高摄入量。

从表 11–19 可以看出，18 岁以上的成人对硒的平均需要量为 41μg/d。杨光圻（1989）的研究表明，摄入 400μg/d 相当于以下体液和组织的平均硒水平：

全血硒：0.559mg/L

血浆硒：0.327mg/L

尿硒：173μg/d

头发硒：3.60mg/kg

趾甲硒：4.25mg/kg

指甲硒：4.70mg/kg

### （二）评价指标

作为硒营养状态的评价指标（其他营养素也一样），应该符合两个条件：一是测定方法要可靠；二是所用指标要与代表内硒活性的生化变化直接有关（中国营养学会，2000）。

自建立测定生物样本硒含量方法以来，全血、血浆、红细胞、尿、头发、指甲等硒含量均作为评价硒营养状态的指标。发现谷胱甘肽过氧化物酶（GPx)是含硒酶后，用血中 GPx 活性来直接反映硒营养状态得到了广泛应用，但以谷胱甘肽过氧化物酶活性作为评价指标时，仅适用于低于或达到正常硒水平的人群。

一般认为，红细胞硒反映的是远期膳食硒摄入情况，因为人红细胞寿命为 120d。血浆（血清）硒反映的是近期膳食硒摄入情况。血小板硒反映的是最近期膳食硒摄入情况，因为人血小板寿命为 7-14d。发硒和指甲硒与血硒有很好的相关性，采集样品也方便，它能反映较远期硒状态。

杨光圻、荫士安（1990）根据中国不同硒水平地区膳食硒摄入量和全血或血浆或发硒测定值，得到适用于中国以谷物为主膳食结构的对数回归方程式：

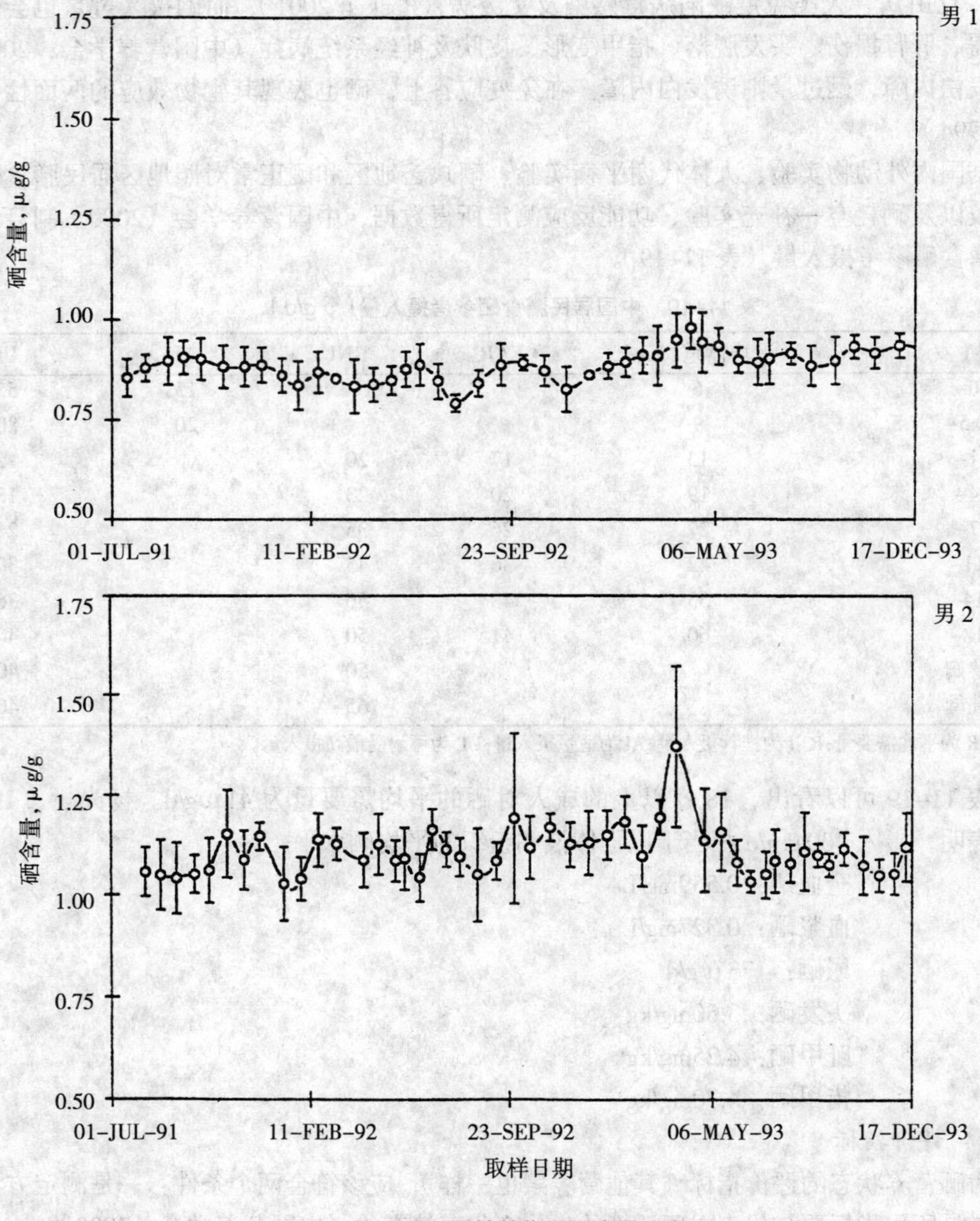


**图 11-2　男性的指甲硒含量分布**

（补硒时间：1992.10.28—1992.10.30）

膳食硒摄入量（μg/d）=1.304　全血硒（mg/L）+2.931

膳食硒摄入量（μg/d）=1.624　血浆硒（mg/L）+3.389

膳食硒摄入量（μg/d）=1.141　头发硒（mg/Kg）+1.968

这样我们就可用全血或血浆或头发硒测定值来推算膳食硒摄入量，从而避免采集和测定膳食硒含量的麻烦和困难。

对指甲（或趾甲）硒作为硒摄入量评价指标，近年来也进行了广泛的研究，可以得出如

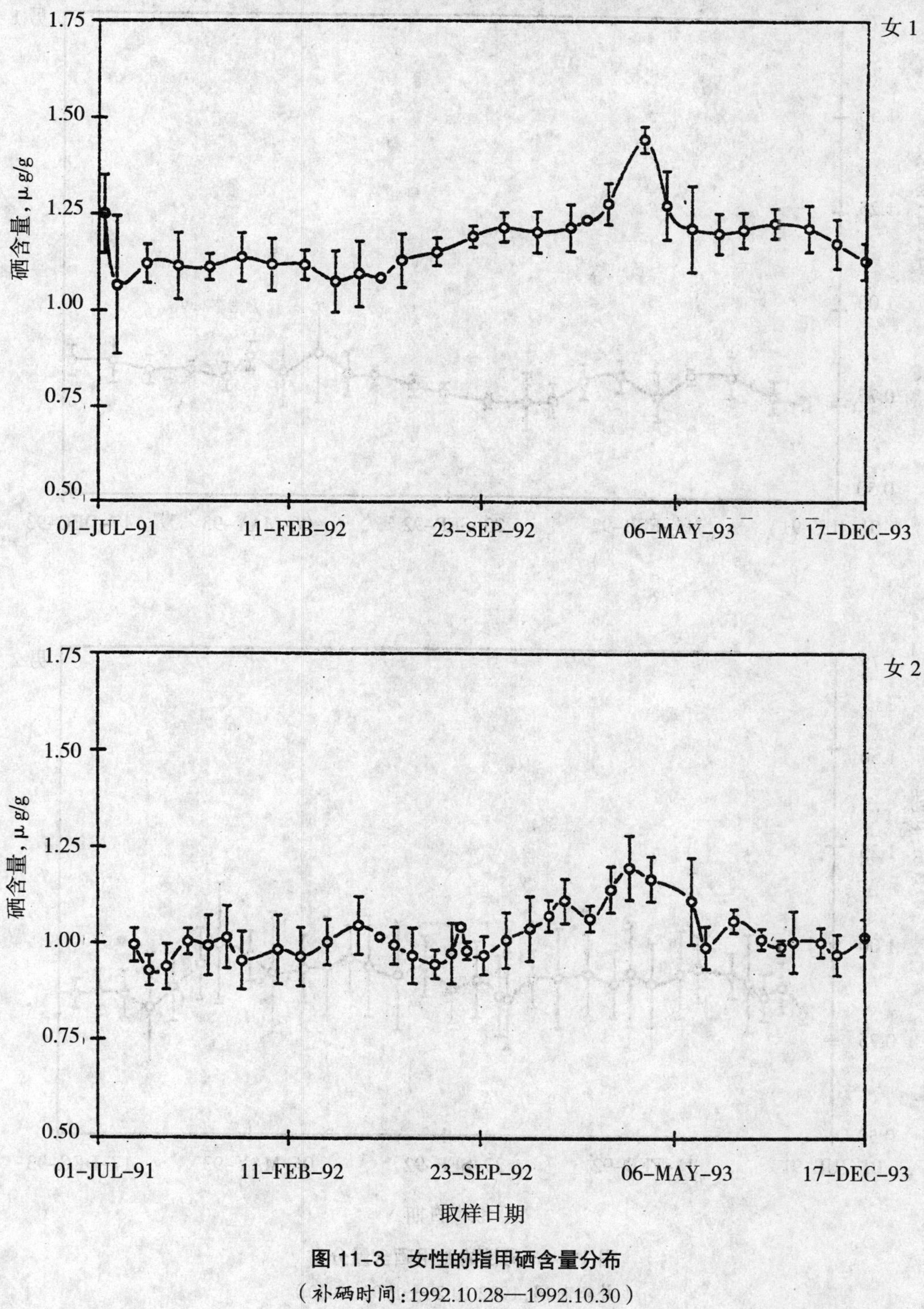


**图 11-3　女性的指甲硒含量分布**

（补硒时间：1992.10.28—1992.10.30）

下结论：指甲硒亦是膳食硒摄入的可靠指示器。

（三）指甲硒的长期稳定性

Baskett（1995）用中子活化分析法测定了美国密苏里大学4名（男2、女2）工作人员的指甲和趾甲硒含量。每个人按照自己的习惯在一定的时间间隔内收集各个手指头和脚趾头的指甲样品，左右手（脚）的相应指（趾）甲合并。从1991年7月1日到1993年12月31日，

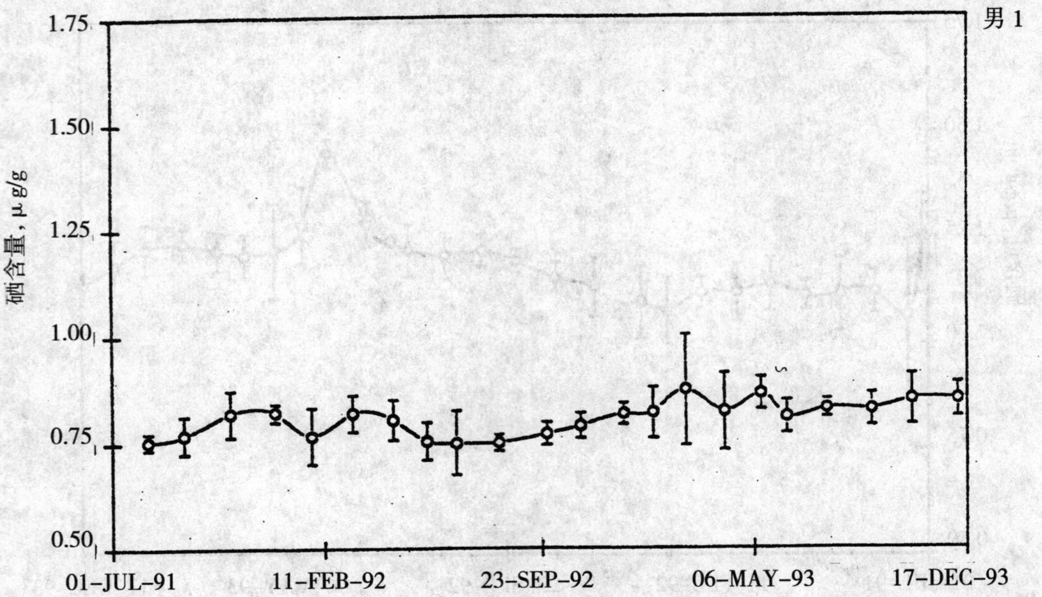


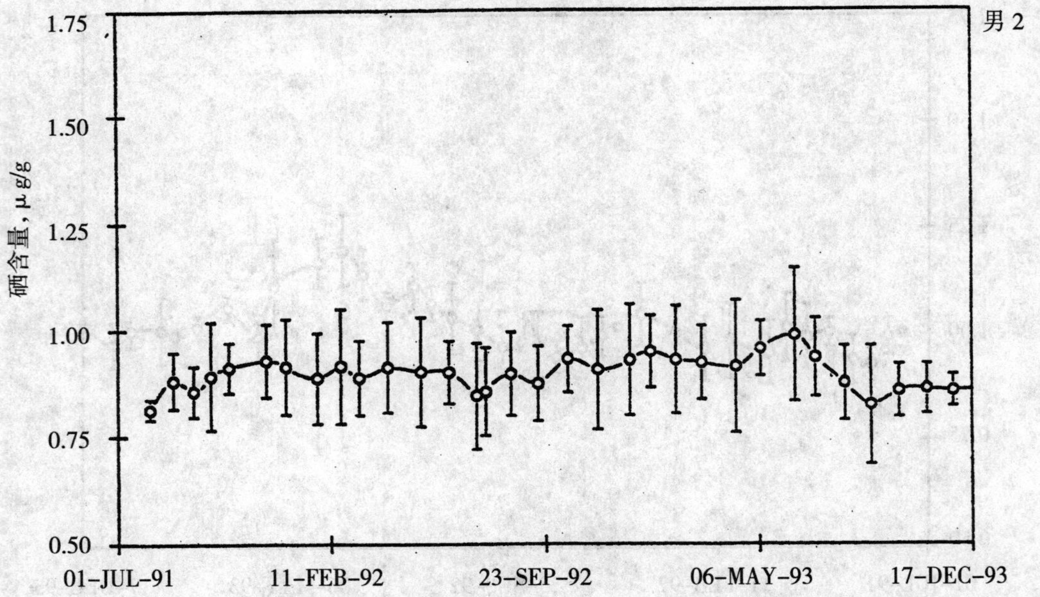


取样日期

**图11-4 男性的趾甲硒含量分布**

（补硒时间：1992.10.28—1992.10.30）

每个人提供了 136—238 个不等的指甲样品和 95—162 个趾甲样品，以硒补充前（1992 年 10 月 28 日）15 个月内的硒含量作为每个人的基线水平。结果表明，每个人的指（趾）甲硒含量基线是很稳定的（图 11–2 至图 11–5）。无论是指甲硒或趾甲硒含量均无显著季节变化。对每一个体所作的分析表明，指甲硒含量明显高于趾甲含量，但同一人的不同指（趾）甲间无差异（表 11–20）。因此，采样时各指指甲可以合并。

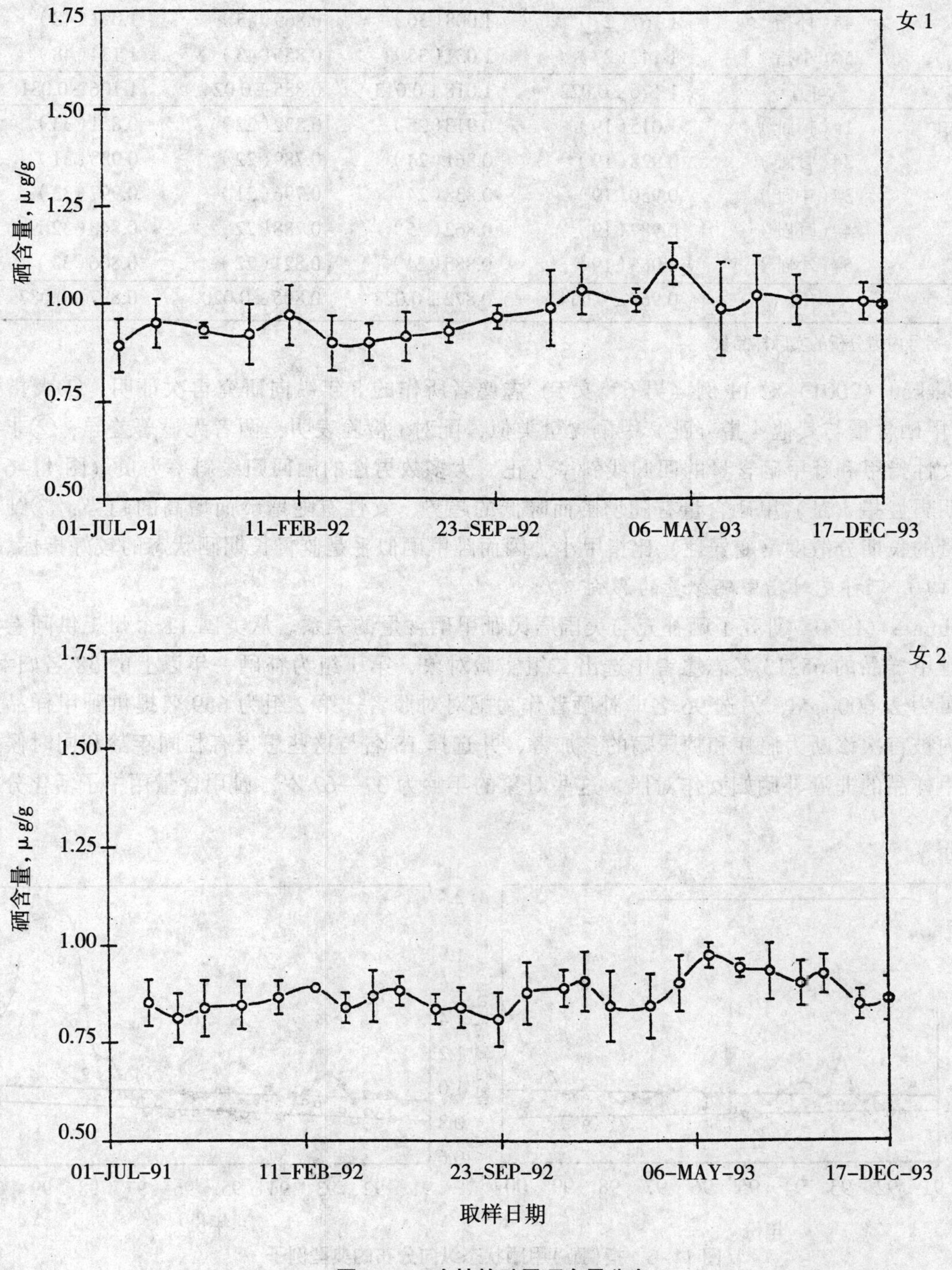


**图 11–5　女性的趾甲硒含量分布**

（补硒时间：1992.10.28—1992.10.30）

表 11-20 不同指(趾)头的指(趾)甲硒含量(μg/g)

| 分类 | 部位 | 女 1 | 女 2 | 男 1 | 男 2 |
|---|---|---|---|---|---|
| 指甲 | 1#(拇指) | 1.192(27) | 1.000(35) | 0.917(42) | 1.134(47) |
| | 2#(食指) | 1.196(28) | 1.026(35) | 0.890(43) | 1.062(48) |
| | 3#(中指) | 1.183(27) | 1.023(35) | 0.893(42) | 1.111(47) |
| | 4#(环指) | 1.167(27) | 1.008(36) | 0.869(43) | 1.091(48) |
| | 5#(小指) | 1.142(27) | 1.031(35) | 0.855(43) | 1.134(48) |
| | 平均值 | 1.176 ± 0.022 | 1.018 ± 0.013 | 0.885 ± 0.024 | 1.106 ± 0.031 |
| 趾甲 | 1#(拇趾) | 1.015(19) | 0.913(25) | 0.832(22) | 0.851(33) |
| | 2#(食趾) | 0.928(19) | 0.861(24) | 0.789(22) | 0.983(31) |
| | 3#(中趾) | 0.950(19) | 0.838(24) | 0.796(21) | 0.997(33) |
| | 4#(环趾) | 0.987(19) | 0.862(25) | 0.788(22) | 0.848(32) |
| | 5#(小趾) | 0.965(19) | 0.885(24) | 0.821(22) | 0.806(33) |
| | 平均值 | 0.969 ± 0.034 | 0.872 ± 0.028 | 0.805 ± 0.020 | 0.897 ± 0.087 |

注:括号内为分析的实际样品数。

Baskett (2001) 对 11 例 (男 6、女 5) 志愿者所作的 8 年纵向研究再次证明：①大指指(趾) 甲硒含量与其他 4 指 (趾) 甲硒含量类似，配对 t 检验表明，两者无显著差异；②非补硒期女性指甲和趾甲硒含量的回归线斜率为正，大多数男性的硒回归线斜率为负 (图 11-6)，这表明男性指 (趾) 甲硒含量有随增龄而降低的趋势，女性有随增龄而增高的趋势；③趾甲硒含量的长期分散度 (变异性) 比指甲小，因而趾甲硒似乎是监督长期硒状态的较好指标。

(四) 硒补充对指甲硒含量的影响

Hunter (1990) 研究了硒补充与美国居民趾甲硒含量的关系。从美国 11 个州提供问卷答案和趾甲样品的 68213 名志愿者中选出二组实验对象，第 1 组为补硒一年以上的 38 名妇女，补硒量为 2~600μg/d，另选 96 名非补硒者作为配对对照者。第 2 组为 659 名提供趾甲样品后三年内被首次诊断为癌症和糖尿病的参加者，并选择 18 名与这些患者有相同年龄和同时候提供趾甲样品的非癌补硒妇女作对照。这些对象的年龄为 37—62 岁。趾甲含量用中子活化分析

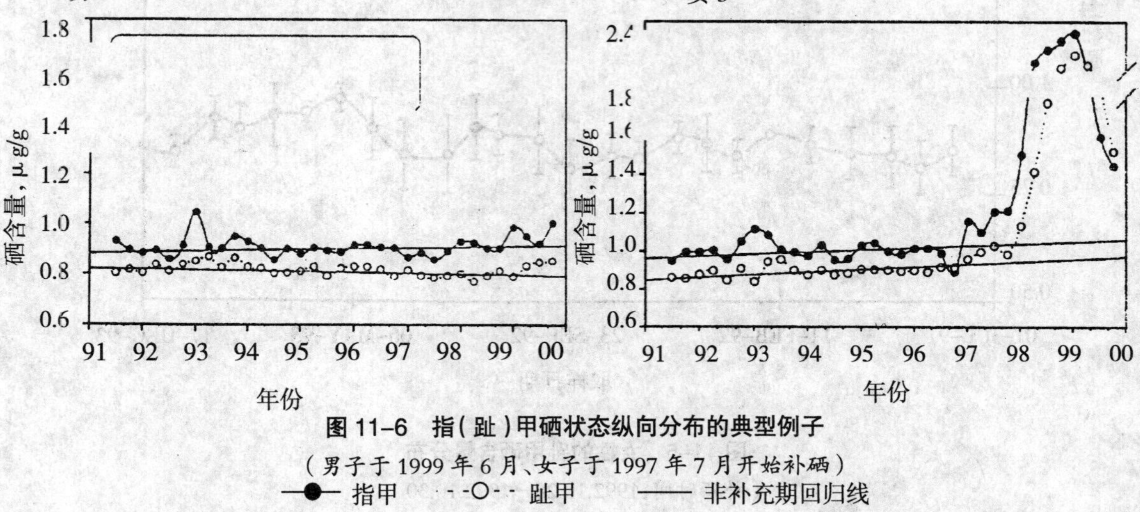


图 11-6 指(趾)甲硒状态纵向分布的典型例子

(男子于 1999 年 6 月、女子于 1997 年 7 月开始补硒)

—●— 指甲 - -○- - 趾甲 —— 非补充期回归线

**表 11-21 美国 38 名补硒妇女的趾甲硒含量(μg/g)**

| 分类 | 例数 | 趾甲 Se | p |
|---|---|---|---|
| 非补硒组 | 96 | 0.748 ± 0.149 | |
| 补硒组 | 38 | 0.904 ± 0.217*** | <0.001 |
| <90μg/d | 22 | 0.851 ± 0.230 | |
| 90–130μg/d | 9 | 0.963 ± 0.171*** | <0.001 |
| >131μg/d | 7 | 0.994 ± 0.200*** | <0.001 |

注:①与非补硒组比较,***P<0.001。

②趾甲硒的剂量—应关系:r=0.32,P<0.05。

**表 11-22 美国 18 名补硒妇女的趾甲硒含量(μg/g)**

| 分类 | 例数 | 趾甲 Se | p |
|---|---|---|---|
| 非补硒组 | 659 | 0.801 ± 0.148 | |
| 补硒组 | 18 | 0.906 ± 0.214 | 0.02 |
| <90μg/d | 11 | 0.847 ± 0.224 | 0.52 |
| ≥90μg/d | 7 | 0.999 ± 0.172 | 0.001 |

注:①非补硒组为癌症病人。

②P 值为与非补硒组的比较。

③趾甲硒的剂量 - 响应关系:r=0.50,P=0.03。

法测定。结果表明,第 1 组中补硒者趾甲含量明显高于非补硒者(表 11-21),硒含量与硒补充量呈单调增加,r=0.32,P<0.05。第 2 组非癌补硒妇女的趾甲硒含量也明显高于非补硒患癌妇女(表 11-22),18 名补硒者的趾甲硒含量也有剂量—响应关系,r=0.50,p=0.03。

Ovaskainen(1993)研究了芬兰赫尔辛基居民趾甲硒含量与膳食硒摄入量和其他膳食因子的关系。研究对象为 166 名 55—69 岁城市男子,其中 30 名每天平均额外补充 29.7μg 硒。在 6 个月的食物消费记录中,取 24 天食谱计算膳食营养摄入量,在最后一次记录食谱后 9—10 个月收集趾甲样品,趾甲硒含量用原子荧光法测定。结果表明,硒补充组趾甲硒含量显著高于非补充组(表 11-23)。在补硒组中,趾甲硒含量与不少膳食因子有较好关联,其中关系最

**表 11-23 芬兰中年男子的硒摄入量和趾甲硒含量**

| | 补硒组(n=30) | 非补硒组(n=136) | 合计(n=166) |
|---|---|---|---|
| 膳食摄入的硒(μg/d) | 42.3 ± 9.1 | 42.6 ± 13.0 | 42.5 ± 12.3 |
| 补充的硒(μg/d) | 29.7 ± 33.5 | – | – |
| 摄入总硒(μg/d) | 72.0 ± 35.9 | 42.6 ± 13.0 | 47.9 ± 22.2 |
| 趾甲硒(μg/g) | 0.53 ± 0.15** | 0.45 ± 0.06 | 0.47 ± 0.09 |

注:与非补硒组比较,**P<0.01。

**表 11-24 趾甲硒与膳食因子的 Pearson 关联系数**

| 膳食因子 | 补硒组(n=30) | 非补硒组(n=136) | 合计(n=166) |
|---|---|---|---|
| 膳食硒 | 0.35** | 0.17 | 0.18 |
| 补充硒 | 0.60** | – | – |
| 能量 | –0.03 | 0.04 | 0.07 |
| 蛋白质 | 0.15 | 0.08 | 0.09 |
| 酒精 | –0.05 | 0.04 | 0.04 |
| 多不饱和脂肪酸 | 0.34** | 0.05 | 0.22** |
| 维生素 E | 0.32** | 0.07 | 0.21 |

续表

| 膳食因子 | 补硒组（n=30） | 非补硒组（n=136） | 合计（n=166） |
|---|---|---|---|
| 维生素 C | 0.46** | 0.05 | 0.20** |
| β－胡萝卜素 | 0.50** | 0.18 | 0.21** |
| Hg | 0.15 | 0.14 | 0.17 |
| Cd | −0.04 | −0.09 | −0.05 |
| Ca | 0.11 | 0.05 | 0.07 |
| Mg | 0.05 | 0.11 | 0.11 |
| Fe | 0.14 | 0.05 | 0.10 |

注：关联系数≥0.20，P<0.01。

密切的是补充的硒量，其他因子依次为β–胡萝卜素、食物硒、多不饱和脂肪酸及维生素 E（表 11–24）。趾甲硒含量与膳食汞含量亦呈显著正相关。

Baskett（1998）以口服浓缩 $^{76}$Se（以亚硒酸盐形式混于橘子汁饮料中）的方式研究了补硒前后的指（趾）甲硒水平。参与者为 12 名年龄 30—57 岁志愿者，用中子活化分析法测量硒含量。在测量 15 个月指（趾）甲硒含量后补充硒，每天 150μg，共三天，然后继续收集样品测定达峰时的指（趾）甲硒水平及基线水平。结果表明，补硒后的硒基线水平都有了提高：指甲硒含量平均增加 7.8%，趾甲硒平均增加 4.7%（表 11–25 和表 11–26）。

**表 11–25　补硒前后的指甲硒基线水平（μg/g）**

| 个体 | 补硒前 | 补硒后 |
|---|---|---|
| 女 1 | 1.13 | 1.20 |
| 2 | 0.99 | 1.03 |
| 3 | 1.04 | 1.09 |
| 4 | 0.86 | 1.00 |
| 5 | 1.11 | 1.22 |
| 男 1 | 0.86 | 0.91 |
| 2 | 1.09 | 1.09 |
| 3 | 1.00 | 1.13 |
| 4 | 0.80 | 0.91 |
| 5 | 0.92 | 0.98 |
| 6 | 1.02 | 1.07 |
| 7 | 0.91 | 1.01 |
| 平均 | 0.978 ± 0.107 | 1.053 ± 0.100 |

**表 11–26　补硒前后的趾甲硒基线水平（μg/g）**

| 个体 | 补硒前 | 补硒后 |
|---|---|---|
| 女 1 | 0.93 | 1.00 |
| 2 | 0.85 | 0.90 |
| 3 | 0.98 | 1.02 |
| 4 | 0.86 | 0.95 |
| 5 | 0.92 | – |
| 男 1 | 0.78 | 0.84 |
| 2 | 0.89 | 0.87 |
| 3 | 0.86 | – |

续表

| 个　体 | 补硒前 | 补硒后 |
|---|---|---|
| 4 | 0.80 | 0.84 |
| 5 | 0.86 | 0.89 |
| 6 | 0.87 | 0.90 |
| 7 | 0.82 | 0.88 |
| 平均 | 0.868 ± 0.056 | 0.909 ± 0.062 |

（五）指甲硒与血、尿、发硒的相关关系

Longnecker（1987）对美国南达科他州的研究表明，趾甲硒含量与血清和全血硒之间存在显著正相关关系，前者的关联系数 r=0.66，后者为 r=0.70。1991 年该作者又报道了对 142 名 22—82 岁（平均年龄 50 岁）健康人的研究结果。这些志愿者居住在美国南达科州西部和怀俄明州东部的高硒地区。硒摄入量范围为 68–724μg/d。血清、全血、尿、膳食硒含量用同位素稀释技术和气相色谱—质谱法测定，趾甲硒含量用中子活化分析法测定。结果表明，趾甲硒平均含量为 1.56μg/g，全血和血清硒平均值分别为 0.32mg/L 和 0.20mg/L，尿硒平均值为 169μg/d；趾甲硒含量与全血、血清、尿硒含量均呈显著正相关关系（表 11–27 和表 11–28）。

杨光圻（1990）对硒摄入量范围更大（10μg/d–3000μg/d）的中国居民进行的研究表明，指甲和趾甲硒与全血硒之间均有极好的相关性，相关系数分别为 r=0.836（n=188，P<0.001）和 r=0.849（n=81，P<0.001），相关关系散点图见图 11–7 和图 11–8。

荫士安（1990）在中国高、中及低硒三个试验区对指（趾）甲硒与发硒的关系进行了研究。1985 年 11 月进行了预备调查，1986 年 5 月和 10 月共进行了两次正式调查。结果发现，指（趾）甲硒含量与发硒含量显著相关，指甲硒与趾甲硒之间也有密切的关联，其回归方程为：

$$\lg y_{指}=0.881\lg x_{发}+0.071$$

$$\lg y_{趾}=0.795\lg x_{发}+0.045$$

表 11–27　美国居民的膳食硒摄入量和趾甲、血硒含量

| | 平均值 | 中位值 | 范　围 |
|---|---|---|---|
| 硒摄入量（μg/d） | 240 ± 143 | 197 | 68–726 |
| 趾甲 Se（μg/g） | 1.26 ± 0.58 | 1.38 | 0.84–3.82 |
| 全血 Se（mg/L） | 0.32 ± 0.11 | 0.28 | 0.18–0.67 |
| 血清 Se（mg/L） | 0.20 ± 0.06 | 0.18 | 0.12–0.36 |
| 尿 Se（μg/d） | 169 ± 114 | 127 | 24–554 |

表 11–28　趾甲硒与全血、血清、尿硒的相关关系

| | 趾　甲 | 全　血 | 血　清 | 尿 | 膳　食 |
|---|---|---|---|---|---|
| 趾甲 | | 0.91 | 0.89 | 0.60 | 0.69 |
| 全血 | | | 0.97 | 0.66 | 0.69 |
| 血清 | | | | 0.62 | 0.63 |
| 尿 | | | | | 0.86 |
| 膳食 | | | | | |

注：①n=142，r>0.215，P<0.01；②膳食——表示膳食硒摄入量。

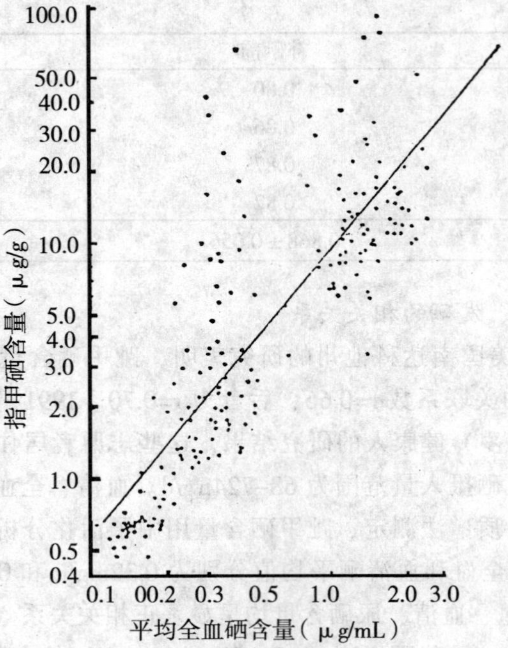


**图 11-7　指甲硒含量与全血硒含量的相关关系**

lgy=0.972+0.191lgχ，r=0.836，P<0.001，n=188

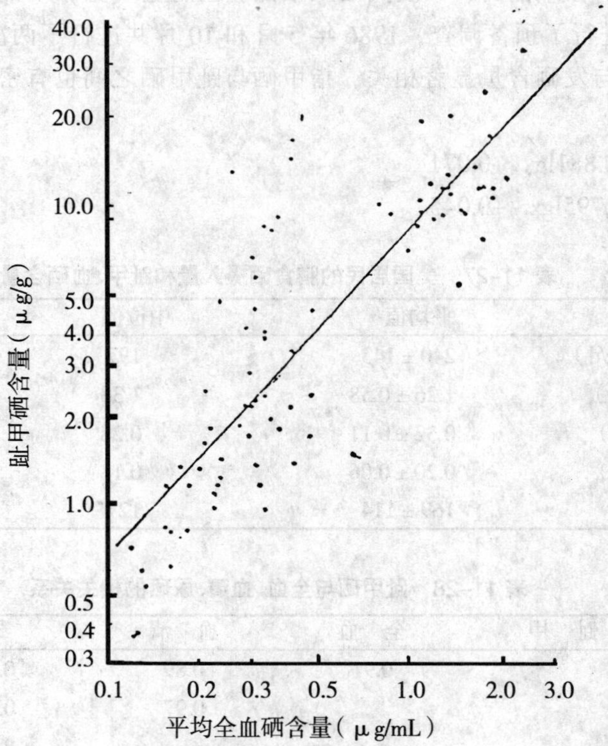


**图 11-8　趾甲硒含量与全血硒含量的相关关系**

lgy=0.900+0.1077lgχ，r=0.849，P<0.001，n=81

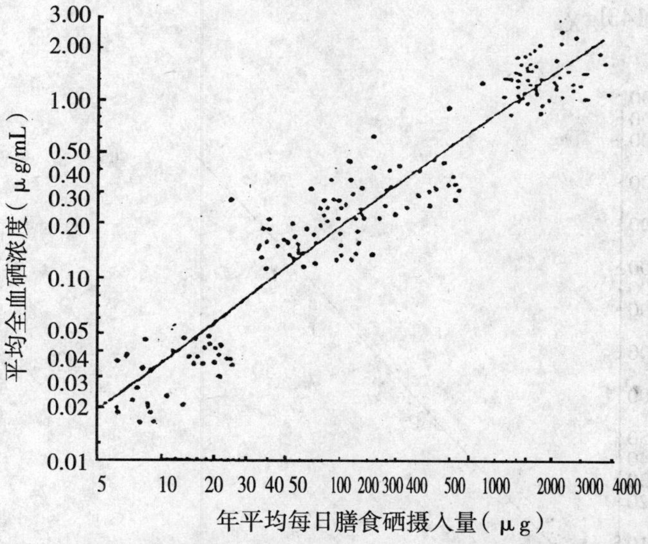


**图 11-9　成年男子平均全血硒浓度（μg/mL）与平均每日膳食硒摄入量的相关关系**

$\lg y=0.767\lg \chi-2.248$，$r=0.962$，$P<0.001$，$n=167$

$$\lg y_{指}=0.881\lg x_{指}+0.008$$

（六）指甲硒与膳食硒摄入量的相关关系

从指甲硒含量计算日平均硒摄入量可有两种方式：一是即通过指（趾）甲硒含量与硒摄入量的相关关系直接计算出摄入量，如同 Longnecker（1991）研究所证明的，趾甲硒含量与膳食硒摄入量之间存在密切关联（见表 11-28）；二是通过指（趾）甲硒与血、发、尿硒的相关关系，间接换算出硒摄入量。例如，荫士安（1990）的研究证明，后者与硒摄入量之间存在显著关联。

●通过全血硒换算，首先通过指甲或趾甲硒与全血硒的回归方程，将测定的指（趾）甲硒含量换算成相当的全血硒浓度：

$$\lg y_{指}=0.972+0.191\lg \chi_{血}$$

$$\lg y_{趾}=0.900+0.108\lg \chi_{血}$$

再从全血硒浓度计算出膳食硒摄入量：

$$\lg y_{血}=0.767\lg \chi_{摄入量}-2.248$$

指（趾）甲硒与血硒的关系见图 11-7 和图 11-8，血硒与硒摄入量的关系见图 11-9。Schramzer（1978）对为数较少的受试者进行观察，得到如下的回归方程：

$$y_{血}=9.057\times10^{-4}\chi_{摄入量}+0.0595$$

●通过头发硒换算，指（趾）甲硒与头发硒的关系已如本节（五）所述，从头发硒含量可按下式换算成硒摄入量：

$$\lg y_{发}=0.840\lg \chi_{摄入量}-1.552$$

也可以从发硒与血硒的关系先将发硒换算成血硒，再从血硒与硒摄入量的回归方程计算出硒摄入量。发硒和血硒的回归方程为：

$$\lg y_{发}=0.844+1.143\lg \chi_{血}$$

散点图见图 11-10。

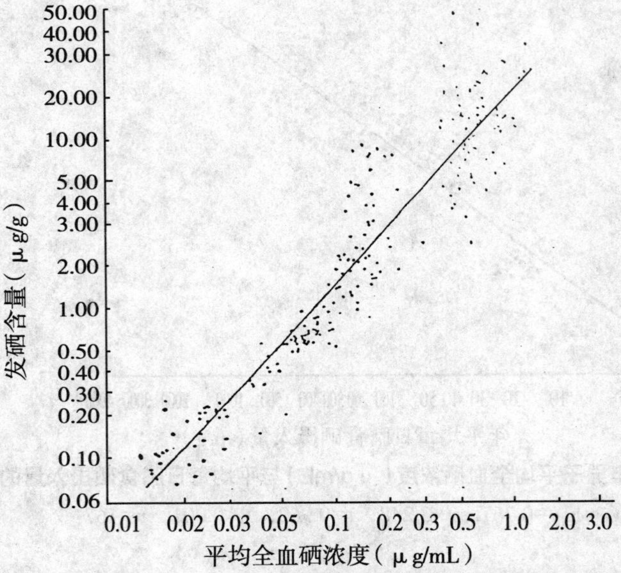


**图 11-10　男性居民发硒含量与全血硒浓度的相关关系**

$\lg y=0.844+1.143\lg \chi$，$r=0.952$，$P<0.001$，$n=219$

●通过尿硒转换，如从表 11-28 所见，趾甲硒与尿硒有显著相关性，从趾甲硒含量计算出尿硒量后，再按尿硒与硒摄入量关系换算成每日膳食硒摄入量。尿硒与硒摄入量的散点图见图 11-11。

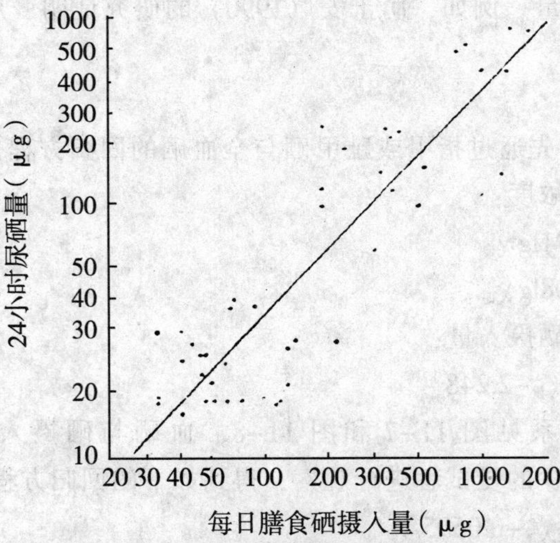


**图 11-11　成年居民 24 小时尿硒量与每日膳食硒摄入量的相关关系**

$\lg y=1.021\lg \chi-0.415$，$r=0.880$，$P<0.001$，$n=44$

（七）指甲硒反映的时间效应

指甲的平均生长速度约为 0.1mm/d，趾甲生长得更慢。因而指甲分析所得结果所反映的是数月前的元素摄入水平。

Longnecker（1993）的研究表明，趾甲硒含量提供过去 26-52 周期间的硒摄入状况。

Baskett（1995）报道，4 名志愿者口服补硒后在硒的基线水平上出现峰值的时间分别为：指甲 19–23 周，趾甲 16–32 周。1998 年，该作者又报道了对 12 名志愿者的研究结果，这些志愿者在经过 15 个月的基线水平测定后，于 1992 年 10 月 28 日至 30 日每天补充 150μg 硒。结果发现，最早出现峰值的时间为 1993 年 3 月 13 日（指甲）和 1993 年 2 月 14 日（趾甲），最晚出现硒峰值时间为 1993 年 5 月 10 日（指甲）和 1993 年 12 月 28 日（趾甲）。这表明指甲硒反映 21.5 周（19–27 周）前的硒摄入状况（表 11–29），趾甲硒反映 30.1 周（15–60 周）前的硒摄入（表 11–30）。

Baskett（1998）的研究表明：①补硒后出现在甲板远端指甲上的峰值时间比趾甲早，前者平均为 151 天，后者平均为 213 天；②指甲时间延迟的分散度优于趾甲，前者平均为

**表 11–29　指甲硒反映的时间延迟**

| 个　体 | 达峰日期 | 补硒后天数 | 补硒后周数 |
|---|---|---|---|
| 女　1 | 93/3/30 | 150 | 21 |
| 2 | 93/3/15 | 135 | 19 |
| 3 | 93/4/8 | 159 | 23 |
| 4 | 93/5/10 | 192 | 27 |
| 5 | 93/4/3 | 154 | 22 |
| 男　1 | 93/4/9 | 160 | 23 |
| 2 | 93/3/27 | 147 | 21 |
| 3 | 93/3/22 | 142 | 20 |
| 4 | 93/3/20 | 140 | 20 |
| 5 | 93/3/13 | 133 | 19 |
| 6 | 93/4/12 | 163 | 23 |
| 7 | 93/3/19 | 139 | 23 |
| 平均 | | 151.2 ± 16.3 天 | 21.5 ± 2.3 周 |

注:①补硒日期:1992 年 10 月 28 日至 30 日。

②所有样品都从 10 个指头上剪取。

**表 11–30　趾甲硒反映的时间延迟**

| 个　体 | 达峰日期 | 补硒后天数 | 补硒后周数 |
|---|---|---|---|
| 女　1 | 93/4/17 | 168 | 24 |
| 2 | 93/5/22 | 204 | 29 |
| 3 | 93/3/24 | 140 | 20 |
| 4 | 93/5/10 | 192 | 27 |
| 5 | 93/12/28 | 424 | 60 |
| 男　1 | 93/2/21 | 113 | 16 |
| 2 | 93/6/13 | 226 | 32 |
| 3 | 93/12/5 | 401 | 57 |
| 4 | 93/3/24 | 144 | 20 |
| 5 | 93/5/10 | 192 | 27 |
| 6 | 93/2/14 | 106 | 15 |
| 7 | 93/6/28 | 201 | 34 |
| 平均 | | 212.6 ± 102.4 天 | 30.1 ± 14.5 周 |

注:补硒日期:1992 年 10 月 28 日至 30 日;数据为 10 个趾甲平均值。

11%，后者为 48%；③测量指甲硒含量的灵敏度，亦即硒补充后分配在指甲中的比例高于趾甲，前者平均为 0.00150%，后者为 0.00095%。因而，作为前瞻性或假前瞻性研究的生物监督材料，似乎指甲要优于趾甲。如果被监督个体保持清洁和良好卫生习惯，而又没有严重的表面污染，那么，指甲可能是比趾甲更好的膳食监督器。

## 二、砷摄入量

### （一）指甲砷与砷摄入量的关系

在饮水高砷地区，居民的砷摄入量主要来源于饮水。许多研究表明，趾甲砷含量与水砷浓度相平行。Karagas（1996）在对 21 个人的小规模试验中发现，经对数转换的趾甲砷含量与井水砷浓度之间的关联系数达 0.67。2000 年，该作者又对美国新罕布什尔州 506 名健康人趾甲样品和 217 个水样品中的砷做了测定，其中有 208 人同时提供了趾甲样和水样。结果发现，趾甲砷含量在 0.01μg/g–0.81μg/g 之间，几何平均值为 0.09μg/g，标准误为 0.003μg/g；饮水砷浓度在 0.002μg/L–66.6μg/L 之间，几何平均值为 0.29μg/L，标准误为 0.04μg/L。饮水砷浓度低于 1μg/L 时，两者的关联系数接近于零（r=0.008，P=0.31），而水砷浓度在 1μg/L 以上时，关联系数最大：r=0.65，P<0.001（图 11–12）。根据这种回归模型，在水砷浓度高于 1μg/L 时，当水砷浓度增加 10 倍时，趾甲砷含量增加 1 倍（增加 115%）；而在水砷浓度低于 1μg/L 时，水砷增加 10 倍，趾甲仅增加 4%（表 11–31）。趾甲砷与饮水砷之前的关联不受性别、吸烟状况和取样时间的不同而改变，仅在水砷低于 1μg/L 时，夏季的趾甲砷含量稍高。

Chiou（1997）在中国台湾东北部饮水砷浓度为<1–>3000μg/L 的地区所进行的研究中也

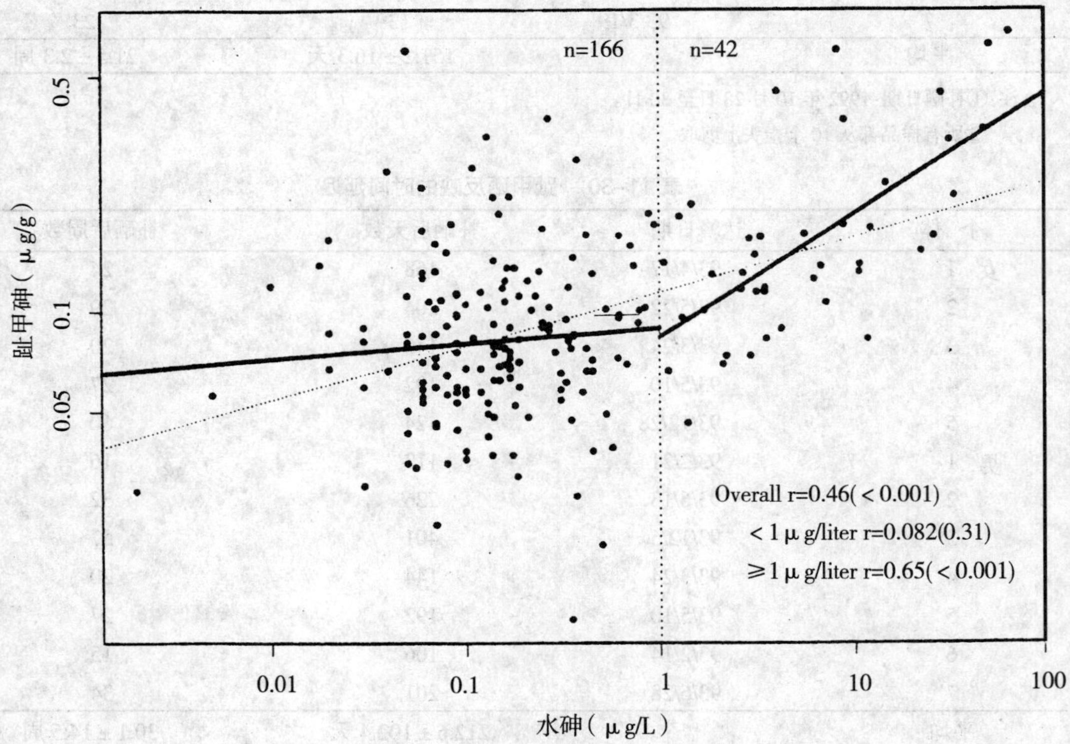


图 11–12　趾甲砷含量与饮水砷浓度的相关关系

发现，趾甲砷含量与水砷浓度呈正相关关系。墨西哥（Cebrian，1983）和美国阿拉斯加（Harrington，1978）饮用水砷较高的居民，指甲砷含量也高。

指甲砷也可反映其他来源的砷暴露。Agahian（1990）发现，在美国金矿采矿工人中，指甲砷与空气砷呈强关联，相关关系 $r=0.89$，$P<0.001$。MacIntosh（1997）对 969 名健康职工进行的调查表明，趾甲砷含量与问卷中食谱有关，$r=0.33$，$P<0.0001$。

（二）指甲砷的稳定性

指甲砷含量的稳定性可从两个方面来证实。一是长期重复性，二是对外来污染不敏感。

Garland（1993）对美国 127 名女护士进行了长达 6 年的观察，在所研究的 16 种元素中，趾甲砷含量的相关性相对最高，相关系数 $r=0.54$，$P<0.001$。Karagas（2001）也观察到，对相隔 3-5 年间收集的样品，趾甲砷含量的重复性显著相关，等级相关系数 $r=0.60$。

Agahian（1990）发现，对暴露于特殊砷环境中的指甲砷，通过清洗可除去 98%的外来砷。而将趾甲样品浸泡在砷含量最高的水中 15h，吸收的砷还不到趾甲砷含量最低值的 1%（Karagas，2000）。膳食砷摄入量与趾甲砷含量之间的联系进一步证明，指甲砷的最可能来源是内部摄入而不是外部污染。Chiou（1997）在中国台湾的研究还表明，遗传型谷胱甘肽 S-转移酶 M1 和 T1（GSTM1 和 GSTT1）只与尿代谢产物的比值有关，而与趾甲砷含量无关。这些数据提示，趾甲砷含量是砷暴露量的直接反应，它不受砷代谢个体差异的影响。

### 三、其他元素摄入量

Garland（1993）在队列研究中，通过比较 1982—1988 年收集的配对样品元素含量，检验了趾甲元素测定的重复性。结果发现，在所测定的 16 种元素中，有 5 种元素的重复性相关系数具有 $P<0.01$ 的显著意义，这些元素的相关系数分别为：铜 $r=0.26$，铬 $r=0.33$，铁 $r=0.43$，砷 $r=0.54$，锌 $r=0.58$。因此，趾甲中这些元素的单次测定值可以作为这些元素，特别是铁、砷、锌长期摄入量的合理标准。

## 第五节　病因和现状的流行病学调查

### 一、病例对照研究

（一）口腔癌

Rogers（1991）在 1983—1987 年间研究了美国华盛顿州西部地区口腔癌与指甲硒、锌的关系。病例组和对照组分别由 379 人和 514 人组成，年龄为 20—74 岁，男女性比例为 64% 和 36%。病例组中排除了唾腺、鼻咽癌和咽癌病人，获得性免疫缺陷综合征也排除在外，86%的病例为鳞状细胞癌。对照组通过电话联系、常规食物问卷调查和访问确定。指甲样品取自每个人的两只大拇趾甲，每份平均重 71.6mg，采样时间与癌症确诊的时间间隔平均为 7 个月左右。由于老年人大趾趾甲的再生时间约为 12—18 个月，预计指甲元素含量将反映病例

**表 11-31　影响趾甲砷含量的主要因素（美国，1994—1997）**

| 特　征 | | <1 μg/L | | ≥1 μg/L | |
|---|---|---|---|---|---|
| | | 比值 % | P 值 | 比值 % | P 值 |
| 水砷浓度（每增加 10 倍） | | 4.33 | 0.67 | 115.25 | <0.001 |
| 年龄（每增加 1 岁） | | –1.49 | <0.001 | –1.63 | 0.01 |
| 水摄入量（每增加 1 杯 /d） | | –1.63 | 0.20 | 2.66 | 0.38 |
| 性别 | 男 | 1.00 | – | 1.00 | – |
| | 女 | 0.92 | 0.34 | 0.77 | 0.23 |
| 吸烟 | 从不吸烟 | 1.00 | – | 1.00 | – |
| | 从前吸烟 | 0.97 | 0.75 | 0.86 | 0.51 |
| | 现在吸烟 | 1.16 | 0.24 | 0.78 | 0.36 |
| 取样季度 | 冬 | 1.00 | – | 1.00 | – |
| | 春 | 1.09 | 0.46 | 1.26 | 0.35 |
| | 夏 | 1.40 | 0.01 | 1.20 | 0.51 |
| | 秋 | 0.94 | 0.66 | 1.19 | 0.56 |
| 取样年度 | 1997 | 1.00 | – | 1.00 | – |
| | 1996 | 1.11 | 0.58 | 1.62 | 0.26 |
| | 1995 | 1.41 | 0.14 | 0.56 | 0.26 |

注：对包括所有上述协变量在内的多元对数—线性回归分析结果。

诊断前的体内水平。指甲元素含量用中子活化分析法测定。病例组和对照组的趾甲硒含量中位值分别为 0.77μg/g 和 0.86μg/g，趾甲锌含量中位值分别为 120μg/g 和 122μg/g。膳食锌摄入量平均值分别为 23.6±13.5mg/d 和 24.8±15.9mg/d。

原先预计，指甲硒、锌含量和抗坏血酸摄入量降低可能会增加口腔癌的危险性。因此设定这些因素的最低 25%分布为暴露组，而 75%以上分布为非暴露组，利用 Logistic 回归分析法估算相对危险度。结果发现，指甲低硒与口腔癌危险有中等程度的联系，比数比 OR=1.4；指甲低锌也与口腔癌发病危险有关（OR=1.6），但与膳食锌摄入量无关（表 11-32）。

性别、年龄、抗坏血酸摄入量对指甲低硒与口腔癌的联系有着明显的影响，其 P 值分别<0.02，<0.008，<0.002。当对吸烟和饮酒做了调整后，指甲低硒与男性口腔癌有正面影响

**表 11-32　趾甲元素低值对口腔癌的相对危险性**

| 元　素 | 例　数 | OR① | CI② |
|---|---|---|---|
| Se | | | |
| 趾甲 | 678 | 1.4 | 1.0–2.2 |
| 补充剂③ | 724 | 1.3 | 0.4–4.2 |
| Zn | | | |
| 趾甲 | 679 | 1.6 | 1.0–2.3 |
| 膳食摄入 | 759 | 1.0 | 0.7–1.7 |

注：①比数比（OR）根据每种元素的最低 25%分布与 75%以上分布计算。指甲硒的最低 25%分布为 <0.63 μg/g，指甲锌的最低 25%分布为 <97 μg/g，膳食锌摄入的最低 25%分布为 <15.8mg/d。所有的 OR 值都对吸烟、饮酒做了调整，膳食锌对能量摄入量做了调整。

②CI 为 95%可信范围。

③硒补充者与非补充者比较计算。

(OR=1.9)，而与女性则无甚影响（表 11–33）。指甲低硒与年青人口腔癌关系最大（OR=16.4，CI=2.7–100），特别是青年男子（OR=39.1，CI=3.4–45.4），而在硒和抗坏血酸均低时，无论吸烟或不吸烟，都与口腔癌密切相关（表 11–34）。

指甲元素对口腔癌的影响与发病部位有关（表 11–35）。指甲低硒与扁桃体癌关联最强（OR=3.1）。在这一部位的 27 例癌症病人中，只有 1 例年龄小于 40 岁。而在 39 岁以上的 15 例舌癌病人中，OR 值达 3.4（CI=0.9–12.5）。可见，年龄愈大，低硒的口腔癌危险度愈高。

（二）皮肤癌

Karagas（2001）在 1993—1996 年间研究了美国新罕布什尔州居民皮肤癌与趾甲砷含量的关系。此项研究包括 587 例基底细胞癌（BCC）和 284 例鳞状细胞癌（SCC）组成的病例组

**表 11–33　趾甲低硒对不同性别、年龄口腔癌的危险性**

| 分　类 | 例　数 | OR | CI |
|---|---|---|---|
| 性别 | | | |
| 男 | 461 | 1.9 | 1.2–3.0 |
| 女 | 207 | 0.8 | 0.4–1.6 |
| 年龄（岁） | | | |
| 20–39 | 38 | 16.4 | 2.7–100 |
| 40–59 | 267 | 1.2 | 0.7–2.1 |
| 60–74 | 373 | 1.3 | 0.7–2.2 |

注：①OR 为经吸烟、饮酒调整后的指甲低硒（<0.63 μg/g）对口腔癌的相对危险度。

②CI 为 95% 可信范围。

**表 11–34　趾甲硒、膳食因子、吸烟对口腔癌危险性的影响**

| 分　类 | 吸　烟 | | | 不　吸　烟 | | |
|---|---|---|---|---|---|---|
| | n | OR | CI | n | OR | CI |
| 低硒 / 低抗坏血酸（Vc） | 37 | 3.8 | 1.7~8.5 | 8 | 5.7 | 1.2~25.6 |
| 高硒 / 低 Vc | 95 | 1.3 | 0.8~2.2 | 25 | 0.7 | 0.2~2.7 |
| 低硒 / 高 Vc | 105 | 1.1 | 0.6~1.8 | 23 | 0.4 | 0.1~2.1 |
| 高硒 / 高 Vc | 247 | 1.0 | | 117 | 1.0 | |

注：①OR 以高硒 / 高 Vc 作参考分类计算，对吸烟、饮酒做了调整。吸烟定义为吸烟总量超过 100 盒者。

②低硒指指甲硒低于 0.63 μg/g，低 Vc<104mg/d，高 Vc≥104mg/d。

**表 11–35　趾甲低硒低锌与口腔癌部位的关系**

| 部　位 | 趾　甲　硒 | | 趾　甲　锌 | |
|---|---|---|---|---|
| | OR | CI | OR | CI |
| 唇 | 1.1 | 0.5–2.6 | 1.7 | 0.8–3.8 |
| 舌 | 1.4 | 0.8–2.5 | 1.6 | 0.9–2.8 |
| 龈 | 1.6 | 0.4–6.6 | 1.5 | 0.4–6.6 |
| | 1.6 | 0.5–3.0 | 0.8 | 0.3–2.1 |
| 扁桃体 | 3.1 | 1.2–7.9 | 0.6 | 0.2–2.1 |
| 其他部位 | 1.4 | 0.8–2.7 | 1.5 | 0.8–2.9 |

注：①OR 利用各元素含量分布中最低 25% 和最高 25%（即 75% 以上分布）相比较计算。趾甲硒最低 25% 分布 <0.63 μg/g，趾甲锌 <97 μg/g。所有 OR 值都对吸烟、饮酒做了调整。

②CI 为 95% 可信范围。

及524例对照组。研究对象的年龄为25—74岁，趾甲砷含量用中子活化分析法测定。将测定数据转换成对数值后应用logistic回归模型进行统计分析。结果表明，趾甲砷含量范围对照组为0.01-0.81μg/g，BCC组为0.01-2.03μg/g，SCC组为0.01-2.57μg/g，其几何平均值（标准误差）分别为0.094（0.003）μg/g、0.098（0.003）μg/g和0.090（0.004）μg/g。在按对照组趾甲砷含量百分位数分类的数据分析中，与中位值以下人群相比较，除最高含量亚组外，其余各亚组的BCC和SCC相对危险度（比数比OR值）均接近1，而趾甲砷含量最高的BCC亚组和SCC亚组，其OR值分别为1.44和2.07（表11-36）。根据线性回归模型趾甲砷含量每增加1μg/g的OR值，BCC为1.03（95%可信范围CI=0.85-1.25），SCC为1.08（0.85-1.36）。虽然在所研究的大多数患者趾甲砷含量范围内，BCC和SCC的危险性似乎并未增大，但也不能排除高暴露人群皮肤癌危险性随剂量增大的可能性。

**表11-36　趾甲砷含量与皮肤癌的相对危险性**

| 对照组百分位数 | 趾甲砷(μg/g) | 病例组 n(%) | 对照组 n(%) | OR | 95%CI |
|---|---|---|---|---|---|
| 基底细胞癌(BCC) | | | | | |
| ≤50 | 0.009-0.089 | 281(47.9) | 263(50.2) | | |
| 50.1-75.0 | 0.090-0.133 | 156(26.6) | 136(25.9) | 1.01 | 0.76-1.35 |
| 75.1-90.0 | 0.134-0.211 | 92(15.7) | 73(13.9) | 1.06 | 0.74-1.51 |
| 90.1-95.0 | 0.212-0.280 | 22(3.7) | 26(5.0) | 0.72 | 0.40-1.31 |
| 95.1-97.0 | 0.281-0.344 | 10(1.7) | 11(2.1) | 0.75 | 0.31-1.81 |
| 97.1-100 | 0.345-0.81 | 26(4.4) | 15(2.9) | 1.44 | 0.74-2.81 |
| 鳞状细胞癌(SCC) | | | | | |
| ≤50 | 0.009-0.089 | 155(54.6) | 263(50.2) | | |
| 50.1-75.0 | 0.090-0.133 | 64(22.5) | 136(25.9) | 0.93 | 0.64-1.34 |
| 75.1-90.0 | 0.134-0.211 | 33(11.6) | 73(13.9) | 0.98 | 0.61-1.58 |
| 90.1-95.0 | 0.212-0.280 | 14(4.9) | 26(5.0) | 1.10 | 0.55-2.21 |
| 95.1-97.0 | 0.281-0.344 | 5(1.8) | 11(2.1) | 1.00 | 0.33-3.01 |
| 97.1-100 | 0.345-0.81 | 13(4.6) | 15(2.9) | 2.07 | 0.92-4.66 |

注:OR值对年龄、性别做了调整。

（三）其他癌

Rogers（1993）在指甲元素与上呼吸道癌关系的病例对照研究中，发现指甲铬水平与喉癌、食道癌呈正关联，但与口腔癌无显著关联。Poole（1989）指出，趾甲硒含量高对肺癌具保护作用，男性肺癌危险性显著降低（OR=0.3）。

## 二、前瞻性研究

（一）乳腺癌

Garland（1996）利用美国11个州保姆健康队列研究资料对趾甲中5种元素与乳腺癌的关系做了前瞻性研究。在1982年，共有62641名保姆提供趾甲样品，在其后的四年随访中，发现433例乳腺癌患者，以此作为病例组，并从未患癌的保姆中随机选择459名出生年份和寄送趾甲样品月份相同的妇女作为对照组，与病例组1:1配对。这些参加者的年龄1984年时为36—61岁，趾甲取自10个趾头，元素含量用中子活化分析法测定，数据按logistic回归模型处理，根据对照组趾甲元素含量的五分位分布，计算最高的五分之一数据（最高位数）与最低的五分之一数据（最低位数）的比数比（OR）。结果表明，经对乳腺癌危险因子调整后，各元素的乳腺癌相对危险度分别为：砷—OR=0.96，95%可信限CI=0.61-1.52；铁—OR=0.89，95%CI=0.56-1.40；铜—OR=0.91，95%CI=0.59-1.42；铬—OR=0.96，95%CI=0.61-1.52；锌—OR=1.09，95%CI=0.70-1.70。这些趾甲元素与乳腺癌危险均无显著关联（表11-37）。但在绝经状况的分类研究中发现，最高位数与最低位数比较，绝经前妇女的乳腺癌危险与趾甲铬和铁含量呈显著负相关：铬—OR=0.47，95%CI=0.23-0.96；铁—OR=0.45，95%CI=0.21-0.95。次高位数与最低位数比较，绝经后妇女的乳腺癌危险性则与趾甲铬和锌含量呈显著正相关：铬—OR=1.91，95%CI=1.00-3.63；锌—OR=2.58，95%CI=1.30-5.12（表11-38）。

（二）前列腺癌

Yoshizawa（1998）研究了美国居民晚期前列腺癌与诊断前趾甲硒水平的关系。研究对象

**表11-37 按趾甲元素水平分类的美国乳腺癌危险性（1982—1987）**

| 元素 | 分类 | 含量（μg/g） | 病例/对照 | OR | P |
|---|---|---|---|---|---|
| As | 1 | <0.059 | 54/66 | 1.00 | 0.78 |
| | 2 | 0.059-0.078 | 67/65 | 1.19 | |
| | 3 | 0.079-0.103 | 56/64 | 1.01 | |
| | 4 | 0.104-0.138 | 62/65 | 1.12 | |
| | 5 | >0.138 | 69/65 | 1.12 | |
| Cu | 1 | <3.61 | 87/90 | 1.00 | 0.65 |
| | 2 | 3.61-4.33 | 85/90 | 1.01 | |
| | 3 | 4.34-5.26 | 88/90 | 1.03 | |
| | 4 | 5.27-6.77 | 87/90 | 0.96 | |
| | 5 | >6.77 | 80/90 | 0.91 | |
| Cr | 1 | <0.52 | 75/91 | 1.00 | 0.64 |
| | 2 | 0.52-0.88 | 81/89 | 1.12 | |
| | 3 | 0.89-1.37 | 97/91 | 1.22 | |
| | 4 | 1.38-2.37 | 101/89 | 1.47 | |
| | 5 | >2.37 | 77/90 | 0.96 | |
| Fe | 1 | <20.3 | 84/90 | 1.00 | 0.36 |
| | 2 | 20.3-28.8 | 102/90 | 1.15 | |
| | 3 | 28.9-38.0 | 94/90 | 1.20 | |
| | 4 | 38.1-50.8 | 73/90 | 0.90 | |
| | 5 | >50.8 | 74/90 | 0.89 | |
| Zn | 1 | <96.3 | 76/91 | 1.00 | 0.35 |
| | 2 | 96.3-104 | 70/90 | 0.92 | |
| | 3 | 105-114 | 100/89 | 1.23 | |
| | 4 | 115-128 | 97/91 | 1.26 | |
| | 5 | >128 | 84/89 | 1.09 | |

注：①采用非条件logistic回归模型。多变量回归模型中包括年龄、取样日期、吸烟、初胎生育年龄、产次、良性乳腺病史、母亲乳腺癌史、姐妹乳腺癌史、初经年龄、绝经状况、体重指数和饮酒量等项。

②总例数为977例。

表 11-38 绝经状况对乳腺癌危险的影响（1982—1987）

| 绝经状况 | 病例 / 对照 | OR | | | | | P | |
|---|---|---|---|---|---|---|---|---|
| | | 1 | 2 | 3 | 4 | 5 | 倾 向 | 相互作用 |
| As | | | | | | | | |
| 绝经前 | 137/127 | 1.00 | 0.77 | 0.98 | 0.93 | 0.97 | 0.68 | 0.45 |
| 绝经后 | 152/184 | 1.00 | 1.56 | 1.42 | 1.53 | 1.47 | 0.39 | |
| Cu | | | | | | | | |
| 绝经前 | 193/190 | 1.00 | 1.41 | 1.92 | 1.48 | 1.22 | 0.67 | 0.57 |
| 绝经后 | 208/241 | 1.00 | 0.86 | 0.84 | 0.82 | 0.93 | 0.76 | |
| Cr | | | | | | | | |
| 绝经前 | 193/190 | 1.00 | 0.93 | 0.95 | 1.06 | 0.47 | 0.08 | 0.02 |
| 绝经后 | 208/241 | 1.00 | 1.45 | 1.41 | 1.91 | 1.71 | 0.07 | |
| Fe | | | | | | | | |
| 绝经前 | 193/190 | 1.00 | 0.89 | 1.37 | 0.94 | 0.45 | 0.07 | 0.08 |
| 绝经后 | 208/241 | 1.00 | 1.28 | 1.29 | 0.90 | 1.56 | 0.50 | |
| Zn | | | | | | | | |
| 绝经前 | 193/190 | 1.00 | 0.79 | 1.03 | 0.72 | 1.29 | 0.77 | 0.59 |
| 绝经后 | 208/241 | 1.00 | 1.31 | 1.97 | 2.58 | 1.32 | 0.20 | |

注：①趾甲元素五分位分布见表 11-37。

②绝经状况按 1982 年问卷答案确定。

③logistic 回归模型中包括的项目表 11-37。

④数字底下划“–”者为有显著意义或边缘显著意义，其 OR 值及 95%可信范围分别为：0.47（0.23–0.96）、1.91（1.00–3.63）、0.45（0.21–0.95）和 2.58（1.30–5.12）。

选自 1986 年时年龄为 40–75 岁的保健工作者，他们分布在所有 51 个州。1987 年从 51529 名队列研究成员中收到 33737 人提供的趾甲样品。对这些人每 2 年随访一次，从 1989 年到 1994 年共发现 181 例晚期（C 期或 D 期）前列腺癌症病人。对照组从无癌、活着的队列成员中配对选取，为降低趾甲硒含量的季节差异，病例组和对照组成员采集趾甲时间间隔不超过 1 个月。趾甲硒含量用中子活化分析法测定，数据经对数转换后用 logistic 回归模型进行统计处理。结果表明，基线人群（对照组）的趾甲硒含量范围为 0.53–7.09μg/g，其平均值（0.96μg/g）显著高于病例组平均值（0.82μg/g）。回归分析表明，经年龄、吸烟和取样日期调整后，五分位数最高值与最低值比较，前列腺癌危险度 OR=0.49，所有数据的走势 P 值为 0.11。进一步调整家族癌症史、体重指数、输精管截除术、番茄红素、钙和饱和脂肪酸摄入量等前列腺癌潜在危险因子后，前列腺癌的危险度 OR=0.39，走势 P 值为 0.05（表 11-39）。在对土壤硒含量（分高、中、低地区）作进一步调整后，前列腺癌危险度降为 OR=0.35，走势 P 值为 0.03。这一研究结果与土壤低硒地区补硒干预试验（Clark，1996）及癌症预防试验（Clark，1998）结果一致：前一研究表明，每天补充 200μg 硒的试验组，其前列腺癌危险仅为服用安慰剂组的三分之一；后一研究证明，硒治疗组（每天摄入 200μg 硒）的前列腺发生率平均降低 63%。由此可见，较高的硒摄入确可降低前列腺癌危险度。

（三）肺癌

荷兰的一项包括 317 例肺癌的大型队列研究分析了趾甲硒含量，发现经调整吸烟后的硒状况对肺癌危险度男性为 OR=0.5，女性为 OR=0.4，有显著意义（Van den Brand，1993）。

**表 11-39　按趾甲硒水平分层的美国前列腺危险度（1989—1994）**

| | | 五分位数分层 | | | | | 走　势 |
|---|---|---|---|---|---|---|---|
| | | 1 | 2 | 3 | 4 | 5 | P |
| 趾甲硒 | 平均值 | 0.66 | 0.76 | 0.82 | 0.88 | 1.14 | |
| | 范围 | 0.53–0.73 | 0.74–0.79 | 0.80–0.85 | 0.86–0.94 | 0.95–7.09 | |
| 病例组（n=181） | | 54 | 34 | 29 | 36 | 28 | |
| 对照组（n=181） | | 35 | 37 | 37 | 35 | 37 | |
| $OR^1$ | | 1.00 | 0.57 | 0.53 | 0.67 | 0.49 | 0.11 |
| （95%CI） | | | （0.29–1.12） | （0.28–1.01） | （0.34–1.32） | （0.25–0.96） | |
| $OR^2$ | | 1.00 | 0.62 | 0.35 | 0.80 | 0.39 | 0.05 |
| （95%CI） | | | （0.29–1.35） | （0.16–0.78） | （0.35–1.80） | （0.18–0.84） | |
| $OR^3$ | | 1.00 | 0.59 | 0.35 | 0.76 | 0.35 | 0.03 |
| （95%CI） | | | （0.27–1.30） | （0.16–0.78） | （0.34–1.73） | （0.16–0.78） | |

注：①OR 值按趾甲硒含量五分位数最低值为参考计算。

②$OR^1$ 为经年龄、吸烟、趾甲取样日期调整后的危险度；$OR^2$ 为经番茄红素、饱和脂肪酸、前列腺家族史、体重指数、钙、输精管截除术调整后的危险度；$OR^3$ 为经土壤硒含量作进一步调整后的危险度。

③趾甲硒含量单位为 μg/g。

## 三、现况调查

### （一）砷中毒问题

1．世界砷污染概况

砷污染，特别是饮水砷污染，已成为当今重要的环境和健康问题。在 20 世纪 90 年代末，已发现世界上有 15 个国家存在饮水砷污染，其中四个亚洲国家和地区受害最重，这就是孟加拉国、印度西孟加拉邦、中国大陆和台湾。在 2000—2002 年期间，又发现另外几个国家存在严重的地下水砷污染，这些国家是：柬埔寨、老挝、巴基斯坦、越南、尼泊尔（Chakraborti，2003）。2002 年 7 月，在美国圣迭戈举行的国际砷会议上又传出信息，印度另一个邦——比哈尔邦第一次被证实为严重砷污染区。这一新发现显示，恒河平原的大部分地区可能被砷污染。这一地区的面积为 530831 平方公里，人口约 450 百万人（包括孟加拉国）。东亚地区砷污染的严重性，可以从印度近 15 年内对西孟加拉邦的调查结果看出一斑。据印度加尔各答 Jadavpur 大学环境研究学院 Rahman（2003）报道，截至 2002 年 4 月，西孟加拉总共 18 个县中，有 9 个县属于高砷区（水砷浓度超过 50μg/L），受害地区有 38865 平方公里，受害居民达 42.7 百万人。在所分析的 115000 个水样品中，砷浓度超过世界卫生组织饮用水砷浓度推荐值（10μg/L）的占 50.3%，砷浓度超过世界卫生组织规定的最大允许限（50μg/L）的占 25.1%（表 11-40）。孟加拉国的情况甚至更为严重（Chowdhury，2000）。

中国的砷污染问题也很严重。据中国地方性砷中毒分布调查协作组调查，我国饮水型地方性砷中毒分布于 8 个省市区、40 个县旗市，受影响人口为 2343238 人，其中饮水砷浓度>50μg/L，高砷暴露人口 522566 人，查出砷中毒 7821 人（表 11-41）。燃煤型地方性砷中毒流行于 2 省 8 县市，受影响人口 333905 人，高砷暴露（燃煤砷含量>100mg/Kg）人口 48438 人，查出砷中毒患者 2402 人（金银龙，2003）。

**表 11–40　印度西孟加拉邦和孟加拉国的砷污染状况**

| | 西孟加拉邦 | 孟加拉国 |
|---|---|---|
| 面积（$Km^2$） | 89193 | 148393 |
| 人口（百万） | 68 | 120 |
| 总县数 | 18 | 64 |
| 砷污染县数（水 As 浓度 >50μg/L） | 9 | 42 |
| 分析的水样品数 | 115000 | 20991 |
| As>10μg/L 样品百分数 | 50.3 | 73.0 |
| As>50μg/L 样品百分数 | 25.1 | 34.0 |
| 受影响的人口数（百万） | 42.7 | 79.9 |
| 受影响的土地面积（$Km^2$） | 38865 | 92106 |
| 筛选出的砷中毒人数（初步调查） | 29035 | 11180 |
| 砷中毒病人数（有皮肤损伤症状者） | 4420 | 2736 |
| 砷中毒发生率（%） | 15.22 | 24.47 |

**表 11–41　中国地方性砷中毒病情总分布**

| | 饮水型 | 燃煤型 | 合　计 |
|---|---|---|---|
| 省、市区数 | 8 | 2 | 10 |
| 调查人数 | 81016 | 30892 | 111908 |
| 砷中毒总例数 | 7821 | 2402 | 10233 |
| 总患病率（%） | 9.65 | 7.78 | 9.14 |
| 轻、中重病例数 | 6313 | 2363 | 8676 |
| 轻、中重患病率（%） | 7.79 | 7.65 | 7.75 |

注：总患病率包括可疑在内的全部病例。轻、中重病例只包括轻、中重度病例（含饱纹氏病皮肤癌），可疑病例除外。

中国饮水砷浓度以内蒙古、山西两者为最高，其次是吉林和青海（表 11–42）。砷中毒患病率（y）与饮水最高砷浓度（x）之间存在显著的剂量—响应关系：

$$y=1.25+8.34x \quad (r=0.91,\ P<0.001)$$

贵州省为我国乃至世界的典型生活燃煤型地方性砷中毒地区，陕西省为 2001—2002 年新发现的燃煤污染型地方性高砷中毒省份。

2. 基线水平

美国一些州的水源也有砷浓度偏高的现象，例如在新罕布什尔州，25%的家庭使用私家

**表 11–42　中国饮水型地方性砷中毒患病率与饮水最高砷浓度的关系**

| 省、市、区 | X：最高饮水砷浓度（μg/L） | Y：轻、中重患病率（%） |
|---|---|---|
| 内蒙古 | 1860 | 15.54 |
| 山西 | 783 | 10.76 |
| 吉林 | 360 | 6.64 |
| 青海 | 318 | 2.49 |
| 安徽 | 150 | 0.30 |
| 北京 | 143 | 0 |
| 宁夏 | 100 | 5.03 |
| 新疆 | 90 | 0.95 |
| 回归分析 | y=1.25+8.34χ | r=0.91，P<0.001 |

水源，其中有5%的井水砷浓度超过50μg/L。由于指甲样与头发样、尿样砷含量均可作为砷中毒的生物标志物，所以指甲样常被用作多种健康研究中的生物材料（表11-43）。1998年，美国密苏里大学的Nichols采用了一种适用于大规模流行病学调查的、测量指甲砷含量的设备和方法，并应用此法在新罕布什尔州皮肤癌病理—对照研究中测定了1033个趾甲样品。结果证明此法可方便地用于砷暴露基线水平调查，该州居民趾甲砷平均值为0.118μg/g，中位值为0.088μg/g,最大值为2.573μg/g。此项研究结果与密苏里州职业暴露健康研究(OEHS)、11个州的保姆健康研究(NHS)参加者的趾甲砷含量接近,但明显低于南达科他地区健康研究(SDRHS)的参加者。

其他研究证明,指甲砷含量的正常范围为0.430–1.080μg/g(Ioanid,1961)。

**表11–43 美国居民的趾甲砷基线水平(μg/g)**

| | SDRHS① | NHS–82② | NHS–88③ | OEHS④ | SCCC⑤ |
|---|---|---|---|---|---|
| 例 数 | 169 | 120 | 113 | 128 | 1033 |
| 平均值 | 0.174 ± 0.195 | 0.11 ± 0.17 | 0.12 ± 0.07 | 0.12 ± 0.13 | 0.12 ± 0.13 |
| 中位值 | – | 0.083 | 0.074 | – | 0.088 |
| 最大值 | 1.44 | – | – | 0.89 | 2.57 |
| 最小值 | 0.024 | – | – | 0.022 | 0.009 |

注：①SDRHS——南达科他地区健康研究。由居住在南达科他州西部7县和怀俄明州东部2县男性、女性居民组成(wetter,1990)。

②NHS–82——保姆健康研究。由居住在美国11个州之一的女性组成。1982年提供的样品(Garland,1993)。

③NHS–88——保姆健康研究。由美国11个州之一的女性组成。1988年提供的样品(Garland,1993)。

④OEHS——职业暴露健康研究。由美国密苏里州在职业或有职业暴露的男性木工组成(Cheng,1995)。

⑤SCCC——皮肤癌病理—对照研究。由美国新罕布什尔州皮肤癌患者及相应对照组组成(Nichols,1998)。

3. 砷中毒筛查

Chowdhury(2000)测定了孟加拉国和印度西孟加拉邦饮水砷污染区居民的指甲砷含量,前者有3321名居民提供样品,后者有7381名居民提供样品。结果发现两地区居民的指甲砷含量平均值分别为9.25±8.73μg/g和4.56±3.98μg/g,各有94%和83%的样品砷含量超过正常水平最高限,超标情况与头发和尿样分析结果基本一致(表11–44)。

**表11–44 孟加拉国和印度西孟加拉邦砷污染区居民指甲、头发和尿砷含量超标情况**

| | 指甲As(μg/g) | 头发As(μg/g) | 尿As(μg/L) |
|---|---|---|---|
| 孟加拉国 | | | |
| 样品数 | 3321 | 3332 | 1043 |
| 平均值 | 9.25 ± 8.73 | 4.05 ± 4.04 | 495 ± 493 |
| 中位值 | 6.74 | 2.49 | 302 |
| 超标百分数 | 93.7 | 81.2 | 95 |
| 西孟加拉邦 | | | |
| 样品数 | 7381 | 7135 | 9795 |
| 平均值 | 4.56 ± 3.98 | 1.48 ± 1.55 | 180 ± 268 |
| 中位值 | 3.87 | 1.32 | 115 |
| 超标百分数 | 83.0 | 57 | 89 |

注:①指甲砷正常范围为0.43–1.08μg/g。

②头发砷正常范围为0.080–0.250μg/g,中毒指标为1.000μg/g。

③尿砷正常范围为5–40μg/d,按每天排尿1.5L推算。

Shrestha(2003)调查了尼泊尔特拉伊地区(尼泊尔-印度边界)居民的砷中毒情况。该地区居住着占尼泊尔总人口47%的居民,对15000个管井水样分析的结果表明,有23%样品砷浓度超过10μg/L的饮水指导值,5%的样品超过50μg/L的最高允许值,估计有50万人生活在砷中毒危险区。在尼泊尔进行的卫生学调查表明,在497个头发和116个指甲样品中,95%的头发样和71%的指甲样超过砷含量正常值上限,62%的头发样超过了1.00μg/g的中毒水平(表11-45)。

表11-45 尼泊尔居民指甲和头发砷超标情况

| 地区 | 指甲 As(μg/g) | | 头发 As(μg/g) | | |
|---|---|---|---|---|---|
| | <0.43-1.08 | >1.08 | 0.08-0.25 | 0.25-1.00 | >1.00 |
| 纳瓦尔帕拉西 | 15 | 32 | 19 | 290 | 202 |
| 巴拉 | 5 | 4 | 1 | 19 | 11 |
| 帕萨 | 10 | 30 | 3 | 53 | 31 |
| 劳塔哈特 | 4 | 16 | 3 | 109 | 65 |
| 合计 | 34(29%) | 82(71%) | 26(5%) | 471(95%) | 309(62%) |

注:指甲砷正常值上限为1.08μg/g,头发砷正常值上限为0.25μg/g,中毒水平为1.0μg/g。

(二)食管癌病因

张秀兰(2001)比较了中国食管癌高发区河北省磁县和低发区河北省赤城县居民的指甲元素含量,前者的男、女性食管癌发病率分别为151.41/10万和82.25/10万,后者分别为6.49/10万和1.92/10万,取样对象为19-58岁男、女性健康人。结果表明,高发区居民指甲锌、铜、铁、钴含量明显低于低发区,而镉含量则显著高于低发区(表11-46)。

表11-46 中国河北省食管癌高、低发区居民指甲元素含量比较(μg/g)

| 元素 | 高发区(n=35) | 低发区(n=30) | t | p |
|---|---|---|---|---|
| Zn | 81.3 ± 13.4 | 119.3 ± 37.3 | 5.65 | <0.001 |
| Cu | 4.27 ± 1.36 | 5.29 ± 1.79 | 2.57 | <0.02 |
| Fe | 28.2 ± 14.7 | 40.1 ± 17.2 | 2.87 | <0.01 |
| Cd | 0.97 ± 0.38 | 0.70 ± 0.32 | 14.86 | <0.01 |
| Co | 2.64 ± 1.52 | 3.95 ± 1.62 | 3.36 | <0.02 |
| Se | 0.14 ± 0.09 | 0.15 ± 0.05 | 0.70 | |

# 第六节　与疾病相关关系研究

## 一、早期探索

指甲元素与疾病相关关系研究，最早见于1961年。Rice（1961）报道，肝豆状核变性（wilson’s病）患者指甲铜含量异常。后来，Martin（1964）和Fell（1968）也发现，Wilson’s病人指甲和头发铜含量升高。

1964年，kapito报道，指甲钠含量可以作为诊断囊性纤维性变的指标。这一发现推动诸多学者应用中子活化分析法探讨指甲钠及其他元素与该病关系的兴趣。测定的元素包括钠（Bobb，1966；Fite，1968），钠、钾、氯（Woodruff，1968），铜（Fite，1972），铝、砷、溴、钙、氯、钴、铜、钾、汞、锰、钠、锌（Grimanis,1972）。1977年，Jervis在相关的临床研究中发现，利用指甲或头发中的氯、溴、铝等元素含量可以完全区分囊性纤维性变患者和正常人。

1969年，Antonelli 研究了糖尿病人的指甲元素含量变化。

1970 年，Mahler 测定了肾损伤病人指甲和头发的微量金属含量。其后，Lim（1972）和 Robson（1974）报道，指甲钙和镁是慢性尿毒症病人和严重蛋白缺乏综合征的特征性元素。

1973 年，Hadjimarkos 测定了龋齿患者的指甲硒含量，提出指甲硒可作为龋牙流行病学调查的新指标。

1978—1979 年，Mckenzie 和 Fildman 分别报道，关节炎、肺结核、湿疹、银屑病、肢皮炎、瘤生物以及长期高热、恶性贫血、某些皮肤病、糙皮病等均与指甲元素含量异常有关。Seboleski（1978）报道，某些缺铁性疾病指甲铁水平降低，但血色病人趾甲铁含量明显高于对照组。

## 二、指甲元素含量异常与疾病

许多研究证明，特定的病理状态可影响指甲元素水平，或指甲元素含量异常表明存在某些内脏器官组织的病理性改变（表 11–47）。

现简要举例如下：

表 11–47　病理状态下的指甲元素含量异常

| 病例状态 | 含量显著升高的元素 | 含量显著降低的元素 |
|---|---|---|
| 老年痴呆症 | Ka、Na | Mg、Fe、Zn、Mn、Co |
| 阿尔茨海默病 | K、Zn | Hg |
| 精神分裂症 | K、Na | Mg、Fe、Mn、Co、Cu、Ca |
| 抑郁症 | | Co |
| 躁狂症 | | Co |
| 冠心病（女） | | Zn |
| 高血压（女） | | Zn |
| 尿毒症 | As、Cu、Mn | S |
| 肝气郁结 | | S |
| 恶性肿瘤 | Cu、Cr、Cd | Se、Zn |
| 囊性纤维性变 | Na、Cl、K、Br、I、Cu | S、Al、Cr |
| Wilson's病 | Cu | |
| 血色病 | Fe | |
| 食道癌 | Cr | |
| 喉癌 | Cr | |
| 胆道闭锁 | Au、Cu、Hg、Sb | Fe、Zn |
| 糖尿病 | | Mn、Cu、Zn、Fe、Mg、Cr |
| 肝硬化 | Na、Mg、P | S、Cl |
| 急性淋巴细胞性白血病 | Cu、Mg | |
| 脑梗塞 | Cu | Zn、Fe |
| 曼氏血吸虫病 | Al、Cl、I、Br、V | Mg、Ca、Mn、Cu、K、Na、S |
| 偏头痛 | Mn | |
| 乳腺癌 | Cr、Zn | |

王德桢（1985）观察到，老年痴呆、精神分裂症患者指甲钾、钠含量明显偏高，镁、铁、锌、锰、钴含量明显偏低。狂躁症和抑郁症患者指甲钴含量也显著低下。

Okazaki（1985）报道，日本糖尿病人指甲锰、铜、锌、铁、镁含量显著低于对照组。Van Schoor（1985）报道，比利时糖尿病人指甲铬含量显著低于正常人，而Ⅰ型和Ⅱ型糖尿病人之间则无显著差异。

Luhach（1986）检验了27例成年脆甲症患者和15名指甲正常者指甲中的6种元素。脆甲与多种病理状态有关（见第四章第五节）。本研究虽观察到脆甲症组指甲钙、铝、锌平均含量低于对照组，铁含量高于对照组，但两组间差异无显著意义（表11–48）。

**表11–48 德国脆甲症患者的指甲元素含量变化（μg/g）**

| 元　素 | 疾病组（n=27） | 对照组（n=15） | 比　值 |
|---|---|---|---|
| Ca | 44.9 ± 25.0 | 53.6 ± 22.5 | 0.84 |
| Mg | 182 ± 128 | 183 ± 83 | 0.99 |
| Al | 25.6 ± 10.3 | 33.0 ± 20.5 | 0.78 |
| Cu | 7.9 ± 3.0 | 7.9 ± 2.7 | 1.00 |
| Zn | 80.9 ± 34.5 | 85.0 ± 34.9 | 0.95 |
| Fe | 53.9 ± 24.5 | 45.7 ± 24.4 | 1.18 |

Djuidetti（1987）研究了肝硬化与指甲10种元素的关系，与50名健康志愿者组成的对照组比较，13例病程为2–6年、有轻微黄疸和肝脾肿大的疾病组指甲钠、镁、磷含量显著增加，硫和氯含量显著降低。

Vance（1988）发现，阿尔茨海默病患者指甲汞、溴、钾、锌含量处于不平衡状态。其后对20例病人做了3年随访研究，结果表明，指甲汞含量随病人年龄、病程及病情严重程度增加而降低，而钾和锌含量则随这些因素而增高（详见本节第三部分）。

Khare（1990）用中子活化分析法测定了美国肌萎缩性脊髓侧索硬化症患者指甲中15种元素含量。与对照组比较，发现患者指甲微量元素存在严重不平衡，特别是汞和硒。

Aidid（1990）测定了1名马来西亚胆道闭锁婴儿指甲中8种元素含量，与其2个健康兄弟及父亲、母亲指甲比较，患者有明显高的金、铜、汞、锑含量，而铁含量则显著低于其家庭成员。

Tsukamoto（1990）研究了日本神奈川地区慢性肾衰竭与指甲元素的关系。结果表明，非透析病人（保守治疗）指甲铜、砷含量极高，锰含量也显著高于对照组，而透析病人则与对照组无显著差异。

Zevin（1991）对16例以色列尿毒症患者的测定结果表明，与15名年龄、性别配对的健康人比较，患者中指指甲铜、铁、锌含量显著降低，而硫含量则显著增加。

Sukumar（1992）研究了印度新德里冠心病、高血压和糖尿病与指甲元素的关系，发现女性冠心病与高血压患者锌含量显著低于对照组（表11–49），而男性患者均与对照组无显著差异（表11–50）。

何兴泉（1994）测定了天津精神分裂症患者指甲、头发和血清中的5种元素含量，观察到患者指甲铜、铁、钙含量显著低于对照组，与头发、血清分析结果一致，说明精神分裂症与这些元素的缺乏或低下存在有机联系。

El–Khatib（1995）测定了埃及亚历山大地区曼氏血吸虫感染病人指甲和头发中13种元

表 11-49　印度冠心病、高血压、糖尿病女性患者的指甲元素含量（μg/g）

| 元　素 | 对照组（n=34） | 冠心病组（n=6） | 高血压组（n=17） | 糖尿病组（n=3） |
|---|---|---|---|---|
| Cd | 1.2 ± 0.2 | 1.6 ± 0.4 | 1.3 ± 0.2 | 0.9 ± 0.5 |
| Cr | 0.9 ± 0.1 | 0.6 ± 0.08 | 1.1 ± 0.2 | 0.3 ± 0.07 |
| Cu | 27.9 ± 4.0 | 15.4 ± 4.0 | 22.3 ± 3.0 | 5.3 ± 1.0 |
| Mn | 3.6 ± 0.4 | 4.2 ± 1.0 | 4.6 ± 1.0 | 2.3 ± 1.0 |
| Ni | 2.7 ± 0.4 | 2.8 ± 0.6 | 3.0 ± 0.5 | 1.9 ± 0.2 |
| Pb | 15.4 ± 2.0 | 11.0 ± 3.0 | 10.5 ± 2.0 | 5.9 ± 3.0 |
| Zn | 288 ± 14 | 190 ± 60* | 209 ± 31** | 270 ± 81 |

注：与对照组比较，*P<0.02，**P<0.01。

表 11-50　印度冠心病、高血压、糖尿病男性患者的指甲元素含量（μg/g）

| 元　素 | 对照组（n=24） | 冠心病组（n=9） | 高血压组（n=25） | 糖尿病组（n=6） |
|---|---|---|---|---|
| Cd | 1.1 ± 0.3 | 1.1 ± 0.3 | 1.4 ± 0.3 | 1.0 ± 0.4 |
| Cr | 0.9 ± 0.1 | 0.7 ± 0.6 | 1.2 ± 0.3 | 0.5 ± 0.1 |
| Cu | 18.4 ± 2.3 | 14.1 ± 5.0 | 25.3 ± 6.0 | 31.1 ± 16.0 |
| Mn | 1.7 ± 0.2 | 2.6 ± 0.6 | 2.6 ± 0.3 | 2.6 ± 0.8 |
| Ni | 1.9 ± 1.0 | 1.8 ± 0.5 | 3.0 ± 1.0 | 2.6 ± 1.0 |
| Pb | 9.0 ± 1.0 | 8.7 ± 1.5 | 8.4 ± 1.0 | 5.6 ± 0.8 |
| Zn | 241 ± 19 | 248 ± 28 | 221 ± 17 | 195 ± 33 |

素含量，与正常人比较后发现，患者指甲和头发铝、氯、碘、溴含量显著增加，而镁、钙、钒、锰、铜、锶、钾、硫和钠含量则显著降低。

Garland（1996）研究了美国乳腺癌与趾甲元素的关系，虽然疾病组与对照组趾甲砷、铜、铬、铁、锌含量均无显著差异（表 11-51），但 logistic 统计分析显示，绝经前趾甲铁、铬含量高者乳腺癌危险性低，而绝经后趾甲铬、锌含量增高则增加乳腺癌危险性。

Akkus（1998）观察到，土耳其急性淋巴细胞白血病儿童指甲铜、镁含量显著高于对照组儿童（表 11-52）。该作者认为，指甲和血清铜含量升高可以作为疾病活动的指标。

李图苓（1998）测定了安徽合肥动脉硬化性脑梗塞患者指甲铁、铜、锌含量。结果表明，住院患者指甲铜含量显著高于健康对照组，而锌、铁含量则低于对照组（表 11-53）。

Aguiar（2001）测定了巴西囊性纤维性变患者指甲和趾甲中 16 种元素含量。发现患者指甲铬、氯、钠含量高于对照组，钾低于对照组。趾甲溴、铬含量也与对照组有显著差异。

陈建伟（2001）用扫描电子探测法测定了肝气郁结证患者和正常人指甲炭化灰中的无机元素含量，发现在铝、钙、氯、钾、镁、钠、磷、硫、硅等元素组成的指甲元素谱中，正常人有两个呈正态分布趋势的特征峰——钙峰和硫峰，而肝气郁结症患者的指甲元素谱中只有

表 11-51　美国乳腺癌患者的趾甲元素含量（μg/g）

| 元　素 | 疾病组（n=433） | 对照组（n=459） | P |
|---|---|---|---|
| As | 0.12 ± 0.14 | 0.12 ± 0.16 | 0.42 |
| Cu | 5.61 ± 3.88 | 5.68 ± 4.47 | 0.81 |
| Cr | 1.72 ± 2.10 | 1.69 ± 1.98 | 0.53 |
| Fe | 40.2 ± 48.9 | 41.4 ± 43.6 | 0.38 |
| Zn | 119 ± 48 | 120 ± 52 | 0.68 |

一个高峰——钙峰。提示肝气郁结证可能与体内无机元素代谢紊乱有关。

魏辉（2001）通过对恶性肿瘤患者和健康人指甲的分析和观察发现，肿瘤患者指甲硒、锌含量显著降低，而铜含量和铜/锌比值显著升高。

Ozerol（2003）研究了偏头痛与指甲铜、锌、锰的关系，发现这些土耳其偏头痛患者指甲和血清锰含量均显著高于健康对照组（P<0.001）。

由上可知，目前已观察到，指甲中至少有23种元素含量异常与各种病理状态有关。这些元素是：铝、砷、金、溴、钙、镉、钴、氯、铬、铜、铁、汞、碘、钾、镁、锰、钠、磷、硫、锑、硒、钒、锌。这些研究及其结果为疾病病因探索、病情监督乃至疾病筛选或诊断，提供了重要基础，并为揭开古人指甲观或医学观察之谜提供科学依据。

表 11-52　土耳其急性淋巴细胞性白血病患者的指甲铜、镁含量变化

| | 疾病组（n=10） | 对照组（n=2） | 比　值 |
|---|---|---|---|
| 指甲 | | | |
| Cu | 8.67 | 4.27 | 2.03 |
| Mg | 0.22 | 0.14 | 1.57 |
| 血清 | | | |
| Cu | 0.525 | 0.115 | 4.57 |
| Mg | 2.42 | 2.20 | 1.10 |

注：原文给出的含量单位：指甲－μmol/mg，血清－mg/dL。

表 11-53　中国安徽脑梗塞患者的指甲元素含量变化（μg/g）

| | 疾病组（n=50） | 对照组（n=50） | P |
|---|---|---|---|
| 男/女 | 39/11 | 38/12 | |
| 平均年龄 | 65(52–76) | 63(50–75) | |
| Zn | 123 ± 8 | 136 ± 16 | <0.05 |
| Cu | 12.7 ± 4.3 | 10.5 ± 2.7 | <0.01 |
| Fe | 57.4 ± 11.4 | 59.6 ± 11.4 | <0.05 |
| Zn/Cu | 11.3 ± 1.3 | 13.1 ± 2.6 | <0.01 |

## 三、病程进展中的指甲元素改变

### （一）阿尔茨海默病

阿尔茨海默病（AD），俗称早老性痴呆，是一种以进展性痴呆为特征的神经学疾病，至今病因不明，微量元素失衡可能是病因之一。

美国肯塔基大学桑德斯—布朗衰老研究中心多年来致力于微量元素在痴呆病中的作用研究，他们最初发现AD病人指甲溴、汞、钾、锌严重失衡（Vance，1988），后来又对20例患者作了1—3年随访跟踪研究。这些患者由8男和12女组成，排除了其他并发疾病，年龄为56—84岁。其中1例病人随访3年，9例随访2.5年，2例随访2年，5例随访1.5年，3例随访1年。另取7名与AD病人同住亲属作为对照组，年龄为60—72岁，3男4女。疾病组与对照组均每半年用不锈钢剪刀剪取一次指甲样品，用中子活化分析法测定指甲中微量元素含量，以标准物质SRM1566（牡蛎组织）、SRM 1577（牛肝）和SRM1571（果叶）作质量控

制。结果发现，指甲汞含量随病人年龄增大、病程增长及痴呆严重性增加而降低，钾和锌含量则随上述因素而增高（Vance，1990）。详细情况如下：

（1）指甲元素平均水平与随访时间关系

在随访的 36 个月中，AD 病人指甲溴平均含量在各个时间点上均高于对照组，但无明显的时间变化趋势；汞含量除最后 2 个时间点外均低于对照组；钾含量高于对照组，但最后一个时间点也只有 2 个对照人；锌含量高于对照组，并有随时间增长而增高的趋势（图 11-13）。

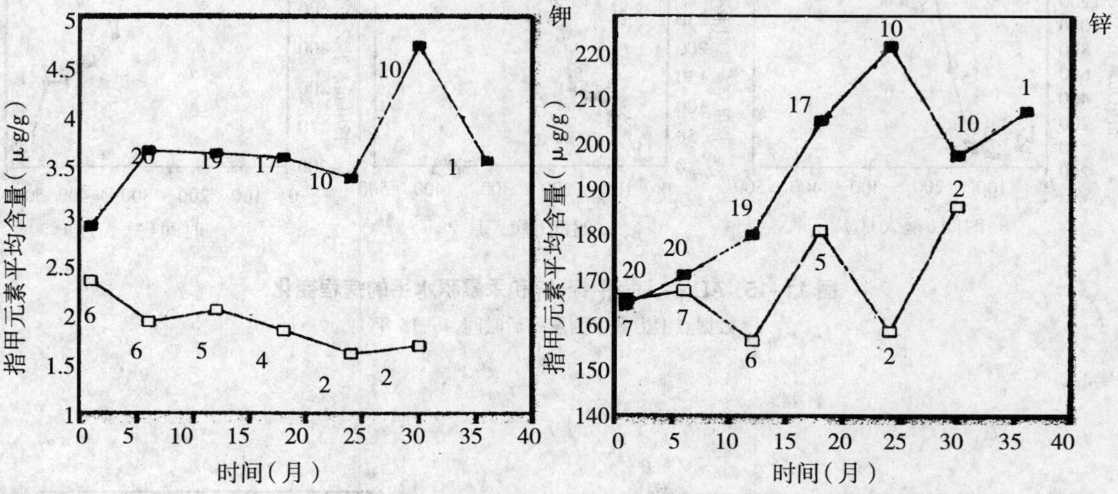


**图 11-13　随访期 AD 病人和对照组指甲溴和锌的平均含量**

—■— AD病人　—□—对照组

（数据点上下方数字表示样品数）

（2）指甲元素累积水平与年龄关系

以研究开始时的年龄为基准，将指甲元素累积水平按病人年龄作图，可以发现，指甲溴和汞的累积水平呈随机散射分布，而钾和锌水平则有随病人年龄增加而增高的趋势（图 11-14）。

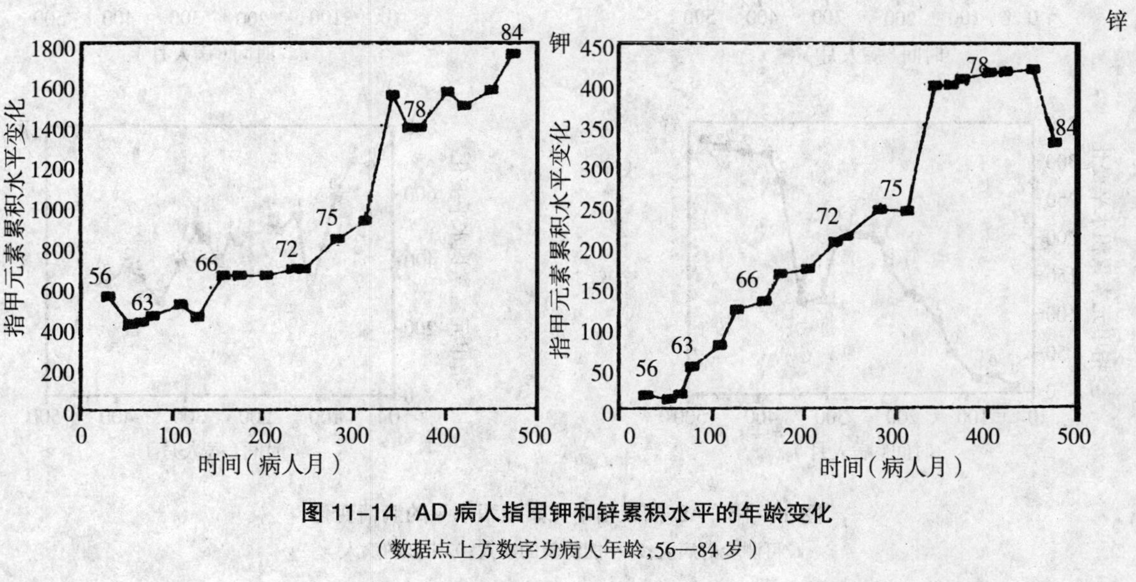


**图 11-14　AD 病人指甲钾和锌累积水平的年龄变化**

（数据点上方数字为病人年龄，56—84 岁）

(3) 指甲元素累积水平与病程关系

将指甲元素累积水平按病人发病后的时间长度作图，可以发现，钾和锌的累积水平有随发病时间增加而增高的趋势，即发病后时间越久，这两种元素的累积水平越高，而汞水平则有相反的趋势（图 11-15）。

(4) 指甲元素累积水平与病情关系

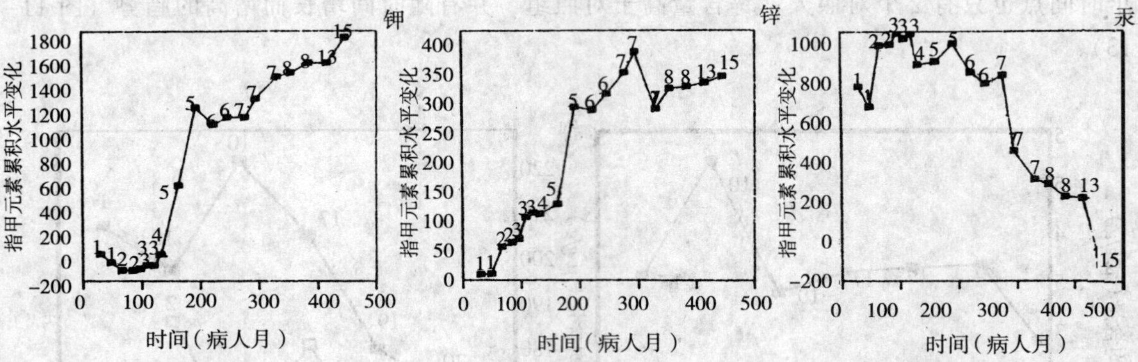


**图 11-15　AD 病人指甲钾、锌和汞累积水平的病程变化**

（数据点上方数字为发病后时间，1—15 年）

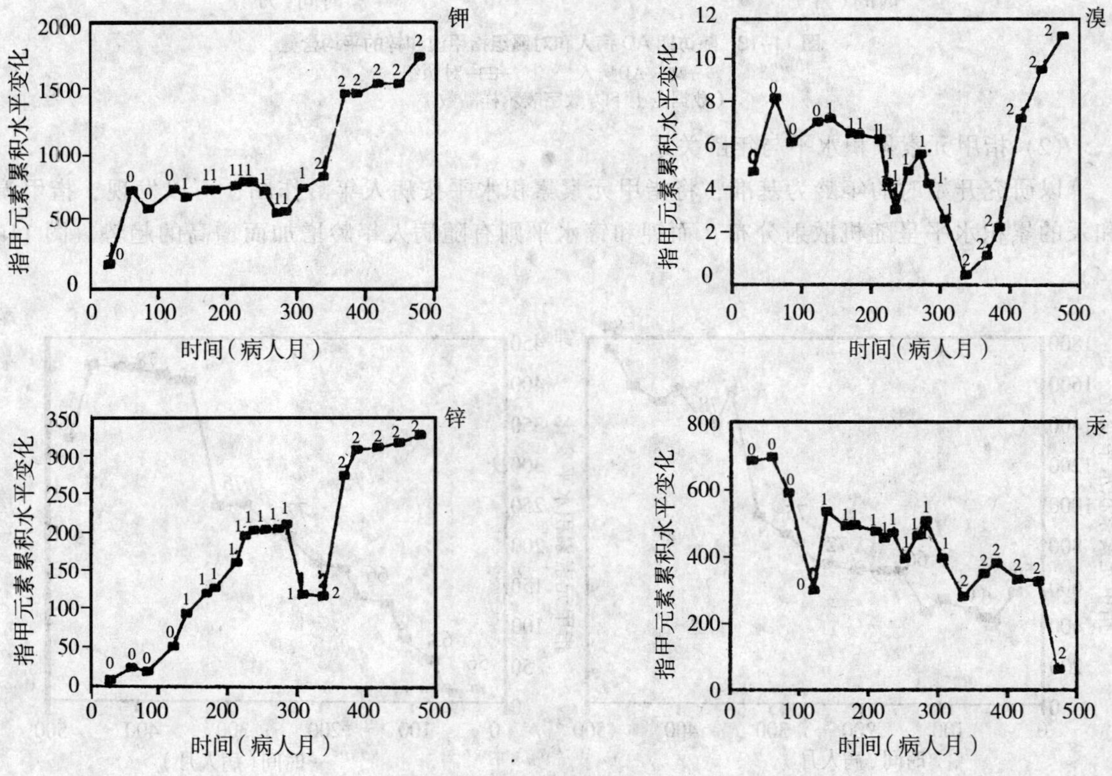


**图 11-16　AD 病人指甲元素累积水平的病情变化**

1. 可测验的病人；2. 不能测验的病人；0. 未知的病人。

在指甲元素累积水平分布图中，对可测验的病人，其病情程度按简易智力状态测验评分排列，对不能测验的病人，其病情按发病时间长短排列。结果发现，若仅考虑可测验组，指甲溴、汞、钾累积水平与病情严重程度无明显关系，而锌水平则有随访分降低而增高的趋势；在不能测验的一组中，指甲溴、钾、锌累积水平有随发病后时间增加而增高的趋势，而汞水平则有随发病时间延长而降低的趋势（图11-16）。

（二）重症肌无力

Vance（1990）对1名重症肌无力病人进行的纵向研究表明，该患者指甲溴含量非常明显地高于同住的姐妹，前者达32-68μg/g，而后者仅为4μg/g。指甲溴含量升高显然是由于在治疗过程中服用含溴化合物吡啶斯的明（一种抗胆碱酯酶剂）的缘故。由此可见，指甲元素水平可反映代谢摄入量。

## 参考文献


[1] Takai Y,Matsudas,Jmai S,et al.Survey of trace elements in human nails:An international comparison.Bull Environ Conram Toxicol,1998,41:690-695.

[2] Morris JS,Stampter MJ,Willett W.Dietary selenium in human:toenails as an indication.Bioe Trace Elem Res,1983,5:529-537.

[3] Hunter DJ,Morris JS,Chute CG,et al.Predictors of selenium concentration in human toenails.Am J Epidemiol,1990,132:114-122.

[4] Karagas MR,Nelson HH,Kelsey KT,et al.Urinary arsenic species in relation to drinking water,toenail arsenic concentrations and genetic polymorphisms in GSTMI in New Hampshire.In:Wilson SH,Suk WA.Biomarks of environmentally associated disease.Boca Ruton:Lewis publishers,2002,249-260.

[5] Karagas MR.Measurement of low level of arsenic exposure:a comparison of water and toenail concenteation.Am J Epidemiol,2000,152:84-90.

[6] Frey N,Girard F,Moreau T,et al.Validity of hair cadmium in detecting chronic cadmium exposure in general populations.Bull Environ Contam Toxico,1993,50:~736-743.

[7] Anawar HM,Akai J,Mostofa KMG,et al. Arsenic poisoning in groundwater health risk and geochemical sources in Bangladesh. Environ Int,2002,27:597-604.

[8] Majumdar S,Chatterjee J,Chaudhuri K. Ultrastructural and trace metal studies on radiographer's hair and nails.Biol Trace Elem Res,1999,67:127-138.

[9] Chowdhury UK,Biswas BK,Chowdhury TR,et al. Groundwater As contamination in Bangladesh and west Bangal,India. Environ Health perspectives ,2000,108(5):393-397.

[10] Akyol U,Ersan F,Akcay F,et al. Hair,nail,Serum,and Urine Copper levels in users of copper intrauterine devices and interactions between copper and some other trace elaments.Trace Elem Electrolytes,1997,14(3):124-129.

[11] Morita H,Shimomura S.Determination of Germanium and some other elements in hair,nail,and toenail from persons exposed and unexposed to Germanium.Sci Total Environ,1986,58:237-242.

[12] Shinohara A,Chiba M,Inaba Y.Determination of Germanium in human specimen:Comparative study of atomic absorption Spectrometry and microwave-induced plasma mass spectrometry.J Anal Toxicol,1999,23(11/12):625-631.

[13] Yang G,Yin S.Zhou R,et al.Studies of safe maximal daily dietary selenium intake in a seleniferous area in China.Part Ⅱ.Ratio between selenium intake and The manifestation of clinical signs and certain biochemical alteration in blood and Urine.J Trace Elem Electrolytes Health Dis,1989.3(3):123-130.

[14] Longnecker MP,Taylor PR,Levander DA,et al.Selenium in diet,blood,and toenails in relation to human health in a seleniferous area.Am J Clin Nutr,1991,53:1288-1294.

[15] Ovaskainen ML,Viramo J,Alfthan G,et al.Toenails Selenium as an indicator of selenium intake among middle aged men in an area with low soil selenium.Am J Clin Nutr,1993,57:662-665.

[16] Baskett CK,Spate VL,Morris JS,et al.Investigation of the apearance of supplemental enrished se-76 using the human nail as a dietary monitor.J Radioanal Nucl Chem,1995,195(1):97-108.

[17] Mason MM,Morris JS,Spate VL,er al.Comparison of whole blood,plasma and nails as monitor for the dietary intake of selenium.J Ladioanal Nucl Chem,1998,236(1~2):29-34.

[18] Baskett CK,Morris JS,Spate VL,et al.The effect of an enrish selenium-76 supplement on dietary monitors and glutathione peroxidase activity.J Radioanal Nucl Chem,1998,236(1~2):39-45.

[19] Baskett CK,Spate VL,Mason MM,et al.Long-term selenium status in human . J Radioanal Nucl Chem,2001,249(2):429-435.

[20] Garland M,Morris JS,Rosner BA,et al.Toenail trace element levels as biomarkers:reproducibility over a 6-year period.Cancer epidemiol Biomarkers Prev,1993,2:493-497.

[21] Nichols TA,Morris JS,Mason MM,et al.The study of human nails as an intake monitor for arsenic using neutron activation analysis.J Radioanal Nucl Chem,1998,236(1~2):51-56.

[22] Karagas MR.Markers of low level arsenic exposure for evaluating human cancer risk in a US Population.Int J Occup Environ Health,2001,14:171-175.

[23] Agahian B,Lee JS,Nelson JH,et al.Arsenic levels in fingernails as a biological indicator of exposure to arsenic.Am Ind Hyg Assoc J,1990,51:646-651.

[24] Chiou H,Hsueh Y,Hsieh L,et al.Arsenic methylation capacity,body retention,and null genotype of glutathione S-transferase M1 and T1 among current arsenic exposed residents in Taiwan.Mutat Res,1997,386:197-207.

[25] Rogers MAM,Thomas DB,Davis S,et al.A case-control study of oral cancer and pre-diagnostic concentration of selenium and zinc in nail tissue.Int J Cancer,1991,48:182-188.

[26] Karagas MR,Stukel JA,Morris JS,et al.Skin cancer risk in relation to toenail arsenic concentrations in a US.Population-based case-control study.Am J Epidemiol, 2001,153 (6): 559-565.

[27] Garland M,Morris JS,Colditz GA,et al.Toenail trace element levels and breast cancer:A prospective study.Am J Epidemiol,1996,144(7):653-660.

[28] Yoshizawa K,Willett WC,Morris SJ,et al.Study of prediagnostic selenium level in toenails and the risk of a advanced prostste cancer.J Natl cancer Inst,1998,90(16):1219-1224.

[29] Clark LC,Dalkin B,krongrad A,et al.Decreased incidence of prostate cancer with selenium supplementation :results of a double-blind cancer prevention trial.Br J Urol,1998,81:730-734.

[30] Van Den Brandt PA.Goldbohn RN,Van Veer P,er al.A prospective cohort study on selenium status and the risk of lung cancer.Cancer,1993,53:4860-4865.

[31] Chakaborti D,Hussam A ,Alauddin M.Foreword.J Environ Sci Health,2003,A38(1):X1-Xv.

[32] Rahman MM,Mandal BK,Chowdhury TR,et al.Arsenic groundwater contamination and sufferings of people in North24-parganas,one of the nine arsenic affected districts of west Bengal,India.J Environ Sci Health,2003,A38(1):25-59.

[33] Shrestha RR,Shrestha MP.Upadhyay NP,et al.Groundwater arsenic contamination,its health impact and mitigation program in Nepal.J Enrvron Sci Health,2003,A38(1):185-200.

[34] Okazaki Y,Minami T,Takemura Y,et al.The contents of metals in sera and nails of the patients with diabets mellitus.Chemistry Abstrats,1987,106:193966.

[35] Djuildetti M,Fishman P,Harpat D,et al.X-ray microanalysis of the fingernails in cirrhotic patients. Dermatologica,1987,174:114-116.

[36] Khare SS,Ehmann WD,Kasarskis EJ,et al.Trace element imbalance in amyotriphic lateral sclerosis.Neurotoxicology,1990,11(3):521-532.

[37] Sukumar A,Subramanian R.Elements in hair and nails of urban residents of new Delhi,CHD,hypertensive and diabetic cases .Biol Trace Elem Res,1992,34(1):89-97.

[38] Zevin D,Weinstein T,Levi J,et al.X-ray microanalysis of the fingernails of uremic treated by hemodialysis.Clin Nephrology,1991,36(6):302-304.

[39] Aidid SB.Trace element concentrations in the scalp hair and fingernails of a biliary atresia infant and his famifly.Med Sci Res,1990,18:469-471.

[40] Rogers MAM,Thomas DB,Davis S,et al.A case-control study of element levels and cancer of the upper aerodigestive tract.Cancer Epidemiol Biomarkers Prev,1993,2:305-312.

[41] El-Khatib AM,Bahnassy AA,Denton M.Trace elements in the human hair and fingernails as affected by infection with schistosema Mansoni.Radiat phys chem,1995,45(1):141-145.

[42] Vance DE,Ehmann WD,Markesberg WR.A search for longitudinal variations in trace element levels in nails of Alzheimer's diaease patients.Biol Trace Elem Res,1990,26/27:461-470.

[43] 杨光圻、荫士安、顾履珍等：《硒的人体最大安全摄入量研究》，载《卫生研究》1990年第 5 期，第 25—29 页。

[44] 张忠、陈国丽、张宝贵等：《尿液、头发、指（趾）甲高铊汞砷是铊矿区污染的标志》，载《中国环境科学》1999 年第 6 期，第 481—484 页。

[45] 秦俊法、李增禧、梁东东：《头发微量元素分析与疾病诊断》，郑州大学出版社 2003 年版，第 251—259 页。

[46] 索有瑞、伊甫申、黄雅丽：《极谱分析人员头发、指甲和尿中汞含量及其评价》，载《广东微量元素科学》1995 年第 9 期，第 23—26 页。

[47] 白明彰、孙丽娟、林建成：《有机锗及其生理医疗作用》，华香园出版社 1997 年版。

[48] 李贺成：《国外引起锗中毒的锗化合物》，载《中国食品卫生杂志》1994 年第 3 期，第 44—46 页。

[49] 徐辉碧、黄开勋：《硒的化学、生物化学及其在生命科学中的应用》，华中理工大学出版社 1994 年版，第 244—253 页。
[50] 中国营养学会：《中国居民膳食营养素参考摄入量》，中国轻工业出版社 2000 年版，第 210—224 页。
[51] 杨光圻、荫士安、顾履珍等：《硒的人体最大安全摄入量的研究》，载《卫生研究》，1990 年第 2 期，第 24—28 页。
[52] 荫士安、李雄伟、杨光圻：《硒的人体最大安全摄入量研究》，载《卫生研究》1990 年第 4 期，第 25—28 页。
[53] 金银龙、梁超轲、何公理等：《中国地方性砷中毒分布调查（总报告）》，载《卫生研究》2003 年第 6 期，第 519—540 页。
[54] 张秀兰、梁索源、谢淑兰：《食管癌高、低发区居民指甲中微量元素含量的对照研究》，载《微量元素与健康研究》2001 年第 4 期，第 58—59 页。
[55] Were FH, Njue w, Murungi J, et al, Use of human nails as bio-indicators of heavy metals environmental exposure among school age children in Kenya. Sci Total Environ, 2008, 393: 376-384.
[56] Samatha G, Sharma R, Roychowdhury T, et al. Arsenic and other elements in the hair, nails and skin scales of arsenic victims in west Bangal India. Sci Total Environ, 2004, 326: 30-45.
[57] Barbosa F, Tanus-Santos J, Gerlach F, et al. A critical review of biomarkers used for monitoring human exposure to lead, advantages, limitations and future needs. Environ Health Perspect, 2005, 113: 1-22.

第四编

# 指甲诊病篇

如果有人问：人体健康的晴雨表是什么？是否有一个人类共同信赖的、随时随地可以测量健康的尺度呢？答案是肯定的，这一共同的尺度就是每个人的20只指（趾）甲。

[日]东禹彦

# 第十二章

# 指甲元素分析诊病法

## 第一节　指甲元素含量测定

为了获得准确的指甲元素含量数据，必须尽量减小采样引起的误差，必须最大限度地除去外来污染而不改变固有的元素成分，必须避免样品消解过程中的挥发性损失和额外玷污，必须由有经验的人在清洁可靠的实验室操作测定。

### 一、指甲样本的采集

供临床应用的指甲样品，原则上可从所有手指、脚趾或其中某一特定部位（如拇指、中指）采集，也可使用指甲和趾甲的混合样。虽然有报道称，不同手指或不同脚趾的样品，其元素含量无显著差异，但还是应该有统一的约定，例如：

(1) 采前应用热水或肥皂水仔细清洁指甲，有条件者最好在浴后采集；

(2) 摒弃用指甲油、抛光、涂染、装饰过的指甲或用特制油彩染绘过的指甲；

(3) 从 10 指或 10 趾上采集并混合，样品总量应不少于 150mg；

(4) 用不锈钢剪刀或指甲刀剪取，采集的样品应立即装入清洁干燥的聚乙烯袋或其他容器中，并作好详细的记录和编号。

### 二、指甲样本的清洗

指甲样品的清洗方法曾有人进行过专门研究。Scoble（1978）以 1%Linbo 7-X 阴离子去污剂作洗液，用中子活化分析法测定试样洗涤前及各次洗涤后的指甲元素含量。洗涤方法是：取 2mL 洗液倒入样品容器中，剧烈摇动 15 秒钟，排去洗液，用去离子水漂洗 15 秒钟。此过程循环 2 次，吸干后进行元素测定。然后重复上述过程。结果发现，所测各元素在经过 5 次洗涤后，其含量水平已接近常数（表 12-1）。该作者认为这种方法不仅能防止指甲元素的可能浸出，而且也可避免清洗过程中的试剂污染。

Bank（1981）研究了 9 种清洗剂对指甲元素的影响。这 9 种溶剂分别为丙酮、已烷、无水酒精和乙醚（1:1）、盐酸（0.6mol/L）、过氧化氢（3mL/dL 无水乙醇）、Triton X-100（1mL/dL 蒸馏水）、Tween80（10mL/dL 蒸馏水）、巴比妥酸铵和双蒸水。将这些清洗液随机加入样品管中，在混合器中 37℃温度下振荡 30 分钟，然后离心 5 分钟，倒去上清液。用水溶液清洗剂或巴比妥酸铵清洗的样品还要再用蒸馏水漂洗 2 次。所有样品均在 25 毛压力下干燥 3 天。每一种清洗剂制备 3 个样品，用原子吸收光谱法或能量色散 X 射线分析法测定元素含量，并以未清洗时的指甲样品作对照。结果发现，用有机溶剂清洗的样品，其元素损失小于水溶液清洗剂，而用酸性清洗剂引起的元素损失最大。相对钙、铜、锌而言，有机溶剂更易将指甲中的铁和镁洗出，而蒸馏水和水溶液清洗剂可将指甲中 80% 的镁去除（表 12–2）。

Rodushkin（2000）研究了瑞典吕勒欧科技大学分析化学实验室所用指甲清洗法对 71 种元素的清洗效果。其方法包括：利用超声浴和实验混合器将指甲样依次在丙酮、去离子水和 0.5%Triton X–100 溶液中充分搅拌，每种溶剂的搅拌时间为 1 小时，然后用超纯水反复漂洗，最后在清洁房中空气干燥。比较清洗前后的指甲元素含量，可发现有 15 种元素没有明显的表面污染，有 20 种元素的污染程度超过总含量的 50%（表 12–3）。在清洗过程中没有发现样品的再污染。

**表 12–1　指甲经 Linbo 7–X 洗涤后的剩余元素百分数**

| 元　素 | 洗涤次数 | | | | | |
|---|---|---|---|---|---|---|
| | 1 | 2 | 3 | 4 | 5 | 6 |
| Na | 69.4 | 55.9 | 42.1 | 32.3 | 19.8 | 19.8 |
| K | 64.7 | 51.0 | 32.2 | 19.8 | 14.7 | 14.1 |
| Br | 72.4 | 65.9 | 52.4 | 51.6 | 34.3 | 31.5 |
| Zn | 70.8 | 75.0 | 73.6 | 66.6 | 78.8 | 66.0 |
| Au | 73.8 | 66.6 | 54.3 | 49.7 | 43.1 | 43.0 |
| La | 34.0 | 31.0 | 21.0 | 14.0 | 15.0 | – |

注：①表中数字表示洗涤后的含量与未洗时的比值（%）。

②经 5 次洗涤后指甲中已无元素的外来污染。

**表 12–2　9 种清洗剂对指甲元素的清洗效果比较**

| 清洗剂 | Ca | Fe | Cu | Mg | Zn |
|---|---|---|---|---|---|
| 未清洗 | 679.9（100） | – | 12.2（100） | 189.7（100） | 144.9（100） |
| 己烷 | 668.0（98） | 80.0（85） | 12.3（100） | 156.8（83） | 144.0（99） |
| 酒精 – 乙醚 | 650.7（97） | 66.2（70） | 12.7（104） | 162.0（85） | 145.2（100） |
| 丙酮 | 658.4（97） | 75.6（80） | 13.2（108） | 183.5（97） | 143.3（99） |
| 双氧水 | 602.9（89） | 57.7（61） | 9.6（79） | 141.8（75） | 134.6（93） |
| 双蒸水 | 522.3（77） | 94.5（100） | 12.4（101） | 42.9（22.6） | 144.5（100） |
| Triton X–100 | 452.4（67） | 76.0（80） | 11.7（96） | 33.8（18） | 135.2（93） |
| Tween–80 | 428.9（63） | 74.1（78） | 10.9（89） | 33.4（18） | 115.4（80） |
| 巴比妥酸 | 416.4（61） | 82.7（88） | 13.6（111） | 37.5（20） | 99.3（69） |
| 盐酸 | 319.0（47） | 17.6（19） | 2.2（18） | 20.8（11） | 5.5（4） |

注：①元素含量单位为 μg/g，括号内数字为相对于未清洗时的百分数（Fe 除外）。

②未清洗时 Fe 含量数据缺失，清洗样品的 Fe 含量对双蒸水归一。

表 12-3 样品清洗对指甲元素含量的影响

| 洗涤前后含量比 | 指甲元素 | 元素种数 |
|---|---|---|
| 0.9-1.2 | As、Ag、Ca、Cs、Hg、I、Mg、Mo、P、Re、S、Se、Ta、Te、Zn | 15 |
| 1.2-1.5 | Co、Cu、Fe、Mn、Pd、Pt、Cl、Li、Nb、Rb | 10 |
| 1.5-2.0 | Au、Be、Br、Cr、Ge、Sb、Si、Sr、W | 9 |
| >2.0 | Al、B、Ba、Bi、Cd、Hf、Ga、K、Na、Ni、Pb、REE、Sc、Sn、Ti、Th、V、U、Y、Zr | 20 |

注:①REE 表示稀土元素,包括:La、Ce、Pr、Nd、Sm、Eu、Gd、Tb、Dy、Ho、Er、Tm、Yb 和 Lu。

②测定样本数为 6,测定方法为 ICP-MS。

中国赵爱东（1992）用 1%海鸥牌洗洁精浸泡事先刮干净的指甲样品，并不断搅拌约 30 分钟，然后用去离子水冲洗至无泡沫，在烘箱中（约 105℃）烘至恒重后保存在干燥器中备用。陶学益（1995）也用洗洁精对指甲样品作预处理。方法是先用（2+100）洗洁精温水液清洗 2 次，再用自来水清洗 3-5 次，最后用亚沸水清洗 4 次。将水沥干，置于恒温干燥箱中 80℃烘 3 小时，存放在干燥器中备用。

指甲的结构和成分与头发类似，清洗头发的方法也适用于指甲。事实上，许多研究者采用了类似于国际原子能机构（IAEA）推荐的头发清洗法洗涤指甲样品。例如，马来西亚克巴格隆安大学 Aidid（1990）先将指甲试样用蒸馏水浸泡 1 小时并不断搅拌，然后相继用丙酮和蒸馏水清洗，最后用去离子水漂清。美国南加州医学院 Vance（1990）完全采用 IAEA 推荐的丙酮-水法清洗指甲试样。埃及亚历山大大学 EL-Khatib（1995）先用去污剂清洗和蒸馏水漂清，最后再用 IAEA 推荐方法清洗。美国肯塔基大学 Ehmann（1995）也采用 IAEA 标准方法清洗指甲样品，即用丙酮-水-水-水-丙酮连续清洗 5 次，每次 10 分钟，并伴有机械振荡。

因此，指甲样品的清洗方法和步骤可归纳如下：

（1）用石英刀或其他小刀刮去指甲表面污物，或取样前先用温肥皂水洗涤指甲；

（2）用洗洁精（去污剂）溶液浸泡 10 分钟后置于超声浴中清洗 10 分钟；

（3）用丙酮超声或振荡 10 分钟；

（4）去离子水漂清；

（5）在清洁低温环境中干燥；

（6）称重后备用。

## 三、指甲样本的消化

指甲样品的消化视指甲元素测定方法而定。除中子活化分析法可采用固体样品外，一般均需将试样经合适化学试剂作用制成便于测定的溶液，这一过程称为样品的消化或溶样。

指甲样品的消化可采用湿消化法、封闭加压法、微波消化法和干灰化法（王夔，1998）。除干灰化法外，在样品消解时均需加入一定量的化学溶剂以分解试样中的有机物质。陶学益（1995）分别对 $HNO_3$-$HClO_4$（5+1）、$HNO_3$-$H_2SO_4$（5+1）、$HNO_3$-$H_2O_2$（3+1）进行实验比较，结果表明，以 $HNO_3$-$HClO_4$（5+1）消解试样为佳，消解器皿以高型烧杯为优。赵爱东

(1992)、戴兆雄(2000)也采用高氯酸和硝酸混合液消解指甲样品。但他们所用消化过程不相同：

赵爱东(1992)准确称取指甲量后放入清洁的50mL高型烧杯中，加入1.5mL混合酸($HNO_3$-$HClO_4$，4+1)，在电炉上低温加热消化至无色，并继续加热至近干(约剩0.4mL)，冷却后加去离子水定容。陶学益(1995)将称量后样品置于高型烧杯中，加入硝酸，静置过夜。再加入高氯酸，置电热板上加热消解完全，白烟冒尽。稍冷后加入(1+1)盐酸2.5mL，加热溶解至溶液清亮。戴兆雄(2000)则将指甲样品置于压力罐中，加入(1+5)高氯酸和硝酸混合液进行湿法消解。

一个最佳的消化方法要求做到：

(1) 消化完全；

(2) 溶剂合适；

(3) 污染最小；

(4) 元素损失最少；

(5) 处理样品的能力最大；

(6) 简单；

(7) 安全；

(8) 不污染或少污染环境。

### 四、指甲样本的测定

为保证测定结果的可比性，要求整个分析过程进行质量控制，即除了使用标准物质、标准分析方法外，还要求建立规范化操作，包括标准溶液的制备和保存、实验室内部质量控制、实验室间的协作比对等。

指甲元素的准确测定有赖于测定方法的选择。评价测量方法的最基本指标是检测能力和可靠性。检测能力用检出限或探测限表示。选定方法的探测限最好比被测元素的最低含量低一个数量级，至少也不得高于被测元素最低含量的三分之一。指甲元素最低含量文献值可参考表12-4，表中也列出了ICP-MS探测限。

测定方法的可靠性决定于分析精密度和准确度，前者一般用相对标准差或不确定性表示，后者常用加标回收率表示。为了检验包括取样过程在内的测定全过程的重复性，Rodushkin(2000)用ICP-MS对10份指甲复样做了测定，其不确定性如表12-5所示。陶学益(1995)用端视ICP-MS法对指甲样做了15次测定，求出了该法的精密度，并经回收实验得到方法的回收率，结果见表12-6。

## 第二节 指甲元素诊病方法

指甲元素分析用于诊断疾病，除准确测定元素含量外，还要求有合理的比较基准和巧妙的数据处理技术，并与其他检验或临床经验结合，才能达到鉴别或确定诊断的目的。

表 12-4　指甲元素最低含量文献值及 ICP-MS 的探测限　(μg/g)

| 元　素 | 探测限（μg/g） | 最低含量文献值 |
|---|---|---|
| Ag | 0.0006 | 0.003 |
| Al | 0.13 | 12 |
| As | 0.006 | 0.009 |
| Au | 0.0001 | 0.006 |
| B | 0.02 | 0.12 |
| Ba | 0.031 | 0.28 |
| Be | 0.0002 | <0.0002 |
| Bi | 0.0004 | 0.004 |
| Br | 1.3 | 2 |
| Ca | 1.4 | 345 |
| Cd | 0.0002 | 0.013 |
| Ce | 0.0007 | 0.013 |
| Cl | 580 | 2020 |
| Co | 0.0003 | 0.006 |
| Cr | 0.012 | 0.224 |
| Cs | 0.00002 | 0.0008 |
| Cu | 0.034 | 4.2 |
| Fe | 0.13 | 12 |
| Ga | 0.00007 | 0.003 |
| Ge | 0.002 | <0.0022 |
| Hf | 0.00007 | 0.002 |
| Hg | 0.004 | 0.028 |
| I | 0.032 | 0.077 |
| Ir | 0.00001 | <0.00001 |
| K | 3.1 | 17 |
| La | 0.0002 | 0.015 |
| Li | 0.003 | 0.013 |
| Mg | 0.22 | 23 |
| Mn | 0.006 | 0.19 |
| Mo | 0.001 | 0.015 |
| Na | 0.62 | 3 |
| Nb | 0.0004 | 0.003 |

续表

| 元　素 | 探测限（μg/g） | 最低含量文献值 |
|---|---|---|
| Ni | 0.019 | 0.14 |
| P | 0.11 | 82 |
| Pb | 0.005 | 0.04 |
| Pd | 0.00006 | <0.00006 |
| Pt | 0.00001 | 0.00002 |
| Rb | 0.001 | 0.042 |
| Re | 0.00005 | <0.00005 |
| Rh | 0.00001 | <0.00001 |
| Ru | 0.00003 | <0.00002 |
| S | 8 | 23400 |
| Sb | 0.0007 | 0.001 |
| Sc | 0.00008 | 0.0013 |
| Se | 0.025 | 0.62 |
| Si | 4.6 | 13 |
| Sn | 0.003 | 0.11 |
| Sr | 0.002 | 0.16 |
| Ta | 0.002 | <0.002 |
| Tc | 0.00007 | <0.00007 |
| Th | 0.00007 | 0.002 |
| Ti | 0.027 | 0.16 |
| Tl | 0.0001 | 0.0003 |
| U | 0.0001 | 0.002 |
| W | 0.0009 | 0.003 |
| V | 0.0005 | 0.018 |
| Y | 0.0001 | 0.007 |
| Zn | 0.07 | 73 |
| Zr | 0.001 | 0.054 |

资料来源：Rodashkin I（2000）。

表 12-5　ICP-MS 测定指甲元素的不确定性(n=10)

| 元　素 | 平均相对标准差(%) | 元　素 | 平均相对标准差(%) |
|---|---|---|---|
| Ag | 12 | Mo | 15 |
| Al | 21 | Na | 14 |
| As | 8 | Nb | 20 |
| Au | 32 | Nd | 22 |
| B | 18 | Ni | 21 |
| Ba | 10 | P | 12 |
| Be | 19 | Pb | 9 |
| Bi | 10 | Pd | 51 |
| Br | 16 | Pr | 20 |
| Ca | 8 | Pt | 43 |
| Cd | 8 | Rb | 15 |
| Ce | 19 | Re | 24 |
| Cl | 14 | S | 3 |
| Co | 19 | Sb | 18 |
| Cr | 18 | Sc | 21 |
| Cs | 12 | Se | 9 |
| Cu | 9 | Si | 38 |
| Dy | 15 | Sm | 18 |
| Er | 14 | Sn | 29 |
| Eu | 16 | Sr | 10 |
| Fe | 20 | Ta | 27 |
| Ga | 26 | Tb | 14 |
| Gd | 24 | Te | 17 |
| Ge | 42 | Th | 10 |
| Hf | 21 | Ti | 34 |
| Hg | 9 | Tl | 25 |
| Ho | 17 | Tm | 13 |
| I | 15 | U | 16 |
| Ir | – | W | 31 |
| K | 12 | V | 25 |
| La | 22 | Y | 16 |
| Li | 21 | Yb | 14 |
| Lu | 14 | Zn | 6 |
| Mg | 12 | Zr | 18 |
| Mn | 11 | | |

表 12-6 端视 ICP-AES 测定指甲元素的精密程度及回收率

| 元 素 | 精密度(%) | 回收率(%) |
|---|---|---|
| Ag | 5.30 | 106.24 |
| Al | 1.75 | 105.09 |
| B | 9.83 | 97.97 |
| Ba | 2.12 | 107.05 |
| Be | 5.28 | 101.05 |
| Ca | 3.27 | 104.81 |
| Co | 7.51 | 94.84 |
| Cr | 6.39 | 104.41 |
| Cu | 4.27 | 100.06 |
| Fe | 3.71 | 96.34 |
| Mg | 5.04 | 106.59 |
| Mn | 3.96 | 104.24 |
| Mo | 4.20 | 102.21 |
| Nb | 2.70 | 109.86 |
| Ni | 2.24 | 104.13 |
| Pb | 5.21 | 107.52 |
| Sn | 11.02 | 90.86 |
| Sr | 4.93 | 102.88 |
| Ti | 6.69 | 95.41 |
| V | 4.65 | 99.00 |
| Zn | 2.90 | 106.36 |
| Zr | 4.79 | 107.12 |

## 一、比较基准

判断被测者指甲元素含量是否正常，一般采用下列方法：

(1) 与同年龄、同性别正常人参考值比较（Jervis，1977；Garland，1996）；

(2) 与家庭其他成员正常值比较（Aidid，1990）；

(3) 与本国正常人参考值比较（Aidid，1990）；

(4) 与配对对照组比较（EL-Khatib，1995；Aguiar，2001）。

## 二、数据处理技术

借助数理统计和计算机技术，可从原始数据中获取更多、更可靠的信息。一般可采用以下方法：

（1）特征参数法；

（2）方差分析和显著性检验法；

（3）判别分析法；

（4）回归分析法；

（5）非线性映照法；

（6）聚类分析法；

（7）主成分分析法。

后面5种多元分析法已成功应用于头发微量元素分析与疾病诊断中（秦俊法，2003），同样也应适用于指甲微量元素分析与疾病诊断，其基本原理可参考相关著作，例如郭祖超（1988）编著的《医用数理统计》和高惠璇（2001）编著的《实用统计方法与SAS系统》。

## 三、专家知识和临床经验

指甲元素分析结果可为职业医生诊断和鉴别疾病提供重要线索或依据。元素医学工作者还要求具备其他知识和经验，这些包括：

（1）微量元素的生理功能及生物学作用；

（2）微量元素缺乏或中毒时的临床表现；

（3）微量元素的拮抗和协同作用以及微量元素的平衡和调节途径；

（4）微量元素环境化学和生态化学；

（5）现代数理统计基础；

（6）指甲元素异常的病理学特征；

（7）其他生物标记物（如头发、血液、尿液元素）的病理学特征；

（8）指甲形态、色泽和血气符号的病理学特征。

## 四、微量元素与量子共振信息

微量元素分析与量子共振信息检测相结合不仅可确定疾病的性质、部位和量化损伤程度，而且还可查出致病源、中毒源或病因。有人认为，两者的结合将开创人类医学检测的新纪元，它将使人类预防疾病的能力得到空前的提高，使药物的疗效、副作用或病情变化得到随时的监控。

量子共振信息检测仪是20世纪90年代后期发展起来的新型检测仪器，它的基本原理是测量电子运动产生的磁场和基本粒子群（基子群）产生的能量。当人体发病初期，构成原子的电子运动首先发生异常，继而从原子到分子，从分子到细胞，从细胞到器官的信息传递通路产生混乱和破坏，结果引起生理状态异常。电子运动与电磁场变化相关，量子共振监测仪能直接测定人体电子运动产生的电磁波，与预先设定的标准波形进行比较，就可通过傅里叶分析法判定人体或生物样品（如头发、指甲、尿、血）的波形是否异常或混乱，其灵敏度特高。例如，在检测人体恶性肿瘤时，用量子共振监测仪做检测试验，稀释到只有5个肿瘤细胞时也能测出，而用现代医学最先进技术——核磁共振仪，至多也只能测出 $10^8$–$10^9$ 个肿瘤细胞的细胞块（中村国卫，1996）。

量子共振检测技术在经历了 MRA（磁共振分析仪）、LIFT（生命体磁场检测仪）、QRS（量子共振检测仪）等发展阶段后，现在已有第四代产品 Quantum FAFA 和第五代产品 BESTRON。前者称为量子生物情报分析仪，可自动调节、分析共鸣频率焦点，通过测量生物体能量的三大要素——能量电导度、能量的大小和能量的强弱，对健康或亚健康或病理变化进行判断和解析，它的主要分析功能如表 12–7 所示。后者统称为生物体微弱磁场测定分析仪，

表 12–7　Quantum FAFA 的分析功能

| | 主要功能 | | 主要功能 |
|---|---|---|---|
| 1 | 3600多项顺势疗法的分析 | 9 | 疾病症状、体征分析 |
| 2 | Chakra能量水平分析 | 10 | 各种寄生虫分析 |
| 3 | 生物体磁场分析 | 11 | 过敏症分析 |
| 4 | 情感分析 | 12 | 生物节律分析 |
| 5 | 脑波分析 | 13 | 药效分析 |
| 6 | 营养分析 | 14 | 必要的代码制定功能 |
| 7 | 物质相关性分析 | 15 | 特殊磁化功能 |
| 8 | 脏器能量平衡状态分析 | 16 | 其他：经络、牙科、五行论分析 |

注：资料来源：赵群（2003）。

表 12–8　BESTRON 的分析功能

| | 主要功能 | | 主要功能 |
|---|---|---|---|
| 1 | 肿瘤的早期分析 | 7 | 脑波分析、情感分析 |
| 2 | 适合人体信息的食物筛选 | 8 | 体征分析、过敏症分析 |
| 3 | 中医辨证施治信息分析 | 9 | 营养分析、脏器能量状态分析 |
| 4 | 预测与染色体 DNA 相关的疾病 | 10 | 寄生虫分析、生物节律分析 |
| 5 | 氨基酸分析 | 11 | 经络、牙科分析 |
| 6 | 3600多项顺势疗法分析、健康普查 | 12 | 药效配位及效价分析 |

注：资料来源：中华量子医学与健康（2003）。

表 12–9　量子共振检验仪的应用特征

| 应用范围 | 测试特征 |
|---|---|
| 恶性肿瘤 | 早期发现；定性、定位 |
| 营养性疾病 | 快速测定微量元素、维生素、氨基酸状况 |
| 中毒性疾病 | 迅速查找物理、化学、重金属中毒源、致病菌 |
| 传染性及感染性疾病 | 快速准确检测致病源 |
| 中枢性疾病 | 可分辨精神、心理或气质性损伤 |
| 内分泌、代谢性疾病 | 定位及量化程度；病因测定 |
| 过敏性疾病 | 迅速查找致病源 |
| 损伤性疾病 | 确定部位及量化损伤程度 |
| 遗传性疾病 | 分辨每对染色体量子水平变化 |
| 健康检查 | 快速、全面；量化身体变化的各个阶段：基本健康→健康→亚健康→疾病 |
| 疗效监督 | 随时监测 |
| 操作 | 简单、方便；手握探棒或将指甲、头发放于测试纸板上即可检测 |

表 12-10　量子共振检测技术诊断肿瘤的临床验证

| 验证单位 | 准确率（%） | 验证单位 | 准确率（%） |
| --- | --- | --- | --- |
| 上海市第六人民医院 | 93.3 | 白求恩国际和平医院 | 94.1 |
| 北京中西医结合医院 | 91.8 | 重庆市肿瘤医院 | 88.9 |
| 上海交通大学 | 92.8 | 重庆市中医研究所 | 88.8 |
| 大连医科大学附二中医院 | 92.0 | 重庆市中山医院 | 89.0 |
| 上海五家市级医院 | 91.0 | 河南平顶山第二人民医院 | 92.5 |

注：资料来源：中华量子医学与健康（2003、2004）。

通过 MNRD 传感器比较、分析三种信息——空气作为对照物、公认物质作为标准体和被检体的反应信息，最终进行判断和读取。作为自然疗法健康分析仪，BESTRON 的分析功能如表 12-8 所示。

量子共振检测仪具有诊断、治疗和检验药物疗效的功能，当用其他分析技术发现指甲、头发或其他生物试样出现元素含量异常而怀疑有某些或某种疾病时，可进一步用量子共振检测仪进行核实和确诊（表 12-9），临床验证表明，该技术对癌症的诊断率可达 90%以上（表 12-10）。

# 第三节　指甲元素诊断疾病

## 一、囊性纤维性变

Jervis（1977）用中子活化分析法测定了 50 例 2—18 岁加拿大多伦多囊性纤维性变儿童指甲中 12 种元素含量，与同年龄、同性别 50 名健康儿童比较，发现患者指甲钠、氯、钾、溴、碘、铜含量显著升高（表 12-11），其中铜、氯、钾含量比对照组高 2 倍以上，钠和溴含量比对照组分别高 4.3 倍和 3.3 倍。

然而，由于疾病组指甲元素含量与对照组有一定重复区间，因而仅比较单个元素含量不能用作筛选囊性纤维性变病人的基础。为降低假阳性和假阴性的百分数，该作者选择了有最大比值的元素——氯、溴和钠组成特征参数，并以比值相对较小的元素——铝作为归一化因子，以增强病人与对照组之间的差异。这一特征参数法可以下式表述：

$$X=([Cl]+[Br])\times[Na]/[Al]$$

式中［Cl］、［Br］、［Na］、［Al］分别表示指甲中氯、溴、钠和铝的含量。事实证明，这种方法具有极高的诊断价值（图 12-1），当 X≥100000 时，可方便、准确地筛选出囊性纤维性变儿童，诊断准确率高达 100%。

Aguiar（2001）测定了 22 例 1—22 岁巴西圣保罗囊性纤维性变患者和 10 名居住在同一城市健康儿童指甲和趾甲中的 16 种元素含量，方差分析表明，疾病组趾甲溴和铬含量存在显著差异（F>4），患者指甲氯、铬、钾和钠含量也与对照组明显不明（表 12-12 和 12-13）。该作者认为，分析指甲中的氯和钠可用以诊断儿童囊性纤维性变疾病。

**表 12-11　加拿大囊性纤维性变儿童的指甲元素含量变化**

| 元　素 | 疾病组（n=49） | 对照组（n=50） | 比　值 |
|---|---|---|---|
| Al | 140（17–1050） | 210（49–940） | 0.7 |
| Zn | 230（40–520） | 190（88–420） | 1.2 |
| S | 120（31–310） | 160（43–360） | 0.8 |
| Cu | 60（6.9–160） | 18（1.6–36） | 3.3 |
| Ca | 1780（420–3830） | 800（290–2130） | 2.2 |
| Mg | 410（142–1790） | 290（110–730） | 1.4 |
| Br | 60（21–130） | 14（5.2–220） | 4.3 |
| I | 16（0.5–47） | 7.8（0.5–34） | 2.1 |
| Cl | 11700（3770–27300） | 3050（350–7350） | 3.8 |
| Mn | 3.7（0.3–20） | 3.3（0.2–7.8） | 1.1 |
| K | 2570（430–6250） | 842（122–1970） | 3.1 |
| Na | 4870（1350–10300） | 920（375–2110） | 5.3 |

注:①含量单位:μg/g。

②数据表达方式:平均值(最低值—最高值)。

③“比值”表示疾病组与对照组平均值之比。

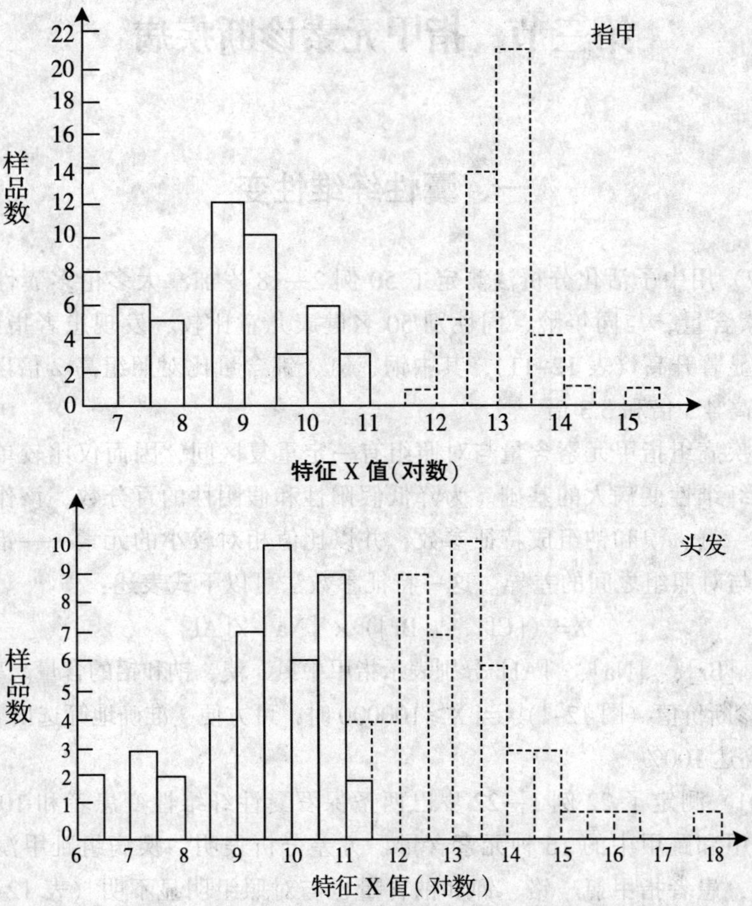


**图 12-1　囊性纤维性变患者和正常儿童指甲元素和头发元素的特征 X 值(对数)分布**

------ 囊性纤维变患者　　—— 正常健康儿童

表 11-12　巴西囊性纤维性变化儿童的指甲元素含量变化

| 元　素 | 疾病组（n=22） | 对照组（n=10） | F |
|---|---|---|---|
| Al | 154.6（2.4） | 198.0（1.6） | 0.00714 |
| As | 0.087（0.002） | 0.110（0.003） | 0.0111 |
| Br | 4.7（1.8） | 3.6（1.6） | 1.58 |
| Ca | 1168（1.6） | 1055（1.6） | 2.85 |
| Cd | 0.694（0.004） | 0.583（0.003） | 0.960 |
| Cl | 1450（1.5） | 771（1.5） | 7.97 |
| Co | 0.094（0.003） | 0.116（0.002） | 0.423 |
| Cr | 1.142（0.002） | 1.280（0.003） | 10.30 |
| Cu | 13.7（4.8） | 15.4（2.6） | 1.11 |
| Fe | 134.6（2.4） | 133.0（1.7） | 0.477 |
| K | 118.8（2.4） | 223.1（13.9） | 4.61 |
| Mg | 50.9（8.5） | 135.4（1.6） | 0.0436 |
| Mn | 1.1（2.5） | 1.3（1.9） | 0.242 |
| Na | 307.6（2.6） | 170.6（2.0） | 5.62 |
| Se | 0.562（0.001） | 0.514（0.001） | 0.794 |
| Zn | 134.3（1.6） | 161.4（1.7） | 2.22 |

注：①含量单位：μg/g；②数据表达方式：几何均值（标准差）；③F>3.4，P<0.01。

表 12-13　巴西囊性纤维性变儿童的趾甲元素含量变化

| 元　素 | 疾病组（n=22） | 对照组（n=10） | F |
|---|---|---|---|
| Al | 208.2（3.8） | 261.9（2.2） | 0.0855 |
| As | 0.129（0.002） | 0.083（0.002） | 1.24 |
| Br | 3.0（1.6） | 1.2（1.7） | 14.9 |
| Ca | 1311（1.6） | 1205（1.6） | 0.24 |
| Cd | 0.787（0.002） | 0.584（0.002） | 1.10 |
| Cl | 1229（2.5） | 335（1.8） | 3.35 |
| Co | 0.086（0.003） | 0.082（0.001） | 1.22 |
| Cr | 0.774（0.002） | 1.416（0.003） | 5.48 |
| Cu | 3.8（3.8） | 10.0（2.1） | 1.08 |
| Fe | 101.5（3.3） | 155.6（2.1） | 0.0484 |
| K | 201.8（2.2） | 284.1（2.6） | 1.65 |
| Mg | 134.4（3.5） | 187.4（1.6） | 0.0472 |
| Mn | 1.9（2.1） | 1.2（2.3） | 0.840 |
| Na | 442.4（1.6） | 240.1（2.7） | 2.80 |
| Se | 0.489（0.001） | 0.500（0.001） | 0.277 |
| Zn | 136.1（1.7） | 150.3（1.8） | 0.553 |

## 二、胆道闭锁症

Aidid（1990）研究了一例马来西亚胆道闭锁婴儿及其4名家庭成员的指甲元素。该婴儿足月正常出生，但出生后两天便出现轻微黄疸，粪便呈泥状，尿液持续呈黄色，光线疗法和抗生素治疗不能使黄疸降低。3周后粪便无胆色素，尿液黄色，黄疸、肝脾轻微肿大。肝活检和剖腹术证实，该婴儿系患肝内型和肝外型胆道闭锁症，施行Kasai手术不能改善症状。除补充铁和维生素外，没有服用其他药物，也没有实行肝移植。该婴儿生命早期身体健康，其后逐渐肝脾极度肿大、腹部膨胀、牙齿衰退、头发变黄、味嗅觉丧失、食欲降低、发育迟缓、体重减轻、走路困难，指甲呈杵状，但智力正常。最后于19个月大时死亡。

该婴儿居住在马来西亚邦义市郊区，属中产阶级，父母亲30多岁，已生有两个儿子，分别为8岁和2岁，身体均健康、正常。为弄清病因，并为该病早期诊断提供线索，对该患儿及其家庭成员做了指甲和头发微量元素分析。指甲和头发样品于患儿10个月和16个月时剪取，指甲取自10个手指。除患儿及其家庭成员外，还采集了50名半岁至60岁健康城市居民的指甲和头发样品作对照。所用样品均用中子活化分析法测定。结果表明，患儿指甲金、锑、汞、铜含量显著高于其家庭成员，而锌含量则显著低于其家庭成员，而且随着病情的加重，前者有增高的趋势，后者则有降低的趋势（表12-14）。患者指甲金、铜、汞、锑含量及锌含量也与马来西亚健康人有显著差异（表12-15），而在患者的家庭成员中，除其同胞兄长金含量显著低于马来西亚人群、其父亲锑含量显著高于马来西亚人群外，其余均在正常范围内。另一个重要指标——铜/锌比值，所有其他家庭成员均小于0.25，而患者在10个月大时为

**表12-14 马来西亚胆道闭锁患者的指甲元素含量与其家庭成员的比较(μg/g)**

| 取样时间 | 元素 | 患儿 | 父亲 | 母亲 | 长兄 | 次兄 | 平均值 | 比值 |
|---|---|---|---|---|---|---|---|---|
| 10月龄 | Au | 50.3* | 11.4 | 27.9 | 2.9 | 2.7 | 2.80 | 17.96 |
| | Cu | 39.9* | 12.1 | 10.1 | 11.0 | 12.1 | 11.55 | 3.45 |
| | Hg | 3.90* | 0.36 | 0.30 | 0.73 | 0.29 | 0.51 | 7.65 |
| | Mn | 1.01 | 0.79 | 0.85 | 0.96 | 0.91 | 0.94 | 1.07 |
| | Sb | 6.29* | 1.10 | 0.33 | 0.28 | 0.48 | 0.38 | 16.55 |
| | Zn | 38* | 139 | 159 | 200 | 162 | 181 | 0.21 |
| 16月龄 | Au | 59.9* | 11.8 | 26.1 | 3.1* | 2.4* | 2.75 | 21.78 |
| | Cu | 60.5 | 12.3 | 9.8 | 11.9 | 12.4 | 12.15 | 4.98 |
| | Hg | 4.80* | 0.33 | 0.34 | 0.81 | 0.31 | 0.56 | 8.57 |
| | Mn | 1.41 | 0.81 | 0.88 | 0.94 | 0.95 | 0.95 | 1.49 |
| | Sb | 10.11* | 1.24 | 0.29 | 0.27 | 0.49 | 0.38 | 26.61 |
| | Zn | 26* | 142 | 149 | 198 | 160 | 179 | 0.15 |

注：①Au的含量单位为μg/Kg，所列结果为双份样本的平均值，计数误差<10%。

②有"*"者表示与马来西亚健康人有显著差异，P<0.01。

③"平均值"表示长兄和次兄的均值，"比值"表示患儿含量与其胞兄平均值的比值。

1.02，16 个月时增加到 2.50，这与 Dyson（1976）观察到的硬变肝组织铜/锌比值为 2.22，而正常肝组织的铜/锌比值为 0.17 十分一致。

头发元素分析结果与指甲元素一致（表 12-15）。此外还观察到，患者头发铁含量也显著低于其家庭成员和马来西亚健康人群。

**表 12-15　胆道闭锁患儿指甲、头发元素含量与马来西亚正常人群的比较（μg/g）**

| 元　素 | 患儿(10 个月) | | 患儿(16 个月) | | 马来西亚居民(n=50) | |
|---|---|---|---|---|---|---|
| | 指　甲 | 头　发 | 指　甲 | 头　发 | 指　甲 | 头　发 |
| Au | 50.3[b] | 23.2[b] | 59.9[b] | 30.6[b] | 28.7 ± 3.3 | 19.8 ± 5.9 |
| Cu | 39.9[b] | 50.0[b] | 60.5[b] | 79.0[b] | 19.8 ± 3.9 | 24.5 ± 2.8 |
| Hg | 39.0[b] | 18.62[b] | 4.80[b] | 21.68[b] | 0.51 ± 0.17 | 4.93 ± 0.99 |
| Mn | 1.01 | 1.15 | 1.41 | 1.07 | 0.71 ± 0.28 | 0.62 ± 0.22 |
| Sb | 6.29[b] | 5.70[b] | 10.11[b] | 7.29[b] | 0.33 ± 0.10 | 0.64 ± 0.23 |
| Zn | 38[a] | 49[a] | 26[a] | 32[a] | 167 ± 24 | 160 ± 28 |
| Cr | | 0.45 | | 0.52 | | 0.69 ± 0.23 |
| Fe | | 8.9[a] | | 4.0[a] | | 32.5 ± 5.4 |

注：①Au 的含量单位为 μg/Kg。

②a. 与马来西亚正常居民比较，显著降低（$P < 0.01$）。

b. 与马来西亚正常居民比较，显著升高（$P < 0.01$）。

## 三、肝 脏 病

肝病患者，特别是肝硬化患者，其指甲呈现明显的形态学变化，82%的患者可出现白甲症（Terry，1954），有些患者还出现嘴状甲或杵状甲（Spiro，1970）。

许多人研究过肝豆状核变性（Wilson's 病）与微量元素的关系，发现患者指甲和头发铜含量显著增加（Rice，1961；Martin，1964；Fell，1968）。

**表 12-16　以色列肝硬化患者的指甲元素含量变化（%）**

| 元　素 | 疾病组（n=13） | 对照组（n=50） | 比　值 |
|---|---|---|---|
| Na | 12.57 ± 0.85* | 9.04 ± 0.38 | 1.39 |
| Mg | 5.24 ± 0.61* | 1.24 ± 0.09 | 4.23 |
| P | 1.00 ± 0.20* | 0.11 ± 0.04 | 9.09 |
| S | 52.74 ± 1.25* | 61.46 ± 0.57 | 0.86 |
| Cl | 5.93 ± 0.49△ | 7.18 ± 0.28 | 0.83 |
| K | 4.24 ± 0.49 | 3.28 ± 0.54 | 1.29 |
| Ca | 13.73 ± 0.63 | 12.53 ± 0.30 | 1.10 |
| Fe | 1.46 ± 0.17 | 1.53 ± 0.08 | 0.95 |
| Cu | 1.13 ± 0.12 | 1.00 ± 0.06 | 1.13 |
| Zn | 1.50 ± 0.17 | 1.40 ± 0.09 | 1.07 |

注：与对照组比较，*$P < 0.0005$，△$P < 0.0125$。

Djaloletti（1981）在研究以色列特拉维夫肝硬化患者的矿物质变化时，发现患者指甲钠、镁、磷含量显著升高，而硫和氯含量则显著低于对照组（表 12–16）。疾病组由 13 例年龄为 47—66 岁的肝硬化病人组成，其中女性 7 人，男性 6 人，多数病人有轻微黄疸，血清总胆红素水平在 0.3—2.7%之间，大多为结合型。11 人肝脾肿大，4 人腹水。对照组由 50 名年龄为 42—64 岁的健康人组成，其中女性 22 人，男性 28 人。指甲样品从中指剪取，用扫描电镜法测定元素含量。从表 12–16 可以看出，指甲磷和镁含量升高是肝硬化的特征性标记，疾病组平均分别比对照组高 8 倍和 3 倍。

## 四、肾 脏 病

Tsukamoto（1990）研究了 19 例日本神奈川慢性肾衰竭患者的微量元素含量变化，发现采用保守疗法的非透析患者指甲砷、锰、铜含量显著高于对照组，而透析时间平均达 21 个月之久的透析病人与对照组无显著差异（表 12–17）。在头发分析中还发现，透析和非透析病人头发钙和铝含量显著升高，非透析病人头发锌含量显著降低，透析病人头发钒含量显著升高（表 12–18）。血浆分析还发现，患者氟含量显著升高，透析病人血浆镁、溴、钒含量异常。测量指甲、头发或血浆微量元素对慢性肾衰竭均有临床价值。

Zevin（1991）对 16 例以色列尿毒症患者所作的研究表明，患者指甲铁、铜、锌水平显著低于对照组（表 12–19）。这些晚期肾衰竭病人的年龄为 25—74 岁，其中女性 5 例，男性 11 例，透析治疗时间为 2—11 年。指甲样品取自中指，元素含量用 X 射线微量分析法测定。

## 五、血吸虫病

EL–Khatib（1995）用中子活化分析法研究了血吸虫病与微量元素的关系。非洲肝脾性血吸虫病是由曼氏裂体吸虫感染引起的，在埃及，血吸虫病是一种地方性流行病。疾病组由 25 例 33—37 岁埃及亚历山大农村血吸虫病患者组成，其中女性 5 例，男性 20 例，这些人都是新近到医院检查时发现的。对照组由社会经济状况相同的健康人配对组成。指甲样品从双手手指上采集，另外还采集头发样品作比较。符号秩和检验结果表明，患者指甲铝、氯、钒、碘、溴含量显著高于对照组，而钠、镁、钙、钾、锰、铜含量则明显低于对照组（表 12–

表 12–17 日本慢性肾衰竭患者的指甲元素含量变化(μg/g)

| 元 素 | 对照组(n) | 非透析组(n) | 透析组(n) |
|---|---|---|---|
| Cu | 19.0 ± 6.3(8) | 120.0 ± 76.0(6)** | 39.2 ± 31.4(10) |
| Al | 13.8 ± 4.3(6) | – | 25.0 ± 15.5(6) |
| Ca | 458 ± 114(6) | – | 603 ± 468(6) |
| Zn | 186 ± 80(10) | 192 ± 120(8) | 171 ± 82(11) |
| As | 0.33 ± 0.18(7) | 1.15 ± 0.68(8)** | 0.65 ± 0.42(8) |
| Mn | 0.35 ± 0.14(9) | 0.72 ± 0.30(6)* | 0.71 ± 0.59(8) |

注:①括号内为例数;②与对照组比较,*P<0.05,**P<0.01。

**表 12-18　日本肾衰竭病人的元素含量变化**

| 元　素 | 指　甲 | | 头　发 | | 血　浆 | |
|---|---|---|---|---|---|---|
| | 非透析 | 透　析 | 非透析 | 透　析 | 非透析 | 透　析 |
| Zn | → | → | ↓↓ | → | ↓↓ | ↓↓ |
| Mn | ↑↑ | ↑ | → | ↑ | → | → |
| Cu | ↑↑ | ↑ | → | → | ↑↑ | ↑↑ |
| Al | | ↑ | ↑↑ | ↑↑ | ↑↑ | ↑↑ |
| Ca | | → | ↑↑ | ↑↑ | → | ↓ |
| Mg | | | ↑ | ↑ | → | ↑↑ |
| Br | | | → | → | → | ↑↑ |
| As | ↑↑ | | | | | |
| V | | | | ↑↑ | | ↑↑ |
| F | | | | | ↑↑ | ↑↑ |

注:①↑或↓表示比对照组高或低。

②↑↑或↓↓表示与对照组有显著差异。

③→表示与对照组无差异。

**表 12-19　以色列尿毒症患者的指甲元素含量变化**

| 元　素 | 疾病组（n=16） | 对照组（n=15） | 比　值 |
|---|---|---|---|
| Al | 3.1 ± 1.2 | 5.0 ± 1.2 | 0.62 |
| Fe | 0.3 ± 0.1 | 0.7 ± 0.2 | 0.43 |
| Cu | 0.03 ± 0.00 | 0.2 ± 0.0 | 0.15 |
| Zn | 0.5 ± 0.3 | 1.3 ± 0.2 | 0.38 |

注:①含量单位为原子重量百分数。

②患者指甲 Fe、Cu、Zn 含量显著降低。

**表 12-20　埃及血吸虫病患者的指甲元素含量变化（μg/g）**

| 元　素 | 疾病组（n=25） | 对照组（n=25） | P |
|---|---|---|---|
| Na | 84.2 ± 22.6 | 151.1 ± 48.6 | <0.001 |
| Al | 59.3 ± 16.4 | 37.9 ± 16.8 | <0.009 |
| Mg | 155.0 ± 63.0 | 204.1 ± 41.5 | <0.01 |
| S | 12800 ± 1840 | 12540 ± 2025 | <0.001 |
| Cl | 1483 ± 422 | 838 ± 207 | <0.001 |
| K | 314.9 ± 84.5 | 421.9 ± 94.1 | <0.01 |
| Ca | 730 ± 201 | 1050 ± 256 | <0.005 |
| V | 0.23 ± 0.05 | 0.19 ± 0.03 | <0.05 |
| Mn | 2.1 ± 0.6 | 2.8 ± 0.5 | <0.01 |
| Cu | 10.1 ± 1.9 | 15.9 ± 3.2 | <0.001 |
| Br | 42.9 ± 14.0 | 30.8 ± 5.8 | <0.05 |
| I | 1.47 ± 0.68 | 0.92 ± 0.25 | <0.01 |

20)，其中氯、钙、铜含量上、下四分位数（即第25百分位数和第75百分位数）间距无重叠（表12-21）。头发元素分析结果，除钒、硫外，与指甲分析结果一致（表12-22）。

## 六、精神分裂症

何兴泉（1994）用双光束双通道原子吸收光谱法测定了119例天津精神分裂症患者指甲、头发、血清中6种元素含量，患者均符合CCMD-2诊断标准，并除外其他合并症，均为住院

**表12-21　埃及血吸虫病患者指甲元素含量范围(μg/g)**

| 元　素 | 疾病组（n=25） | 对照组（n=25） |
|---|---|---|
| Na | 83.4（63.8,105.3） | 158.9（99.4,195.5） |
| Al | 53.1（46.2,71.5） | 37.5（20.1,52.3） |
| Mg | 141.7（25.7,185.7） | 192.3（96.6,234.3） |
| S | 12413（11066,14600） | 12554（10630,14020） |
| Cl* | 1436（1145,1763） | 833（675,945） |
| K | 315.4（246.7,388.6） | 436.0（331.3,488.3） |
| Ca* | 673（589,837） | 947（861,1215） |
| V | 0.24（0.19,0.30） | 0.19（0.18,0.22） |
| Mn | 2.1（1.5,2.6） | 2.7（2.4,3.1） |
| Cu* | 10.1（8.9,11.8） | 17.2（14.2,18.2） |
| Br | 42.0（32.2,53.1） | 31.1（25.7,35.0） |
| I | 1.36（1.02,1.84） | 0.88（0.71,1.06） |

注：①数据表示方式：中位值（下四分位数，上四分位数）。
②有“*”者为上、下四分位数间距无重叠。

**表12-22　埃及血吸虫病患者指甲元素和头发元素含量变化**

| 元　素 | 指　甲 | 头　发 |
|---|---|---|
| Na | 0.56 | 0.50 |
| Al | 1.56 | 1.73 |
| Mg | 0.76 | 0.48 |
| S | 1.02 | 0.85 |
| Cl | 1.77 | 1.58 |
| K | 0.75 | 0.63 |
| Ca | 0.70 | 0.66 |
| V | 1.21 | 0.55 |
| Mn | 0.75 | 0.50 |
| Cu | 0.64 | 0.53 |
| Br | 1.39 | 1.60 |
| Sr | – | 0.69 |
| I | 1.60 | 1.73 |

病人。对照组为天津常住健康居民，既往无精神病史，亦无家族精神病史。结果表明，患者指甲铁、铜、锌、钙含量均显著低于对照组（表 12-23）。头发和血清分析也有类似的结果（表 12-24）。

此前，王德桢（1995）还观察到，上海精神分裂症患者指甲钾、钠含量明显增高，而钴含量则显著降低（表 12-25）。

## 七、恶性肿瘤

魏辉（2001）用原子吸收光谱法研究了 50 例广州恶性肿瘤患者的指甲元素含量变化，所有患者均经 CT 核磁共振和病理切片证实，多为实体瘤。50 例患者（疾病组）中女性 16 例，男性 34 例，平均年龄 46.8 岁。对照组为 20 名体检健康者，女性 9 名，男性 11 名，平

表 12-23 天津精神分裂症患者的指甲元素含量变化(μg/g)

| 元素 | 疾病组(n=119) | 对照组(n=125) | t | P |
|---|---|---|---|---|
| Cu | 4.80 ± 1.02 | 7.50 ± 1.45 | 16.6 | <0.001 |
| Zn | 126 ± 32 | 145 ± 34 | 4.3 | <0.001 |
| Fe | 45.6 ± 21.2 | 73.8 ± 19.6 | 9.2 | <0.001 |
| Ca | 1152 ± 291 | 1306 ± 312 | 4.0 | <0.001 |
| Mg | 285 ± 78 | 299 ± 84 | 0.6 | |

表 12-24 精神分裂症患者的指甲、头发、血清元素含量变化

| 元素 | 指甲 | 头发 | 血清 |
|---|---|---|---|
| Cu | 0.64** | 0.89** | 0.89** |
| Zn | 0.87** | 0.95* | 0.92* |
| Fe | 0.67** | 0.75** | 0.99* |
| Mn | – | 0.55** | 0.67** |
| Ca | 0.88** | 0.76** | 0.84** |
| Mg | 0.95 | 0.71** | 0.95* |

注：①所列数据为疾病组平均值与相应对照组平均值之比值。

②与对照组比较，*P<0.05，**P<0.01。

表 12-25 上海精神分裂症患者的指甲元素含量变化(μg/g)

| 元素 | 疾病组 | 对照组 | 比值 |
|---|---|---|---|
| K | 432* | 147 | 2.94 |
| Na | 878* | 429 | 2.05 |
| Ca | 836* | 803 | 1.04 |
| Mg | 129* | 195 | 0.66 |
| Zn | 54.2* | 89.4 | 0.61 |
| Fe | 85.6* | 121.2 | 0.71 |
| Mn | 41.6* | 132.3 | 0.31 |
| Co | 31.5* | 97.0 | 0.32 |

注：①有“*”者表示与对照组有显著差异。

②Co 含量单位疑为 μg/Kg。

均年龄34.6岁。结果表明，患者指甲硒、锌水平下降，铜含量和铜/锌比值升高。该作者还用裸眼或放大镜观察了肿瘤患者的甲床紫晕，有紫晕者，即甲床孤影远测有宽度≥2mm的紫色晕带者为15例，无紫晕者为35例。比较两组的指甲微量元素，发现有紫晕组硒、锌水平比无紫晕组低，而铜含量则比无紫晕组高（表12-26），而且甲床紫晕越明显，指甲硒、锌水平越低，而指甲铜水平及铜/锌比值越高。这说明，测定指甲微量元素含量和观察甲象改变，对恶性肿瘤诊断及病情转移和预后判断有一定的参考意义。

## 八、糖 尿 病

日本近畿大学药学院OKazaki（1985）报道，糖尿病人指甲锰、铜、锌、铁、镁含量均显著低于对照组（表12-27）。比利时人Van Schoor（1985）观察到糖尿病人指甲铬含量明显低于正常人，患者平均值为140μg/Kg，而正常人平均值为230μg/Kg，Ⅰ型和Ⅱ型糖尿病人指甲铬含量无显著差异。

印度Sukumar（1992）测定了新德里糖尿病人指甲中7种元素含量，结果表明，男女性患者指甲铬含量均显著低于正常人；铅含量也比正常人低；男性单纯糖尿病患者指甲微量元素具有高铜低锌特征（表12-28）。

**表12-26　恶性肿瘤患者的指甲元素含量变化（μg/g）**

| 元素 | 疾病组（n=50） | 对照组（n=20） | 有紫晕组（n=15） | 无紫晕组（n=35） |
|---|---|---|---|---|
| Se | 2.91 ± 1.07* | 3.78 ± 1.57* | 2.42 ± 0.95△ | 3.12 ± 1.07 |
| Zn | 92.81 ± 15.12* | 105.37 ± 23.00 | 85.01 ± 18.46△ | 96.14 0.78 |
| Cu | 6.58 ± 2.25** | 4.97 ± 1.26 | 7.97 ± 2.53△ | 5.98 ± 1.85 |
| Cu/Zn | 0.073 ± 0.034** | 0.049 ± 0.018 | 0.098 ± 0.044 | 0.065 ± 0.093 |

注：①与对照组比较，*P<0.01，**P<0.005。
②与无紫晕组比较，△P<0.001。

**表12-27　日本糖尿病人的指甲元素含量变化（μg/g）**

| 元　素 | 疾病组 | 对照组 | 比　值 |
|---|---|---|---|
| Mn | 0.78 | 1.02 | 0.76 |
| Zn | 76.1 | 113.5 | 0.67 |
| Fe | 121.7 | 210.1 | 0.58 |
| Mg | 96.2 | 136.7 | 0.70 |

表 12-28　印度糖尿病的指甲元素含量变化(μg/g)

| 对象 | 例数 | Cd | Cr | Cu | Mn | Ni | Pb | Zn |
|---|---|---|---|---|---|---|---|---|
| 男 | | | | | | | | |
| DB | 2 | 0.4 ± 0.1 | 0.6 ± 0.4 | 62.3 ± 47.0 | 1.8 ± 0.4 | 4.5 ± 4.0 | 4.0 ± 2.5 | 155 ± 12 |
| DB+CHD | 2 | 2.2 ± 0.9 | 0.4 ± 0.1 | 7.7 ± 0.9 | 3.0 ± 2.0 | 0.8 ± 1.0 | 5.9 ± 0.5 | 300 ± 6 |
| DB+HT | 1 | 0.4 | 0.5 | 18.5 | 2.3 | 0.7 | 7.5 | 135 |
| DB+CHD+HT | 1 | 0.4 | 0.5 | 28.4 | 3.4 | 0.7 | 7.5 | 122 |
| 合计 | 6 | 1.0 ± 0.4 | 0.5 ± 0.1 | 31.1 ± 16.0 | 2.6 ± 0.8 | 2.6 ± 1.0 | 5.6 ± 1.0 | 195 ± 33 |
| 对照组 | 24 | 1.1 ± 0.2 | 0.9 ± 0.1 | 18.4 ± 2.3 | 1.7 ± 0.2 | 1.9 ± 1.0 | 9 ± 1 | 241 ± 19 |
| 女 | | | | | | | | |
| DB+CHD | 2 | 0.8 ± 0.3 | 0.3 ± 0.07 | 6.1 ± 1.0 | 1.4 ± 0.1 | 2.2 ± 0.1 | 3.5 ± 3.0 | 253 ± 75 |
| DB+HT | 1 | 1.1 | 0.3 | 3.9 | 4.3 | 1.6 | 10.6 | 304 |
| 合计 | 3 | 0.9 ± 0.5 | 0.3 ± 0.07 | 5.3 ± 1.0 | 2.3 ± 1.0 | 1.9 ± 0.2 | 5.9 ± 3.0 | 270 ± 81 |
| 对照组 | 34 | 1.2 ± 0.2 | 0.9 ± 0.1 | 27.9 ± 4.0 | 3.6 ± 0.4 | 2.7 ± 0.4 | 15.4 ± 2.0 | 288 ± 14 |

注:DB——糖尿病;
CHD——冠心病;
HT——高血压。

## 参考文献


[1] Scoble HA,Litman R.Preparation of hair and nail sample for trace elament analysis.Anal Lett,1978,1311(2):183-189.

[2] Bank HL,Robson J,Bigelow JB,et al.Preparation of fingernails for trace element analysis.Clin Chim Acta,1981,116:179-190.

[3] Rodushkin I,Axelsson MD,Application of double focusing sector field ICP-MS for multielemental characterization of human hair and nails.Part 1.Analytical methodology.Sci Total Envion,2000,250:83-100.

[4] Rodushkin I,Axelsson MD.Application of double focusing sector field ICP-MS for multielemental characterzation of human hair and nails.Part Ⅱ.A study of the inhabitants of northern Sweden. Sci Total Environ,2000,262:21-36.

[5] Jervis RE,Hancock RGV,Hill DE,et al.Biomedical and health studies with the new slowpoke reactor.J Radioanal Chem,1977,37:463-471.

[6] Aguiar AR,Saiki M.Determination of trace elements in human nail clippings by neutron activation analysis.J Radioanal Chem,2001,249(2):413-416.

[7] Aidid SB,Trace element concentrations in the scalp hair and fingernails of a biliary atresia infant and his family.Med Sci Res,1990,18:469-471.

[8] EL-Khatib AM,Bahnassy AA,Denton M.Trace elements in the human scale hair and fingernails as affected by infection with schistosoma mansoni.Radiat phys Chem,1995,45(1):141-145.

[9] Djaldetti M,Fishman P,Harpat D,et al.X-ray microanalysis of the fingernails in cirrhotic patients. Dermatologia,1987,174:114-116.

[10] Zevin D ,Weinstein T,Levi J,et al.X-ray microanalysis of the fingernails of uremic patients treated by hemodialysis.Clin Nephrology,1991,36(6):302-304.

[11] Tsukamoto Y,Iwanami S,Ishida O, et al. Search for the unknown trace element abnormalities.In: Tomita H ed.Trace elements in clinical medicine. Tokyo:Springer-Verlay,1990:129-132.

[12] Okazaki Y,Minami T,Takemura Y,et al.The contents of metals in sera and nails of the patients with diabets mellitus. Chem Abstract,1987,106:193966.

[13] Van schoor D,Deelstra H,De Leeuw I.Nail chromium concentration in normal and diabetic subjects. Adv Diet Nutr,1985:56-58.

[14] 赵爱东、李淑珍、王雪梅等：《原子吸收法测定指甲中的钾、钙、钠、镁、铜、铁和锌》，载《河北师范大学学报（自然科学报）》1992 年第 4 期，第 64—68、第 75 页。

[15] 陶学益、陈小珍、胡建军等：《端视 ICP-AES 测定头发、血液、指甲及尿中 22 个元素》，载《地质实验室》1995 年第 2 期，第 65—68 页。

[16] 郭祖超：《医用数理统计》，人民卫生出版社 1988 年版，第 100—119 页。

[17] 高慧璇：《实用统计方法与 SAS 系统》，北京大学出版社 2001 年版，第 135—309 页。

[18] 王夔：《生命科学中的微量元素分析与数据手册》，中国计量出版社 1998 年版，第 53—85 页。

[19] 秦俊法、李增禧、梁东东：《头发微量元素分析与疾病诊断》，郑州大学出版社 2003 年版，第 308—542 页。

[20] 赵群：《量子医学技术》，载《中华量子医学与健康》2003 年第 3 期，第 20—23 页。

[21] 苏同义、倪海平、朱严冰等：《量子生物情报分析仪对恶性肿瘤的诊断价值》，载《中华量子医学与健康》2003 年第 3 期，第 11—13 页。

[22] 许香淑：《生物体微弱磁场测定分析仪在药效分析中的应用》，载《中华量子医学与健康》，2003 年第 2 期，第 7—8 页。

[23] 何兴泉.：《精神分裂症病人血清、指甲、头发中微量元素含量变化分析》，载《广东微量元素科学》1994 年第 4 期，57—59 页。

[24] 王德祯：《老年痴呆、精神分裂症等患者指甲中若干元素的含量》，载《微量元素》1985 年第 3 期，第 23—25 页。

[25] 魏辉、靳士英、陈凯：《恶性肿瘤患者甲象与指甲微量元素的对比观察》，载《广东微量元素科学》2001 年第 1 期，第 32—33 页。

# 第十三章

# 指甲验伤法

## 第一节　指甲验伤原理

指甲验伤法是根据甲下出现淤血斑点的颜色、形状而判断受伤部位、时间和程度的一种诊伤方法。

中医认为，指甲为“筋之余”，属“皮之部”。筋即筋膜，附着于骨而聚于关节，是联结关节、肌肉的一种组织。皮即皮肤或表皮。筋有十二经筋，皮分十二皮部。十二经筋是十二经脉之气结、聚、散、络于筋肉的体系，有连缀四肢百骸、主司关节运动的作用；全身的皮肤则是十二经筋的功能反映于体表的部位，是经络之气的散布所在。人体的结构从表到里有皮、脉、筋、骨几个层次，凡躯肢、脏腑、经络、气血各种体能常态或因病邪干扰而引起的变异，均能通过皮部输于四末而反映于指甲，透过甲体而呈现出各种形态特征，因为指甲位于经脉之根结处和经筋的起始处。

验指诊伤在伤骨科临床上的应用证实，它不但能确定人体有无受伤，而且可以相当准确、具体地指示伤的部位、伤的时间久暂和严重程度，鉴别伤的性质和观察预后。

## 第二节　指甲验伤方法

根据林云章（1960）、杨春波（1964）的报道和整理，指甲验伤方法可归纳如下：

（1）受检者取正坐位，男左手、女右手，掌背朝上。检查者用左手轻握其掌部，并将其手指血液向指端推送，然后用拇指按紧，使血液不致回流。再用右手拇指对准患者的指甲游离缘，一按一放，进行观察。

（2）若指甲下出现星状、片状或块状且按之不散的淤血斑点，其颜色呈暗红、青紫、黑色或黄色者，称为报伤甲征，可以报伤。若甲下斑点按之即散，则为假性甲征，无诊断意义。

（3）依据报伤甲征出现的指别、方位、颜色、形状，结合病史，综合分析患者的内伤部位、程度、时间，乃至伤的性质和预后。

## 第三节　指甲区位划分

为便于对指甲的色泽和血气符号进行观察、比较、识别和描述，通常需要将指甲作适当的划分。古代划分的方法基本上分为两类：一类是九分比法；另一类是五分位法。前者应源于洛书，“洛书出九宫”；后者出自河图*，“河图出八卦”（王文华，2001）。

五分位法是以指甲尖端为上，将每一指甲区域分成南、北、东、西、中五个方位（图 13-1），分别连属躯体前后左右中五方的部位，以表明受伤的相应部位。这种划分方法同中国传统文化中的“四达自中”，即五行思想有关联，虽无文献可考，但久传民间，最初的中医望甲诊伤法即以这种划分为基础。

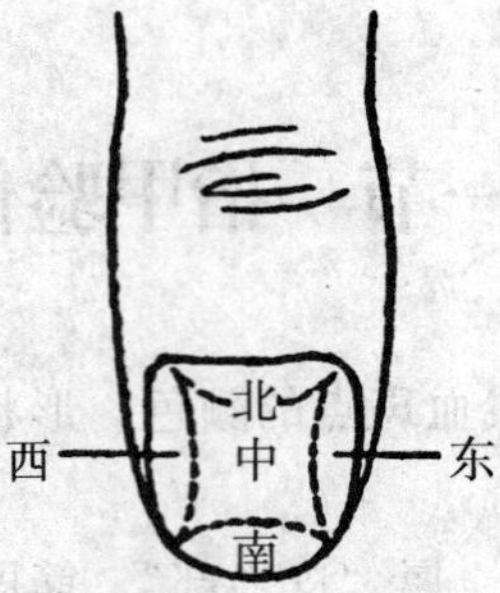


**图 13-1　指甲区位划分的五分位法**

注：河图洛书——古代儒家关于《周易》和《洪范》两书来源的传说。《易·系辞上》说：“河出图，洛出书，圣人则之。”传说伏羲氏时，有龙马从黄河出现，背负“河图”；有神龟从洛水出现，背负“洛书”。伏羲根据这种“图”、“书”画成八卦，就是后来《周易》的来源。一说禹治洪水时，上帝赐给他以《洪范九畴》。刘歆认为《洪范》即洛书。这一神话传说到了宋代又起变化。南宋朱熹《周易本义》首列“河图”、“洛书”，以九为河图，十为洛书。但刘牧两易其名，以十为河图，九为洛书。清代学者黄宗羲、胡渭等均对宋儒说表示反对（参见《辞海》）。

# 第四节　指甲脏器定位

指甲与脏腑器官的定位关系，据《外科证治全书》记载，或经络的流注次序，拇指属肺，食指属大肠，中指属心包络之脉，无名指（环指）属三焦，小指内侧属心，外侧属小肠（表 13-1）。但临床上各指指甲所反映的疾病范围与此并不完全相同（李学诚，1990；王文华，2001）。

**表 13-1　十二经脉与手指(足趾)的关系**

| 手　经 | | 足　经 | |
|---|---|---|---|
| 手太阴肺经 | 拇指 | 足太阴脾经 | 大趾内 |
| 手厥阴心包经 | 中指 | 足厥阴肝经 | 大趾外 |
| 手少阴心经 | 小指(内侧) | 足少阴肾经 | 小趾 |
| 手阳明大肠经 | 食指 | 足阳明胃经 | 次趾 |
| 手少阳三焦经 | 环指 | 足少阳胆经 | 第四趾 |
| 手太阳小肠经 | 小指(外侧) | 足太阳膀胱经 | 小趾(外侧) |

在指甲诊伤法中，受伤部位的判断可参照张洪义（2002）建议的甲面分区法（图 13-2）进行，但与之不同的是，环指主耻骨上，小指主耻骨下；再将指端指向医者，根据南、北、东、西、中对应各指所提示的部位，细分受伤位置的或左或右。

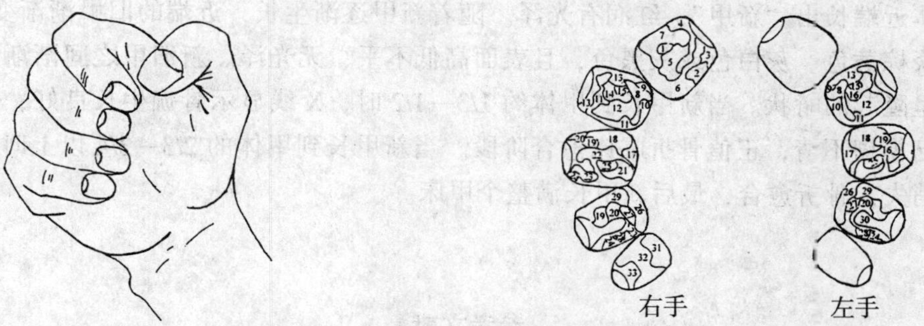


**图 13–2　指甲与脏腑的对应关系**

左右手拇指与小指各自对称　1.耳　2.口　3.眼　4.颈　5.鼻　6.咽喉　7.颅脑　8.肩肘　9.咽　10.手　11.颈　12.胸背　13.肺　14.食道　15.乳房　16.心　17.十二指肠　18.胃　19.胰　20.大肠　21.胸　22.横膈　23.腰　24.肾　25.肝　26.膝　27.小肠　28.胆　29.生殖器官　30.脾　31.跖　32.足跟　33.踝

## 第五节　指甲诊断内伤

根据林云章（1960）、陈明孝（1964）的经验判断，若报伤甲征（伤征）在拇指甲，示伤在头部；伤征在食指甲，示伤在“血脏部”（锁骨以下，膈肌以上）；伤征在中指甲，示伤在“心肝部”（膈肌以下，脐以上）；伤征在环指指甲，示伤在“肠肛部”（脐以下，耻骨联合以上）；伤征在小指甲，示伤在“命门部”（耻骨联合以下）。

根据每一指甲的五分位图，又可区分受伤的相应部位。以拇指为例，如报伤甲征在拇指甲正中，示头部正中有伤；伤征在东方（尺侧），示头部左侧上部有伤；伤征在西方（桡侧），示头部右侧有伤。其他各指类推。若报伤甲征贯穿任何一指的南（远心端）、北（近心端）、中三个方位，示伤在背脊的相应部位；伤征从东或西方伸延到甲沟，示伤在背部之左侧或右侧（杨春波，1964）。

甲下淤血斑点呈点状者多为钝物所伤，呈条状者多见于棍棒所伤或用力过甚引起的裂伤，呈片状、块状者多为压伤或被体积较大的东西所伤。

甲下淤血色泽呈暗红色者以劳伤多见，受伤时间在3—5个月内，为轻伤，伤在气分①，预后良好。有部分病例，伤的时间虽久，但未变重，仍为红色；呈青紫色者多见于肝胆，受伤时间在半年至2年之内，伤较重，在营分，或受伤时间虽短，但伤重，预后也较好；呈黑色者多见于心血管系统疾患，受伤时间在2—5年之内，伤很重，在血分，预后差。部分病例，伤的时间虽短，但受伤严重，亦可呈黑色；呈黄色者为伤在5年以上，或时间虽短而伤极重，为气血两伤，预后多不佳。

## 第六节　指甲判断骨折愈合

张超然（1963）、詹爱菊（1985）报道，观察指甲生长的变化规律，对判断四肢骨折的愈合情况及预后有一定的参考价值。观察发现，外伤性新鲜骨折，一般约20—30天后，隐约可

①关于卫、气、营、血诸征的指甲特征，参见本书第十六章第六节。

见指甲甲体近端长出“新甲”，红润有光泽。随着新甲逐渐生长，近端的旧甲渐渐变成粗糙、晦暗，呈淡棕黄色、灰白色或灰黑色，且表面高低不平、无光泽。新旧甲之间渐渐形成分界线，多数呈隆起的嵴状。当新甲长到甲体约1/3—1/2时，X线显示骨痂生长良好，骨折线仍存在，但已模糊不清，正值骨折临床愈合阶段。当新甲长到甲体的2/3—3/4以上时，X线显示骨折线消失，骨折愈合，最后新甲长满整个甲床。

## 参考文献

[1] 林云章：《验指辨伤》，载《福建中医药》1960年第5期，第29页。
[2] 杨春波：《几种中医简易诊断法》，人民卫生出版社1964年版，第33—36页。
[3] 王文华、李捷珈、傅建萍：《指甲测百病》，上海科技教育出版社2001年版，第21—27页。
[4] 张超然：《介绍中医判断骨折愈合的方法之一——观察指（趾）甲状态》，载《江苏中医》1963年第9期，第34页。
[5] 詹爱菊：《四肢骨骨折患者的指、趾甲变化观察》，载《中西医结合杂志》1985年第1期，第47页。
[6] 张洪义、陆小左、吴复苍：《中医临床诊断》，天津科学技术出版社2002年版，第141—149页。
[7] 彭清华、朱文锋：《中国民间局部诊法》，湖南科学技术出版社1995年版，第378—411页。
[8] 张云鹏：《中国中医独特诊断大全》，文汇出版社1999年版，第222—230页。

# 第十四章

# 指甲血气符号诊病法

## 第一节　指甲血气符号诊病机制

指甲血气符号诊病法是以体态反应——指甲血气符号为特征，以肉眼直观类比为方法，以中医学理论为基础，在长期临床实践中发展起来的一种诊病方法。其诊病机制不仅限于中医脏腑经络学说和气血津液学说，而且也涉及微循环理论和指甲人体全息现象。

近十几年来，甲皱微循环研究已应用于各类疾病的诊断，还广泛应用于八纲、卫气营血、病因病机和脏腑等辨证以及中医中药的治疗效果和预后估计等研究领域中（彭清华，1995）。甲皱（或称甲襞）是指甲的相关结构，而甲床和甲襞相邻于指端，它们在发生、发育、解剖组织等方面密切相关。甲床微血管丰富，其构型和动静脉短路等情况与甲襞相似或相同，甲床微血管血流学变化规律与甲襞也应相同。因此，甲床微循环作为指甲血气符号的基础，它必然随脏腑器官病变而变化，随病变程度不同而不同。

指甲由受精卵发育分化而成，它与来自同一个受精卵的各类细胞、组织、器官一样，通常均有相同的遗传装置——基因。来自外胚层的指甲是属于细胞层次上的“一般全息胚”，所以它与形态、功能各异的器官部分具有统一性。全息胚的一个部位（位点）与整体或其他全息胚的那些相应部分（对应位点）共处于机体同一的内环境之中而被泛控。因此，指甲能在一定程度上全息地反映人体脏腑、器官、组织各部分的病理生理变化。临床实践证明，十指指甲正是人体全息（母系统）的一个结构或功能上相对独立的子系统。当把两手五指并拢，对掌空握，拇指、食指、中指、环指、小指指甲两两相对的时候，便会发现：血气符号群（区位）在10个指甲上的分布恰似一个人体，五官俱全，身体呈卷缩状，类似胎儿的缩影（王文华，1990，2001）。它以指甲近端为背侧、远端为腹侧；以拇指指甲为头、颈，食指指甲为胸、背，中指指甲为腹、腰，脏腑器官基本各居其中；它的手、肘在食指指甲上，臀、膝在环指指甲上，足、踝在小指指甲上，并且两侧对称（图14–1）。

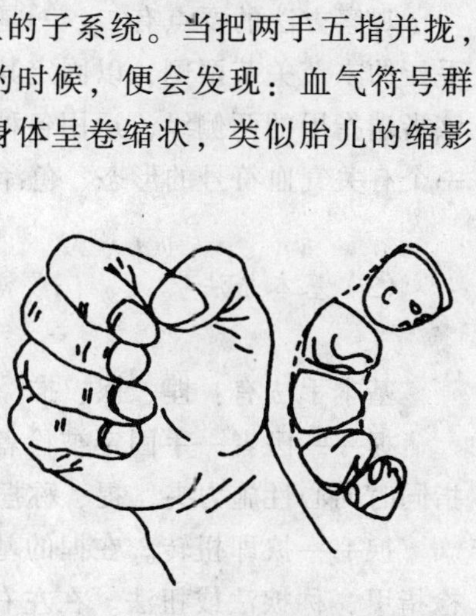

图14–1　指甲人体全息意象图(右手)

按照中医理论，人体中的经与络纵横交错，入里出表，通上达下，联络成网，遍布全身，使脏与脏、腑与腑、脏与腑之间，脏腑与四肢百骸、五官九窍、皮肉筋骨、毛发指甲等器官、组织之间，联系成为有机整体。“盖有诸内者，形诸外”，脏腑器官的病理变化，可以不同的证候反映到体表，故可察见于指甲。

气血津液是维持生命活动的物质基础，它们与脏腑、经络的生理病理息息相关。气血津液充盛，脏腑经络功能正常，人体健康；反之，脏腑功能失常，病症发生，由气血表现于外，也可从指甲上察看出来。

# 第二节　指甲血气符号诊病方法

## 一、步　　骤

指甲血气符号诊病，一般分以下几步：

(1) 观察血气符号的区位、形状和色泽。

(2) 确定血气符号的脏器部位。

(3) 确定病变程度。

(4) 综合分析和判断。

## 二、观察要点

指甲测病准确与否，其关键取决于对指甲血气符号的形态、色泽、区位的正确观察与识别。要求符号形态要认准，符号色泽要辨准，符号区位要定准。

### (1) 观察方法

先令病人伸手俯掌，手指自然展开，察看被检指甲有无缺损、伤残、污染、涂抹或感染等，视其能否进行观察。

观察方法的要点有二：一是固定指端。医者以一手之拇指和食指，夹持于患者被检指甲手指的末节关节两侧，以固定其指端。二是运用手法。医者再以另一手的拇、食两指，持于该指端指甲的两侧缘，运用各种手法寻找、显示、比较、识别、分析和判定指甲反映出的每一个有关气血符号的形态、色泽和区位。

### (2) 基本手法

基本手法有：捏、捩、推、挤、揿、撂、捋和停。

捏——医者一手固定被检者指甲指端，另一手以拇指和食指持于被检指甲两侧边缘，两指同时向心性施力夹、提，称捏法。其目的主要是寻觅、发现疾病符号。

捩——捩即扭转。在捏的基础上或同时以拇、食两指左右相互交替施力，扭动、转捩被检指甲，称捩法或扭法。在左右扭动时，可观察符号从哪里出现，定位在什么地方，其与比邻的关系；再停下来看它的形状、色泽，以辨别病症及其急缓、轻重或良恶。

推——一般是捏持的食指不动，以拇指指端远端或侧缘向前施力推之；或者拇指不动，以食指推之，称推法。此法多用于确定符号的形态和位置。

挤——在捏的基础上，拇、食两指同时向心性平衡施力，但不上提，称挤法。主要是判别符号的定位。

揿——以拇指或食指指端于被检指甲的中间或其侧缘，向下施力按压，称揿法或按法。多用于观察、识别符号的定性、定位，也可用于鉴别符号的色泽。

撂——拇、食两指在捏、挤、推、揿时突然松开，称撂法。其用以观察符号的形状、定量与其比邻的关系，也可观察色泽变化。

捋——以拇指端或食指端沿被检指甲背面，向下适当施力按压并移动，称捋法。多在符号有疑问时用之，以进一步对符号加以鉴别和判断。

停——在运用上述诸手法过程中，一旦觅到或须鉴别的符号，常需立即暂停，以对该符号做进一步审视、比较和判别，称停法。

疾病的血气符号是固定不动的，揿之出现，撂之消失（不见），当可判定。若揿之不见，或因扭动而离开了原位，移到别的地方，则非疾病符号（王文华，2001）。

# 第三节　指甲的血气符号

## 一、符号形状

临床常见的指甲血气符号形状可分为以下几种（图 14–2）：

- 圆形——包括圆、椭圆、点、逗点及吊灯状等。
- 半圆形——主要为半圆和月牙形。
- 环状——即圈形，圆形中间似有孔。包括单环、套环、螺旋形。

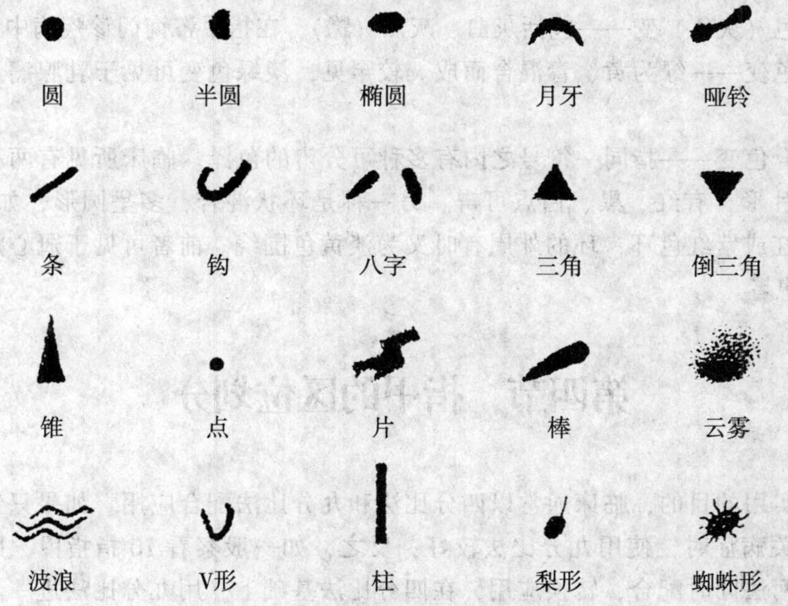


**图 14–2　指甲的血气符号形状**

●条形——包括柱状、带状、棒状、梭状、哑铃、八字、丁字形及眉、钩、S形等。

●线状——符号纤细如线似发，包括直线、斜线、曲线、线段等，多线相聚则呈丝状。

●片状——即块形，包括方、长方、多边或不定形状。

●三角形——有正三角形和倒三角形。

●锥形——包括笋形、螺形等。

●云雾状——大小形状不一，边界欠清，质地松散，如云似雾。

●波浪形——似线多曲，形如水波。

●菜花形——亦称“多发粒形”，似细小的点状密集，也有呈“开花状”和蜘蛛形的。

根据临床统计，血气符号呈圆形的前三位疾病分别为消化系统疾病（36%）、肌肉骨骼系统疾病（25%）、头颈部疾病（21%）。条形多见于头颈部疾病（31%）、消化系统疾病（28%）。片状形多见于肝癌，也见于陈旧性心肌梗死、红斑狼疮等。云雾状和波浪形多见于眼科疾患。

## 二、符号色泽

指甲血气符号的色泽可归纳为以下7种：

●红色变——包括淡红、鲜红、暗红。较常见，在王文华（2001）的指甲咨询门诊各类疾病中占35%左右。

●紫色变——青红混合成紫，故紫色变包括紫红、淡紫、暗紫、紫晦（俗称“猪肝色”）、青紫（紫绀）等。亦较常见，在指甲咨询门诊疾病中占46%左右。

●黑色变——包括淡黑（黝）、深黑（黯）、紫黑、青黑（黛）等。指甲咨询门诊疾病中占8%—9%。

●黄色变——包括淡黄、红黄（橙）、黄黑（黯）等。在指甲咨询门诊疾病中占3%—6%。

●白色（灰色）变——包括灰白、灰黑（黯）。在指甲咨询门诊疾病中占8%—18%。

●绿色变——绿为黄、青混合而成。较罕见，淡绿色变可见于乳腺癌及陈旧性心肌梗死患者。

●混合色变——指同一符号之内有多种可分辨的色泽。临床所见有两种，一种是点状混合，多呈片形，有红、黑、白点可辨。另一种是环状混合，多呈圆形，如中心是白点，白点周边呈淡红或紫红色环，环的外周有时又为淡黄色围绕。前者可见于冠心病患者，后者可见于糖尿病患者。

# 第四节　指甲的区位划分

为方便和实用的目的，临床通常以四分比法和九分比法配合应用。如果只针对某一疾病察看或鉴别相关病症时，使用九分比法较好；反之，如一般察看10指指甲，则用四分比法较方便；或者两法同时配合，转换应用，在四分比法基础上，用九分比法进一步对重点或疑点进行察看。

## 一、四分比法

四分比法是将指甲从其近端到远端，从其桡侧到尺侧，纵横各二等分，划分成四格，并分别以桡侧近端、桡侧远端、尺侧近端、尺侧远端称之（图 14–3），纵线还常以中线相称。

## 二、九分比法

九分比法是将指甲从近端到远端、从桡侧到尺侧，纵横各三等分，划分成九格。从纵向看，以桡侧近段、中段、远段，中部近段、中段、远段，尺侧近段、中段、远段称之；从横向看，以近段桡侧、中部、尺侧，中段桡侧、中部、尺侧，远段桡侧、中部、尺侧称之（图 14–4）。

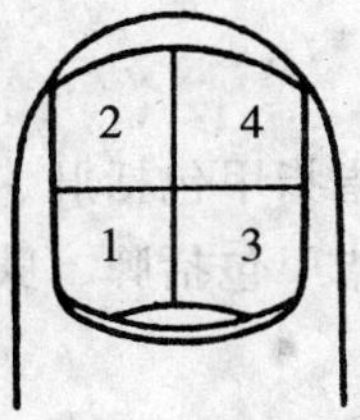

**图 14–3　四分比的区位名称(右手指甲)**

1.桡侧近端;2.桡侧远端;3.尺侧近端;4.尺侧远端

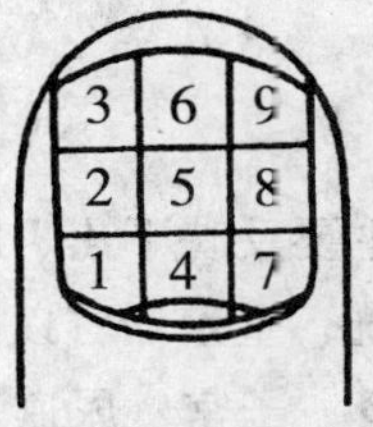

**图 14–4　九分比的区位名称(右手指甲)**

1.桡侧近段;2.桡侧中段;3.桡侧远段;4.中部近段;5.中部中段;6.中部远段;7.尺侧近段;8.尺侧中段;9.尺侧远段

四分比法的优点，主要是由于指甲上纵横各有一条中线，目测较易掌握，观察、判别、记录符号区位比较方便，缺点是划分欠细，不利于分辨。九分比法的优点是区位划分较细，定位也相应较准确，缺点是较烦琐，对邻区、邻位或跨区、跨位的分辨，较难准确掌握。

# 第五节　指甲的脏器定位

各指指甲与脏腑器官的相应关系，说法较多，颇不一致。王文华（2001）根据各种疾病的血气符号（较大样本）在各个指甲及指甲的各个区位出现的频率，进行归纳、综合、简化后，发现各脏腑器官疾病的符号在 10 个指甲上的分布有相对集中的趋势，一些疾病符号在指甲上出现的区位基本固定不变，某些病变常在其相应指甲及指甲区位出现相应的符号，或者说，某指甲或指甲中的某区位，较多地反映了相应脏腑器官的病理变化。

## 一、拇指指甲

拇指指甲主要反映头颈部疾病，其中包括颅脑、眼、耳、鼻、咽喉、口腔及颈部病证。两手的拇指指甲相同，但左右方向相反（图 14–5）。

## 二、食指指甲

食指指甲主要反映上焦、上肢及部分咽喉部和中焦疾病。右手食指指甲包括肺、气管、食管、乳房、胸背、手、肘、肩及咽喉、颈部的病证。左手食指指甲与右手食指指甲基本相同，但其左右方向相反，且其中包括“心”的病证（图 14–6）。

## 三、中指指甲

中指指甲主要反映中焦及部分上、下焦的疾病。右手中指指甲包括胃、十二指肠、横膈、胰、肺、胸、腰及部分肝、肾、结肠、直肠等病证。左手中指指甲主要反映“心”，其他与右手中指指甲基本相同，但左右方向相反（图 14–7）。

## 四、环指指甲

环指指甲主要反映下焦、腰臀膝及部分中焦的疾病。右手环指指甲包括肝、胆、胰、大小肠、肾、膀胱、生殖器官以及腰、臀、膝部等病证。左手环指指甲包括脾、胰、肠、前列腺，亦见肝、肾、子宫、尿道、外阴及腰膝部等病证（图 14–8）。

## 五、小指指甲

小指指甲主要反映下肢（膝以下）及部分小焦的疾病。右手小指指甲包括膝、踝、跟、蹠等疾患，也见腰、肾、膀胱及生殖器官等病证。在左手小指指甲，除还反映前列腺外，其余基本与右手小指指甲相同，但左右方向相反（图 14–9）。

右手拇指指甲　　左手拇指指甲

**图 14–5　拇指指甲的脏器定位**

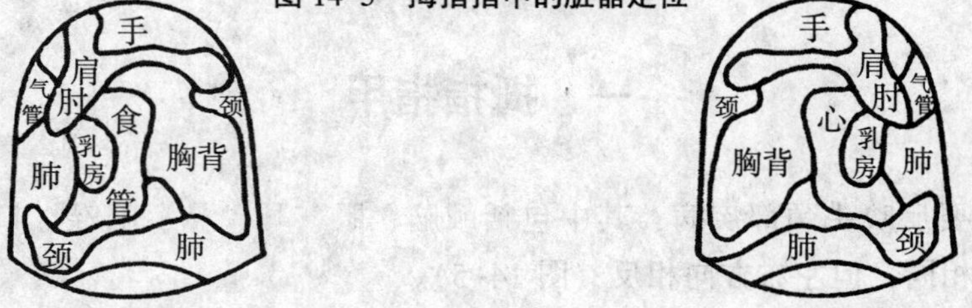


右手食指指甲　　左手食指指甲

**图 14–6　食指指甲的脏器定位**

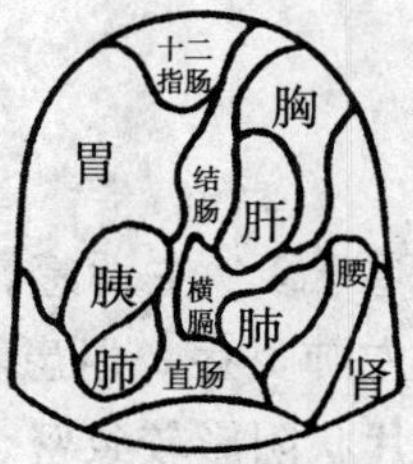


右手中指指甲

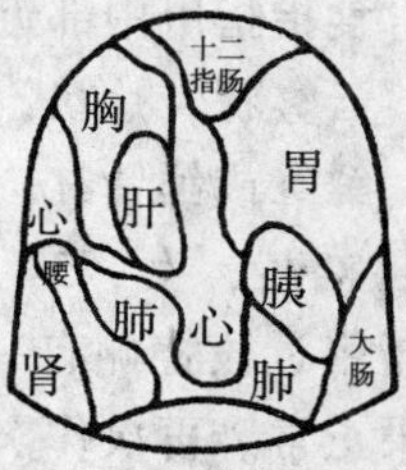


左手中指指甲

图 14-7　中指指甲的脏器定位

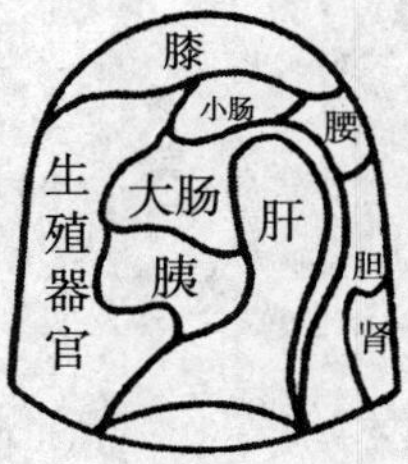


右手环指指甲

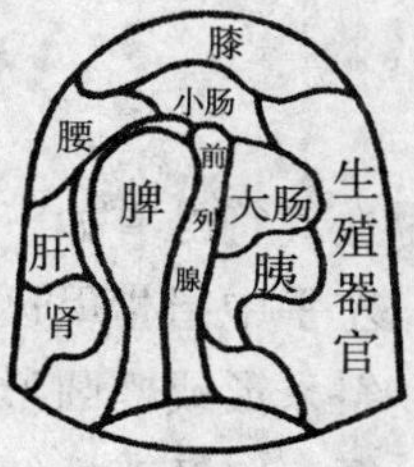


左手环指指甲

图 14-8　环指指甲的脏器定位

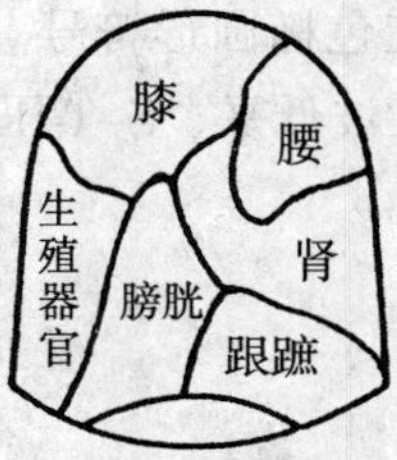


右手小指指甲

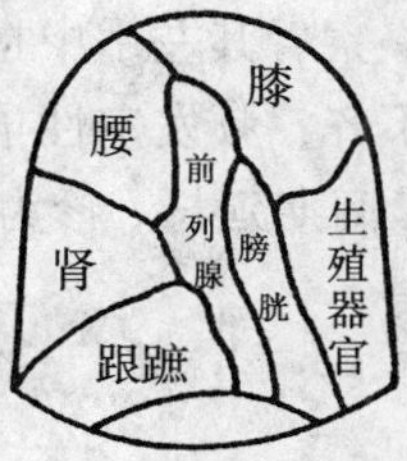


左手小指指甲

图 14-9　小指指甲的脏器定位

# 第六节　指甲诊断炎症性疾病

研究表明，炎症与一系列疾病的发生有关，尤其是癌症（表 14-1）和动脉硬化（张玉勤，2002；Libby，2002）。诊察指甲气血符号可以诊断多种炎症性疾病。

## 一、肺　　炎

肺炎的指甲血气符号有如下特征：

表 14-1　炎性刺激物或炎性疾病与癌症危险性之间的某种联系

| 炎性刺激物或疾病 | 恶性肿瘤 | 炎性刺激物或疾病 | 恶性肿瘤 |
|---|---|---|---|
| 血吸虫病 | 膀胱癌 | 炎性肠道疾病 | 结、直肠癌 |
| 乳头状癌病毒 | 宫颈癌 | 肝炎病毒（乙型和丙型） | 肝细胞癌 |
| 骨盆炎、滑石粉、组织再造型 | 卵巢癌 | 硅石、石棉、吸烟 | 支气管癌 |
| 幽门螺旋菌引起的胃炎 | 胃癌 | 石棉 | 间皮瘤 |
| 幽门螺旋菌 | 恶性淋巴瘤 | 人类疱疹病毒 -8 型 | 卡波济肉瘤 |
| 巴雷特组织转化 | 食道癌 | | |

●区位：食指指甲中部近段。

●形状：云雾状，片状，锥形。

●色泽：鲜红或鲜紫红。

其典型病例：刘某，女，34岁。1973年12月6日内科门诊，主诉感冒咳嗽，旬日未愈，察左手食指指甲近段桡侧有一鲜红色云雾状符号，提示左肺炎症。但患者说，一周前曾经做过胸透，结果正常。再次作X线胸片检查，报告左上肺片状阴影较致密。

## 二、心　肌　炎

心肌炎的指甲血气符号有如下特征：

●区位：左手中指指甲尺侧中段。

●形状：斜条形或椭圆形。

●色泽：红，鲜红或紫红。

其典型病例：史某，女，18岁。1987年4月5日因感冒发烧一周后感觉心慌、全身乏力去心脏科门诊。察看其左手中指指甲，在尺侧中段有一红色椭圆形符号。舌质红，苔白，脉促。听诊心律不齐，频发室性早搏。心电图检查示部分T波低平，S–T压低1.0mm，伴房室传导阻滞，Q–T间期延长。诊为病毒性心肌炎。

## 三、慢性胃炎

慢性胃炎的指甲血气符号有如下特征：

●区位：右手中指指甲桡侧。

●形状：云雾状、丝状、片状或椭圆形、条形。

●色泽：淡红，紫红，发作时鲜红。

其典型病例：章某，男。1993年3月16日门诊。上腹部闷痛反复发作，食后作胀，时有反胃呕吐，有恶心嗳气，食欲减退。指甲检查见右手中指指甲桡侧远段有一紫红色云雾状符号，提示慢性胃炎，且主要位于幽门部。患者自述曾在医院做过胃镜，亦称胃幽窦部炎症，但未见溃疡。

## 四、肝　　炎

病毒性肝炎与慢性肝炎的指甲特征略有不同。

### (一) 病毒性肝炎

病毒性肝炎的指甲血气符号有如下特征：

●区位：右手环指指甲中部近、中段，甚者还可见于远段。

●形状：云雾状或丝状，中间有白线条。

●色泽：红，鲜红。

其典型病例：程某，男，21岁。1989年4月18日门诊，主诉高烧5天不退，恶心、纳减、乏力。指甲检查见右手环指指甲中部有较大云雾状符号，由近段达中远段，鲜红色，其中还可见一白色条形符号。巩膜黄染（轻），舌苔黄腻，脉弦数。即申请肝功能检查，次日报告谷丙转换酶（ALT）指标为200单位，确诊为急性病毒性肝炎。

（二）慢性肝炎

慢性肝炎大多数是由急性病毒性肝炎演变而来，其指甲血气符号有如下特征：

●区位：右手环指指甲中部近、中段。

●形状：云雾状，椭圆形。

●色泽：紫红，暗紫。

其典型病例：肖某，男，32岁。因肝区隐痛、腹胀、胃纳不佳，咽干口苦，有时恶心，有便秘，1993年5月4日检查指甲，见右手环指指甲中部近段有一椭圆形符号，紫红色，提示慢性肝炎。

## 五、胰 腺 炎

（一）急性胰腺炎

急性胰腺炎的指甲血气符号有如下特征：

●区位：左手环指指甲尺侧中段，右手环指指甲中部中段，左手中指指甲桡侧中段，右手中指指甲桡侧中段。

●形状：钩形，方形，斜条形，八字形。

●色泽：红，紫红，鲜紫红。

其典型病例：高某，男，43岁。1965年6月5日急诊于上海奉贤医疗队。患者宴会酒后突然上腹部剧痛，恶性呕吐。疼痛反射到肩背部。察其指甲，右手环指指甲中部中段、右手中指指甲桡侧中段、左手环指指甲尺侧中段和左手中指指甲桡侧中段分别出现鲜红色八字形、斜条形、钩形和方形符号，拟急性胰腺炎可能，嘱即送县医院检查治疗。后经医院X线、B超、血象及尿淀粉酶等检查，确诊为急性胰腺炎。

（二）慢性胰腺炎

慢性胰腺炎的指甲血气符号有如下特征：

●区位：右手环指指甲中部中段（急性发作时基本同急性胰腺炎）。

●形状：八字形，椭圆形，三角形。

●色泽：发作时鲜红或鲜紫红，病情稳定时呈淡红色。

其典型病例：江某，女，41岁。因持续上腹部疼痛于1986年9月12日门诊。察其右手环指指甲，见中部中段有一紫红色八字形符号，其下方见一三角形符号，色较淡（淡红），提示慢性胰腺炎可能。患者主诉：医院多次检查诊断是慢性胰腺炎。

## 六、肾 炎

（一）慢性肾炎

慢性肾炎的指甲血气符号有如下特征：

●区位：环指指甲尺侧近、中段。

●形状：条形，半月形，云雾状。

●色泽：淡红或紫红。

其典型病例：刘某，男，16岁。曾发现患慢性肾炎，经治疗病情稳定。但此后又发现尿蛋白呈阳性，于1990年10月4日检查指甲，见右手环指指甲尺侧近、中段有紫红色半月形符号。当日尿检：红细胞1–3个，白细胞0–1个蛋白（++）。苔薄白，脉细。

（二）肾盂肾炎

肾盂肾炎的指甲血气符号有如下特征：

●区位：环指指甲尺侧近段。

●形状：云雾状，丝状。

●色泽：鲜红，紫红，淡红。

其典型病例：何某，女，36岁。1987年3月17日求诊。主诉：近两周来尿频，腰酸痛，乏力，小便时尿道酸胀感。指甲检查发现，右手环指指甲尺侧近段处有丝状符号，紫红色，提示肾盂肾炎。尿检：蛋白定性（+），白细胞（+++）。中段尿培养（2次）大肠杆菌生长。苔白腻，脉弦细。患者有慢性肾盂肾炎史，拟属急性发作。

## 七、膝骨关节炎

膝骨关节炎又称膝关节退行性骨关节炎，或肥大性关节炎，其指甲血气符号有如下特征：

●区位：环指指甲桡侧中、远段。

●形状：云雾状，片状。

●色泽：红，紫红，淡紫红。

其典型病例：肖某，女，64岁。1965年10月两膝关节酸痛，常发作，僵着感，怕走动，坐下站起来时也会痛，两髌骨有压痛。指甲检查发现，左右手环指指甲桡侧远、中段有红色片状符号。后至县医院X线摄片还见右膝关节缘唇样骨质增生，诊为膝骨关节炎。

## 八、前列腺炎

慢性前列腺炎的指甲血气符号有如下特征：

●区位：左手环指指甲中部。

●形状：长条形，哑铃形。

●色泽：淡红，紫红，鲜红。

其典型病例：柳某，男，59岁。1987年8月4日门诊。患者自述腰部酸楚，睾丸坠胀不适，小便溺浊。指甲检查见左手环指指甲中部有紫红色条形符号纵贯近、中、远段，提示前列腺炎。

## 九、咽　喉　炎

慢性咽喉炎的指甲血气符号有如下特征：

●区位：拇指指甲远、中段。

●形状：云雾状中见点状。

●色泽：淡红，急性发作时鲜红或紫红。

其典型病例：王某，男，31岁。1986年11月30日因咽喉梗阻感而求诊。指甲检查见右手拇指指甲远段淡红色云雾状内有4个紫红色点状符号，其中2个在远段桡侧处，2个分别位于远段中部和尺侧处，且两点又融合在一起，因而指甲诊为慢性咽喉炎。经治疗症状基本好转后，4个点状符号的颜色由紫红变为淡红。

## 十、宫　颈　炎

慢性子宫颈炎的指甲血气符号有如下特征：

●区位：左手环指指甲桡侧近段。

●形状：云雾状或椭圆形。

●色泽：红，鲜红，紫红。

其典型病例：丁某，女，28岁。1977年6月2日因下腹胀痛、腰酸进行甲诊。察其左手环指指甲，桡侧近段见紫红色云雾状符号，提示宫颈炎可能。再问病史，患者带下较多，质黏，色黄白。舌质淡，苔薄白，脉弱稍快。嘱去妇科检查，见宫口外炎症及宫颈糜烂，诊断为慢性宫颈炎。

## 十一、胆　囊　炎

急性胆囊炎的指甲血气符号特征：

●区位：右手环指指甲尺侧。

●形状：云雾状中见弧形或月牙形。

●色泽：鲜红，紫红。

慢性胆囊炎的指甲血气符号特征：

●区位：右手环指指甲尺侧。

●形状：月牙形，弧形，条形。

●色泽：红，发作时鲜红，病情稳定呈淡红。

## 十二、其他炎症

其他炎症性疾病的指甲血气符号特征见表14–2。

图13–10为几种炎症性疾病的典型指甲血气符号示意图。

表 14–2　炎症性疾病的指甲血气符号特征

| 病　症 | 区　位 | 形　状 | 色　泽 |
|---|---|---|---|
| 慢性支气管炎 | 食指桡侧中段 | 斜条形 | 鲜红，紫红，病情稳定时淡红 |
| 肺炎 | 食指中部近段 | 云雾状，片状，锥形 | 鲜红，鲜紫红 |
| 胸膜炎 | 食指中部近段，尺侧近段，中段 | 云雾状，片状 | 鲜红，鲜紫红，淡红 |
| 心肌炎 | 左手中指尺侧中段 | 斜条形，椭圆形 | 红，鲜红，淡红 |
| 慢性缩窄性心包炎 | 左手中指中部（由近到远） | 长条形，月牙形 | 紫红，鲜紫红 |
| 食管炎 | 右手食指中部 | 长条形 | 发作时鲜红或红，病情稳定时淡红，痊愈后消失 |
| 慢性胃炎 | 右手中指桡侧 | 云雾状，丝状，片状或椭圆形，条形 | 淡红，紫红，发作时鲜红 |
| 急性病毒性肝炎 | 右手环指中部近段和中段，还可见于远段 | 云雾状或丝状，中间有白线条 | 红，鲜红 |
| 慢性肝炎 | 右手环指中部近段和中段 | 云雾状，椭圆形 | 紫红，暗紫 |
| 急性胆囊炎 | 右手环指尺侧 | 云雾状中见弧形或月牙形 | 鲜红，紫红 |
| 慢性胆囊炎 | 右手环指尺侧 | 月牙形，弧形，条形 | 红，发作时鲜红，病情稳定时淡红 |
| 急性胰腺炎 | 左手环指尺侧中段，右手环指中部中段，左手中指桡侧中段，右手中指桡侧中段 | 钩形，方形，斜条形，八字形 | 红，紫红，鲜紫红 |
| 慢性胰腺炎 | 右手环指中段 | 八字形，椭圆形，三角形 | 鲜红或鲜紫红，病情稳定时淡红 |
| 盆腔炎 | 环指桡侧 | 云雾状，丝状 | 鲜红，鲜紫红 |
| 慢性输卵管炎 | 环指桡侧近段 | 云雾状，片状 | 紫红，鲜紫红 |
| 慢性宫颈炎 | 左手环指桡侧近段 | 云雾状，椭圆形 | 红，鲜红，紫红 |
| 慢性肾炎 | 环指尺侧近段和中段 | 条形，半月形，云雾状 | 淡红，紫红 |
| 肾盂肾炎 | 环指尺侧近段 | 云雾状，丝状 | 鲜红，紫红，淡红 |
| 慢性前列腺炎 | 左手环指中部 | 长条形 | 淡红，紫红，鲜红 |
| 附睾炎 | 环指桡侧近段 | 云雾状，丝状 | 红，紫红，淡红 |
| 精囊炎 | 环指桡侧近段 | 圆形，椭圆形 | 红，紫红 |
| 肩关节周围炎 | 食指桡侧远段 | 点状，圆形 | 淡红，鲜红，紫红 |
| 肋软骨炎 | 食指尺侧中段 | 点状，圆形 | 鲜红，紫红，淡红 |

续表

| 病　症 | 区　位 | 形　状 | 色　泽 |
|---|---|---|---|
| 膝骨关节炎 | 食指桡侧中段和远段 | 云雾状，片状 | 红，紫红，淡紫红 |
| 慢性结膜炎 | 拇指桡侧近段和中段 | 云雾状，丝状，片状 | 红，鲜红，紫红 |
| 角膜炎 | 拇指桡侧近段 | 云雾状，片状 | 紫红，暗紫 |
| 慢性化脓性中耳炎 | 拇指尺侧中段 | 条形 | 紫红色中间有白色条形 |
| 慢性鼻炎 | 拇指桡侧中段和远段 | 条形，椭圆形 | 红，淡红，紫红 |
| 慢性上颌窦炎 | 拇指中部近段和远段 | 三角形，锥形，椭圆形 | 淡红，紫红 |
| 慢性咽喉炎 | 拇指中段和远段 | 云雾状中见点状 | 淡红，急性发作时鲜红或紫红 |
| 扁桃体炎 | 拇指桡侧近段 | 片状，云雾状，条形，椭圆形 | 红，鲜红，紫红 |
| 流行性腮腺炎 | 拇指尺侧中段和远段 | 云雾状，丝状，片状 | 红，鲜红，鲜紫红 |
| 颈淋巴结炎 | 拇指桡侧近段 | 条形，锥形 | 紫红，淡紫红 |
| 牙周炎 | 拇指桡侧近段和中段 | 云雾状，片状 | 红，鲜红，病情稳定时淡红 |

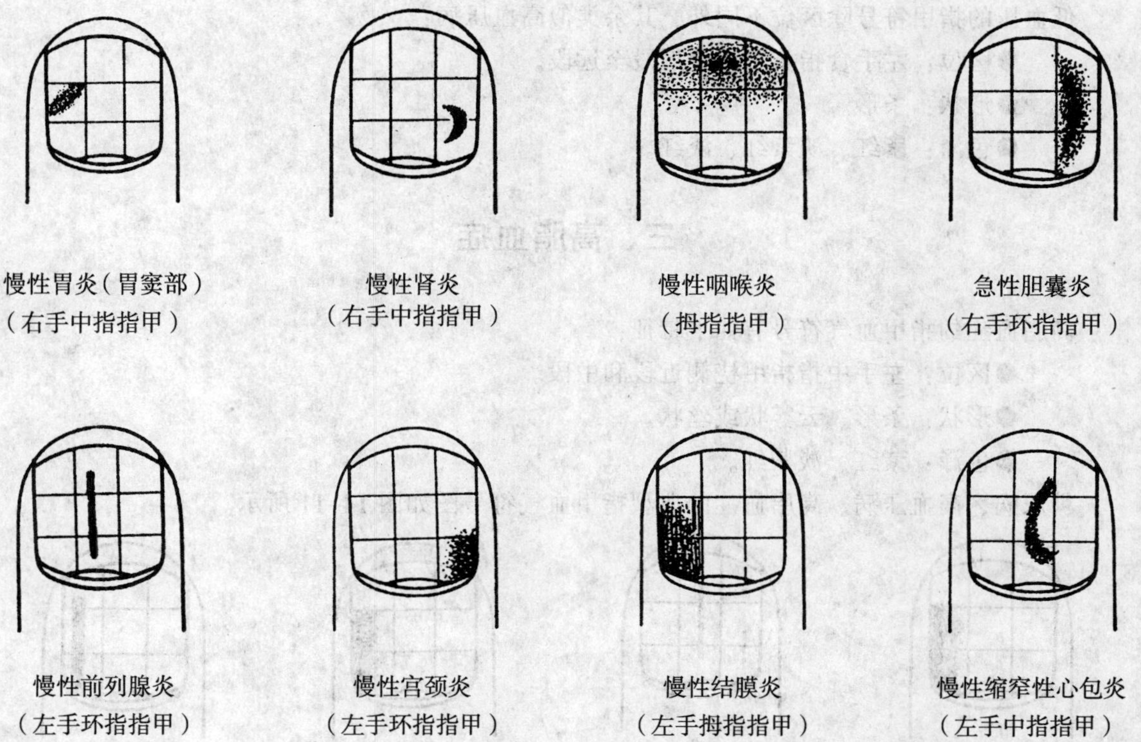


图 14-10　几种炎症性疾病的典型指甲血气符号示意图

# 第七节　指甲诊断糖尿病、高血压病和高脂血症

## 一、糖　尿　病

糖尿病的指甲血气符号有如下特征：

●区位：左手中指指甲桡侧近段和中段。

●形状：云雾状或丝状符号中夹有或线或点或椭圆形的白色符号。

●色泽：紫红，淡红，白。

## 二、高血压病（附低血压）

高血压病的指甲血气符号有如下特征：

●区位：左手食指指甲中部近段至远段。

●形状：长条形。

●色泽：紫红或淡红。

低血压的指甲符号除区位不同外，其余类似高血压病：

●区位：左手食指指甲桡侧近段至远段。

●形状：条形。

●色泽：紫红、淡紫红、淡红。

## 三、高脂血症

高脂血症的指甲血气符号有如下特征：

●区位：左手中指指甲桡侧近段和中段。

●形状：条形、云雾状或丝状。

●色泽：紫红、淡紫红。

糖尿病、高血压病、高脂血症的典型指甲血气符号图如图 14–11 所示。

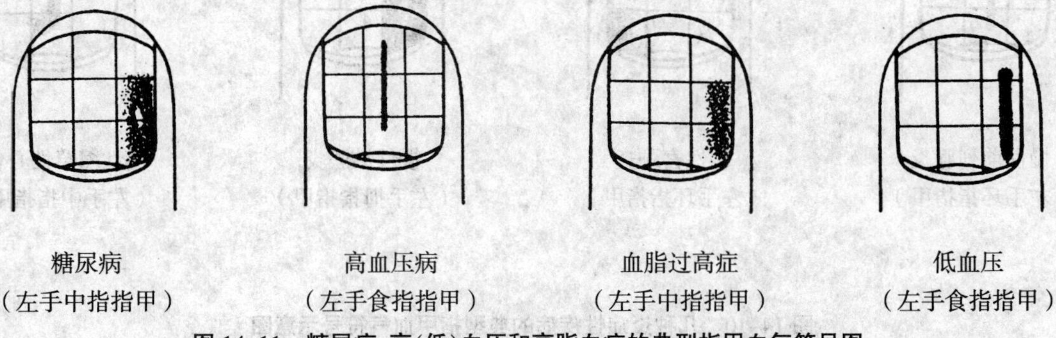

糖尿病（左手中指指甲）　高血压病（左手食指指甲）　血脂过高症（左手中指指甲）　低血压（左手食指指甲）

图 14–11　糖尿病、高(低)血压和高脂血症的典型指甲血气符号图

# 第八节　指甲诊断骨质增生及骨刺

## 一、颈椎骨质增生及骨刺

颈椎骨质增生及骨刺的指甲血气符号有如表 14–3 所示特征。

**表 14–3　颈椎骨质增生及骨刺的指甲血气符号特征**

| 血气符号 | 骨质增生 | 骨　刺 |
|---|---|---|
| 区　位 | 食指尺侧中段和远段 | 食指尺侧中段和远段 |
| 形　状 | 斜条形，椭圆形 | 点状，圆形 |
| 色　泽 | 紫红，淡紫红 | 紫红，暗紫，深灰 |

## 二、胸椎骨质增生及骨刺

胸椎骨质增生及骨刺的指甲血气符号有如表 14–4 所示特征。

**表 14–4　胸椎骨质增生及骨刺的指甲血气符号特征**

| 血气符号 | 骨质增生 | 骨　刺 |
|---|---|---|
| 区　位 | 右手中指尺侧中段和远段 | 右手中指尺侧中段和远段 |
| 形　状 | 三角形，椭圆形 | 点状，圆形 |
| 色　泽 | 紫红，淡紫红 | 紫红，暗紫，深灰 |

## 三、腰椎骨质增生及骨刺

腰椎骨质增生及骨刺的指甲血气符号有如表 14–5 所示特征。

**表 14–5　腰椎骨质增生及骨刺的指甲血气符号特征**

| 血气符号 | 骨质增生 | 骨　刺 |
|---|---|---|
| 区　位 | 环指尺侧中段和远段 | 环指尺侧中段和远段 |
| 形　状 | 三角形，椭圆形 | 点状，圆形 |
| 色　泽 | 紫红，淡紫红 | 紫红，暗紫，深灰 |

骨质增生及骨刺的典型指甲血气符号图如图 14–12 所示。

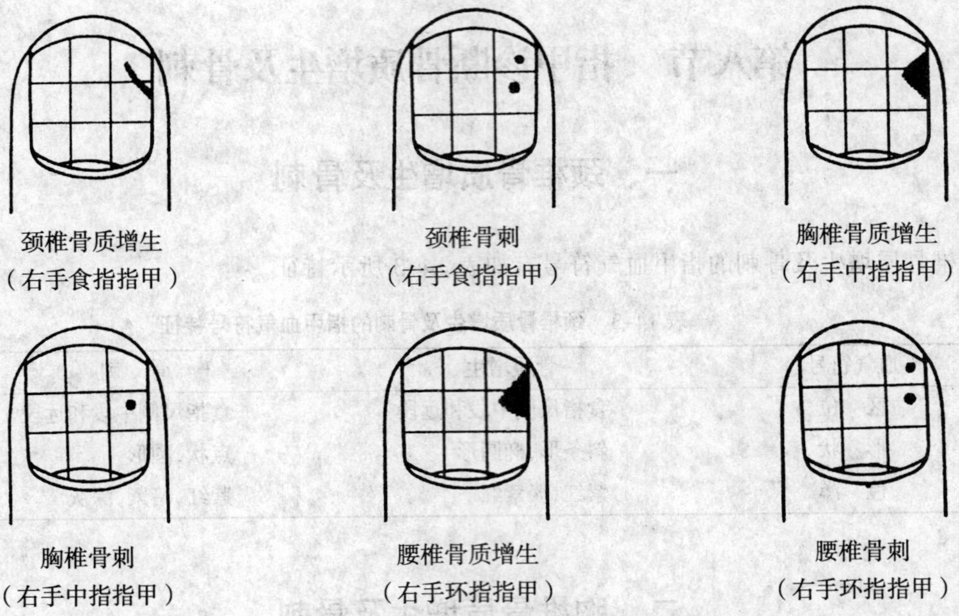


**图 14–12　骨质增生及骨刺的典型指甲血气符号图**

# 第九节　指甲诊断心脏病

## 一、冠状动脉粥样硬化性心脏病

冠心病依其病变部位、范围、程度等不同可有隐性冠心病、心绞痛和心肌梗死之分。冠心病的指甲血气符号有如表 14–6 所示特征。

**表 14–6　冠心病的指甲血气符号特征**

| 血气符号 | 隐性冠心病 | 心绞痛 | 心肌梗死 |
| --- | --- | --- | --- |
| 区　位 | 左手中指尺侧中、远段 | 左手中指尺侧中、远段 | 左手中指尺侧近、中段 |
| 形　状 | 椭圆形，三角形 | 三角形，椭圆形 | 椭圆形，三角形 |
| 色　泽 | 紫红，暗紫 | 紫红，暗紫 | 黯紫，紫黑 |

## 二、风湿性心脏病

风心病临床以二尖瓣和主动脉瓣病多见，前者有二尖瓣狭窄和二尖瓣关闭不全，后者有主动脉瓣狭窄和主动脉瓣关闭不全。

二尖瓣病的指甲血气符号有如表 14–7 所示特征。

主动脉瓣病的指甲血气符号有如表 14–8 所示特征。

表 14–7　二尖瓣病的指甲血气符号特征

| 血气符号 | 二尖瓣 | |
|---|---|---|
| | 狭　窄 | 关闭不全 |
| 区　位 | 左手中指尺侧近、中段 | 左手中指尺侧中段 |
| 形　状 | 三角形，椭圆形，钩形 | 斜条形，斜椭圆形 |
| 色　泽 | 紫红，黯紫 | 紫红，淡紫红 |

表 14–8　主动脉瓣病的指甲血气符号特征

| 血气符号 | 主动脉瓣 | |
|---|---|---|
| | 狭　窄 | 关闭不全 |
| 区　位 | 左手中指中部、远段 | 左手中指中部、远段 |
| 形　状 | 锥形，椭圆形 | 条形，椭圆形 |
| 色　泽 | 紫红，黯紫 | 红，紫红 |

## 三、慢性肺源性心脏病

肺心病的指甲血气符号有如表 14–9 所示特征。

表 14–9　肺心病的指甲血气符号特征

| 血气符号 | 肺心病 |
|---|---|
| 区　位 | 左手中指尺侧中段及桡侧近段 |
| 形　状 | 云雾状，丝状，斜椭圆形 |
| 色　泽 | 紫红，紫黑（淡），淡灰 |

## 四、先天性心脏病

先心病可由胎儿在母体内发育不正常形成，分心房间隔缺损和心室间隔缺损两类。先心病的指甲血气符号有如表 14–10 所示特征。

表 14–10　先心病的指甲血气符号特征

| 血气符号 | 心房间隔缺损 | 心室间隔缺损 |
|---|---|---|
| 区　位 | 左手中指尺侧远段及桡侧近、中段 | 左手中指尺侧近、中段 |
| 形　状 | 条形，椭圆形 | 条状，椭圆形，片状 |
| 色　泽 | 紫红，黯紫 | 紫红，紫黑（淡） |

## 五、高血压性心脏病

高心病是高血压病的晚期表现。高血压病的指甲血气符号出现在左手食指指甲中，而高心病则可出现在左手食指及中指指甲中。

高心病的指甲血气符号有如表 14–11 所示的特征。

**表 14–11　高心病的指甲血气符号特征**

| 血气符号 | 高心病 |
| --- | --- |
| 区　位 | 左手食指中部,左手中指尺侧中、近段和中部近段 |
| 形　状 | 长条形(左手食指),椭圆形,斜条形(左手中指) |
| 色　泽 | 紫红,淡紫红 |

各类心脏病的典型指甲血气符号图如图 14–13 所示。

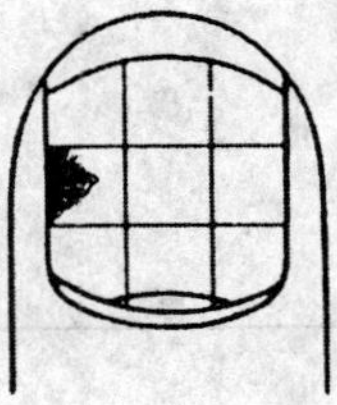

冠心病
(左手中指指甲)

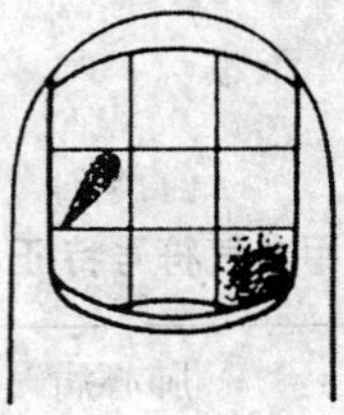

慢性肺源性心脏病
(左手中指指甲)

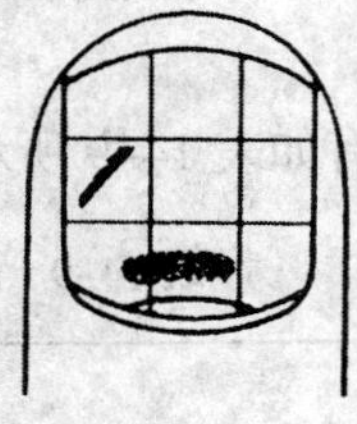

高血压性心脏病
(左手中指指甲)

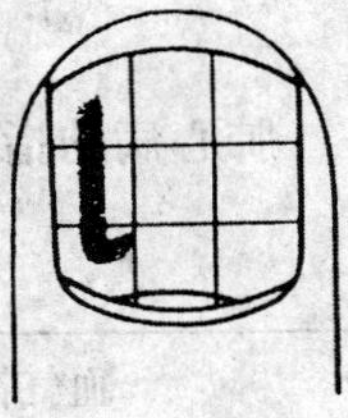

风心病二尖瓣狭窄
(左手中指指甲)

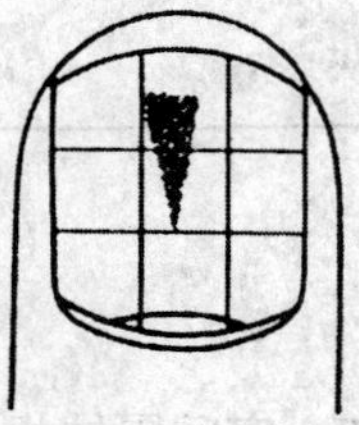

风心病主动脉瓣狭窄
(左手中指指甲)

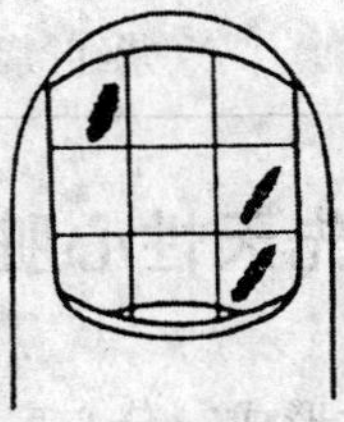

先心病心房间隔缺损
(左手中指指甲)

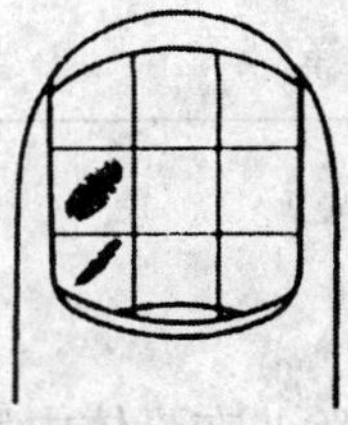

先心病心室间隔缺损
(左手中指指甲)

**图 14–13　几种心脏病的典型指甲血气符号图**

## 参考文献


[1] 王文华、李捷珈：《指甲诊病》，上海中医学院出版社 1990 年版。

[2] 王文华、李捷珈、傅建萍：《指甲测百病》，上海科学教育出版社 2001 年版。

[3] 张玉勤：《炎症与癌症》，载《国外医学情报》2002 年第 1 期，第 12—17 页。

[4] Libby P：《动脉硬化新观点》，载《科学》2002 年第 8 期，第 25—33 页。

[5] 彭清华、朱文峰：《中国民间局部诊法》，湖南科学技术出版社 1995 年版，第 378—411 页。

第十五章

# 指甲形态诊病法

## 第一节　指甲形态诊病方法

指甲形态诊病法是根据指甲甲板的形态、色泽及甲周软组织异常而诊断疾病的一种方法（李学斌，1990）。

指甲形态诊病要掌握四大要素：

（1）正常与异常指甲形态的特点。

（2）每个指甲各代表哪些脏器。

（3）指甲病理变化与临床表现及实验室检查结果的关系如何？

（4）具体诊断方法：①看十指指甲形态、色泽变化；②看特殊指甲；③确定脏器部位；④确定病变程度；⑤可能出现的症状。

## 第二节　指甲形态和色泽辨析

### 一、指甲形态

临床检验中常见的指甲形态异常可归纳如下：

●凸变：平滑的甲板上有凸起的形态变化。凸起的形态不一，反映病变情况不同。

主要的凸变形态包括：凸条变，链条状变，逗点状变以及横行凸变等。

●凹变：甲板上有凹陷的条纹、斑、块、点等形态变化。

主要的凹变形态包括：大块弧形凹变，大块不规则凹变，横行凹变，小块（米粒大小）凹变，点状（针尖大小）凹变，粗条凹变，中条（1-2mm）凹变以及小条（0.8mm 左右）凹变等。

●翘变：指甲前端向上翘起，前宽后窄，甲板中部有弧形凹陷。

●圆变：指甲呈圆球形。一种圆变指甲呈扁平状，另一种呈球形。

●不规则变：指甲凹凸不平，呈各种不同形状变化，甲色干黄厚，还有多种不同颜色存在。

●指甲中裂隙：甲板中部有一横形裂隙。

●烂豆腐样斑块变：甲板中部有一块如打烂的豆腐样形态和色泽。

●指甲形态不一变：各指的朝向有左有右、有上有下、大小不同。

●缺变：甲板前缘甲皮粘连部分自然内陷而成甲沿缺损。

## 二、指甲色泽

临床检验中常见的指甲颜色和光泽异常可归纳如下：

●白环：从甲根处长出半月形色白如玉的结构形态，又称甲弧影。在不同指甲上出现白环，反映不同的健康状况。

●白斑：指甲上出现不规则的如石灰沉着样的白色斑块。出现的指甲不同、大小不一，反映的病变也不一。

●红变：指甲上出现红色斑、带、块、线等形态。指甲红变说明有炎症充血、淤血、出血的症状。

主要的红变包括：红带变（大红带、双红带、甲沿红线）、红斑变（前沿红斑、甲中红斑、甲根红斑）、斑与点红斑、圈状红斑、淡紫色红斑、白环前红斑等。

●黑色变：指甲上出现黑色条纹后斑块。

主要的黑色变包括：黑条变（一条或数条如铅笔划的纵向线条）、数条黑变（长度只有甲长的一半）、黑块变（指甲多不平整）、黑弧线变（甲中横弧形）以及两侧毛糙黑变等。

●尸色变：指甲色泽呈灰白无光泽，也可是灰黄色或紫黑色。

●光泽变：指甲光泽度增加或者光泽度减小。

主要的光泽变包括：块条状亮度、失光泽、不均匀光泽以及擦油般发亮等。

# 第三节　甲周软组织辨析

临床检验中常见的甲周组织异常可归纳为以下几种：

●甲皮分离。

●甲周红变。

●甲侧倒刺。

●皮缘粗糙。

●皮缘撕裂。

●皮囊光变，咖啡色变。

●皮囊肿胀、倒刺。

●皮带紧缩变。

## 第四节　指甲的脏器定位

李学诚（1990）在临床实践中得出的脏器定位与文献记载或他人（如王文华，1990）稍有不同：大拇指主管全身；食指重点反映大脑、心脏的生理病理变化；中指重点反映消化系统胃、肝、胆、胰、脾、肠道的病理变化；环指主管胸部、肺、纵膈、心内膜的病理变化；小指主要反映肾脏、腰部疾病、男性生殖系统的疾病。

### 一、拇指指甲

拇指指甲代表全身的健康状况。尺侧（内侧）是头，中间是胸腹，桡侧（外侧）是生殖器和直肠，如同一个人平卧在指甲上面。另一方面，又可从指甲远端看头面、口腔病变，从指甲近端看胃、直肠、子宫，双侧看腹腔、盆腔病变（图 15–1）。

### 二、食指指甲

食指指甲主要反映大脑、心脏。前缘反映脑血管；双侧甲缘反映月经周期和输卵管；双侧边侧缘反映卵巢；中部反映脑实质；近端反映心肌（图 15–2）。

### 三、中指指甲

中指指甲重点表现消化系统。肝在根部看：胃、胆在其上；胰腺看根部一大片；十二指肠看皮囊和甲根；大肠靠前沿。胃、胆和十二指肠的区别看右手中指。

### 四、环指指甲

环指指甲主管胸、肺、纵膈。肺看整个指甲；前端代表咽喉、肺上叶；中段代表肺中叶及纵膈、心内膜。左右手分别看左右肺，心内膜主要看左手，胆结石在右手根部看。

### 五、小指指甲

小指指甲主要反映肾和腰。肾病看甲根；鼻看指甲中；痰色看前端；腰部看全指甲；腰肌看皮囊。

中指、环指和小指指甲的脏器分布如图 15–3 所示。

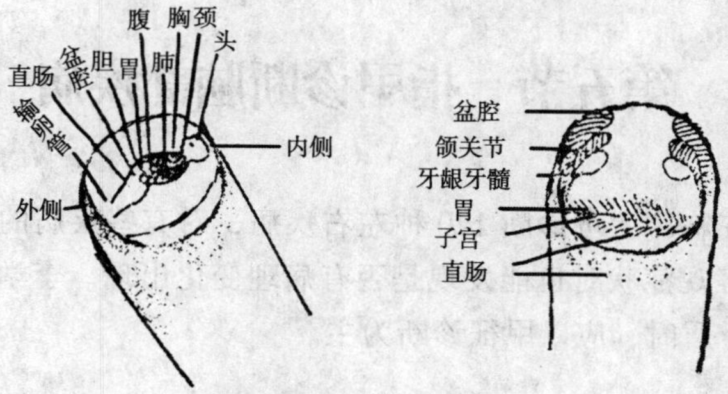


**图 15-1 拇指指甲脏器定位**

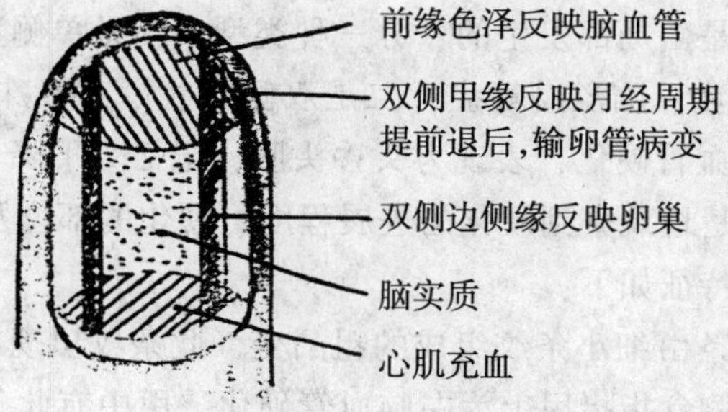


**图 15-2 食指指甲脏器定位**

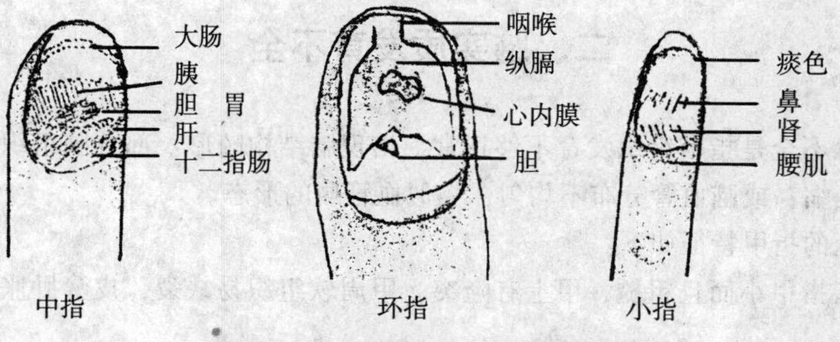


**图 15-3 中指、环指和小指指甲脏器定位**

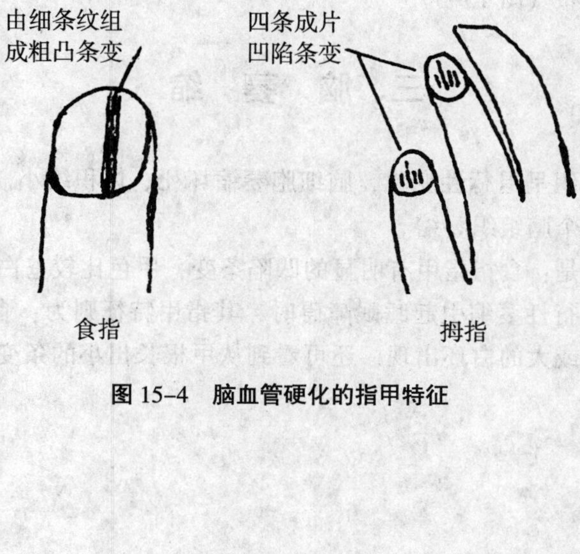


**图 15-4 脑血管硬化的指甲特征**

# 第五节　指甲诊断脑部疾病

指甲形态诊病法在临床上可诊断120种左右疾病，对有些疾病的诊断要早于现有诊断技术，即在病人无主、客观症状时也能发现是否有病理变化出现。李学诚（1990）认为，当临床诊断与指甲诊断有矛盾时，应以甲征诊断为主。

## 一、脑血管粥样硬化

大多数脑血管硬化是由局部发生的，分三种类型：一是单侧型，或左或右一侧出现脑血管硬化，易出现血管炎症、脑溢血等症；二是双侧型，没有特殊的临床表现；三是中间型，大脑正中部位出现部分血管硬化，表现为头昏头胀，记忆力下降，没有明显的、特征性的临床症状。甲征可以很清楚地观察到硬化的进展程度、硬化的部位及其他病理变化。

脑血管硬化的指甲特征如下：

在食指指甲上有一条由细小条纹组成的粗凸变，此条纹出现在右侧食指指甲上，说明右脑血管硬化，出现在左侧食指指甲上为左脑血管硬化，甲中有此条纹则脑正中有血管硬化。

如果食指指甲上呈现有四条成片凹陷条变，拇指指甲上也有同样变化，有的还较宽大，则表示硬化部位脑实质有萎缩、血液供应有障碍，因而会出现晕倒及癫痫样病变（图15–4）。

## 二、脑实质发育不全

脑实质发育不全是指脑组织发育不够正常，出现脑结构畸形：部分脑组织呈现增生，而另有部分呈现萎缩；或脑血管分布不均匀，类似血管瘤的形态。

脑发育不全的指甲特征如下：

白痴：食指指甲小而且粗糙，甲上有隆突，甲周软组织易缺裂，皮囊肿胀。其余指甲生长良好。

脑血管分布不均匀：食指指甲较薄，弯曲且呈圆形，甲板中部有红、淡紫、白色三种颜色混合一起呈条纹状分布（图15–5）。

## 三、脑　萎　缩

脑萎缩是指大脑组织呈退行性变化，脑细胞萎缩坏死，体积缩小。从甲征看到的脑萎缩也是局限性的，并非整个脑组织萎缩。

脑萎缩的指甲特征是：食指指甲有明显的凹陷条变，甲色比较苍白。

当由脑组织部分退行性萎缩引起睡眠障碍时，其指甲特征则为：食指指甲有一明显凹陷条变，甲皮分离，有中或大的白环出现，还可看到从甲根长出小的条变（图15–6）。

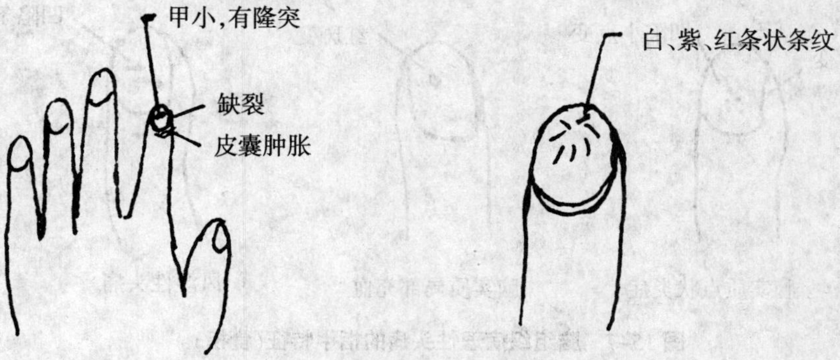


白　痴　　　　脑血管分布不均匀

**图 15-5　脑实质发育不全的指甲特征(食指)**

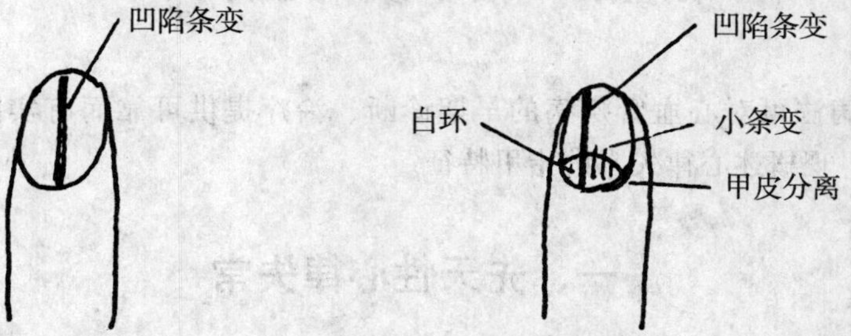


脑萎缩　　　　睡眠障碍

**图 15-6　脑萎缩的指甲特征(食指)**

## 四、头　　痛

各种疾病都可引起头痛，这里指的是与脑组织病理变化有关的头痛。

(一) 脑实质点状炎症

脑实质点状炎症引起的头痛症状，呈发作性，常表现一侧头痛。

指甲特征：食指指甲上有凹陷小点变，甲面弯曲。在左手食指上出现为左侧脑头痛；右手食指上出现，则为右侧头痛。

(二) 脑实质局部充血

脑实质局部充血引起的头痛多为剧痛，有时间性。

指甲特征：食指指甲上有一块明显的红斑变，形态多变，但边界清楚。

(三) 风湿性头痛

这种头痛与天气变化有关，轻者天气变化时只觉头脑不适，昏昏沉沉。

指甲特征：食指指甲上有一两条横行凹陷条变（图 15-7）。当由脑实质脉管炎症引起头痛时，皮囊处还可有少量疹子，皮带沿有石灰样变。

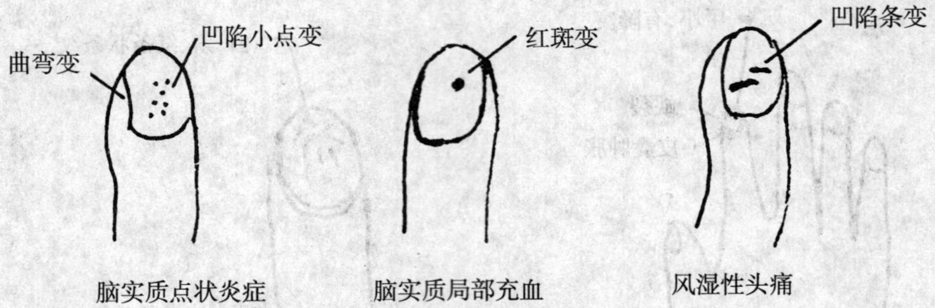


图 15-7 脑组织病理性头痛的指甲特征(食指)

# 第六节 指甲诊断心律失常

指甲形态诊病法可对心血管疾病的早期诊断、治疗提供可靠而有实际指导意义的依据(李学诚，1990)。现概述心律失常的指甲特征。

## 一、先天性心律失常

先天性心律易失常的指甲特征为：食指指甲甲根方变，甲板扁平或者稍有弯曲变；甲皮粘连；皮带薄而宽，缘上稍有石灰样沉着物。

## 二、心脏神经官能症

此病患者能感到心脏搏动或心悸感，并常伴有心前区痛、气短和过度换气，但并无器质性心脏病的证据。

心脏神经官能症的指甲特征为：食指指甲上有弯曲的细小条纹；甲根方变；甲皮分离；甲皮缩小或消失，皮囊咖啡色变；倒刺，甲缘皮带撕裂。

## 三、窦性心律失常

窦性心律失常的指甲特征为：以食指为主，其余四指有时也会同时出现指甲甲根方变；食指指甲上有细小条纹变；甲皮粘连；指头比较尖瘦。

## 四、过早搏动

过早搏动（早搏）的指甲特征为：食指指甲甲根方变，并有圆变及缺变；中指指甲甲根有大块红斑；环指指甲有大小凸条变，长条形红变。

从指甲特征上可以看出，过早搏动大部分患者肺部有轻度的广泛慢性炎症存在，但无临床表现。同时存在肝脏充血变化。

## 五、阵发性心动过速

阵发性心动过速以突然发作和突然中止为特点，发作时间有长有短。

室上性阵发性心动过速常见于基本健康的人。其指甲特征为：食指指甲方变，甲皮分离，甲根带白环、红变；中指有轻度甲皮分离；环指整个指甲红变；食指、中指皮囊带咖啡色（图 15–8）。

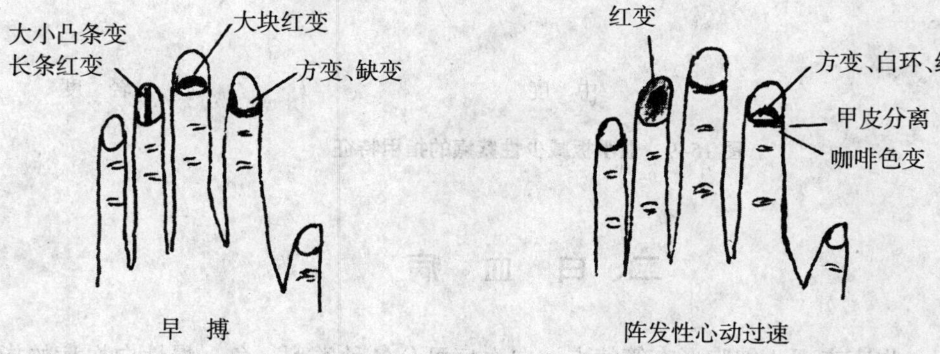


图 15–8 早搏和心动过速的指甲特征

# 第七节 指甲诊断血液病

## 一、血小板减少性紫癜

血小板减少性紫癜按血小板减少的多少与临床症状的有无分为三种。

（一）重度

有临床症状：出血和紫癜。

指甲特征：10 指指甲甲根带白环；白环前缘红变，由浓到淡。

（二）中度

临床症状少，无紫癜，但有牙出血、头昏等症状。

指甲特征：食指、中指、环指指甲根有白环，白环前缘有红变。

（三）轻度

无临床症状。

指甲特征：食指、中指指甲根有白环，白环前缘红变；环指、小指指甲无白环（图 15–9）。

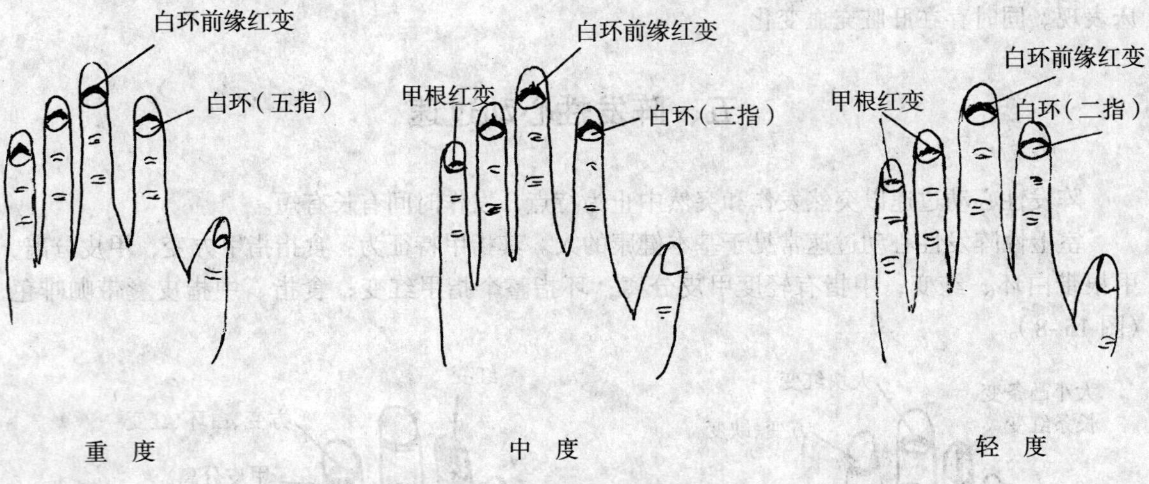


**图 15-9　血小板减少性紫癜的指甲特征**

## 二、白　血　病

根据病程、临床表现、细胞形态等特点，白血病可分各种类型。急、慢性白血病的指甲特征如下。

（一）急性白血病（淋巴细胞性）

最具特征的是：指甲光滑发亮，甲周皮缘光洁透明而完整；环指上有多条“八”字形凹陷条纹。

（二）慢性白血病

指甲特征：指甲呈灰黄色；中指指甲甲根有一灰黑色变；皮囊及甲周皮肤苍白、肿胀。

## 三、嗜伊红细胞增多症

嗜伊红细胞增多症是血液病中比较少见的一种病，甲征十分特殊。

指甲特征：指甲甲根长出一片黑条变，10 指指甲皆有，黑条不超出指甲长度的二分之一（图 15-10）。

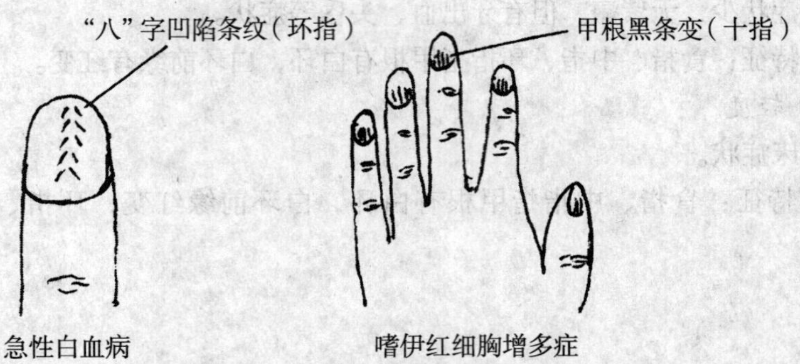


**图 15-10　急性白血病和嗜伊红细胞增多症的指甲特征**

# 第八节　指甲诊断不育症

## 一、少精虫、无精虫症

少精虫、无精虫的原因很多，总的可归纳为三类。无精虫症是不生育的原因。

（一）先天性少精虫症

指甲特征：小指指甲薄、甲根小，皮带紧缩。

（二）炎症性少精虫症

指甲特征：小指指甲扁平而薄，有淡红色斑块变。

（三）其他疾病影响

指甲特征：小指指甲宽大而长，甲周皮缘粗糙；拇指指甲甲皮分离，皮缘明显裂变，皮囊咖啡色变；八个指甲宽大厚变。

## 二、女子不育症

不论全身疾病或者生殖器官的各种疾病都可能引起不孕。

（一）输卵管炎症或阻塞

指甲特征：食指指甲外侧沿有黑条变，甲肉分离；甲周皮肤粗糙。一侧食指变化代表同侧输卵管阻塞。

（二）卵巢功能障碍

指甲特征：食指指甲内侧沿有粗细条凹凸条变，甲曲弯，皮缘粗糙。

（三）子宫发育不全（偏小）

指甲特征：食指指头尖、瘦、薄；食指指甲比其他指甲偏小；甲根紧缩，带小圆形白环。

（四）子宫结核

指甲特征：拇指指甲灰白无光泽；食指指甲外侧缘自卷。或者10指指甲特别油亮；食指指甲外侧缘自卷。

（五）贫血

或者是全身贫血，或者是子宫内贫血，即子宫组织血液供应不良，造成子宫内膜生长发育不良，不利受孕。

指甲特征：食指指甲薄或厚而无光泽，皮囊干瘪，皮带小而紧，甲缘呈锯状。

# 第九节　指甲诊断妇科病

## 一、乳房疾病

乳房疾病包括乳房小叶增生、乳房纤维腺瘤和乳头状瘤，它们的指甲特征如表15–1所示。

表15–1　乳房疾病的指甲特征

| 疾　病 | 指甲特征 |
| --- | --- |
| 乳房小叶增生 | 环指指甲链条状变，甲色苍白，甲皮分离 |
| 乳房纤维腺瘤 | 食指指甲辫条状变 |
| 乳头状瘤 | 食指指甲有3块以上凹陷变 |

## 二、盆　腔　炎

盆腔腹膜炎症可分为急性和慢性两种。

（一）急性子宫内膜炎和子宫肌炎

指甲特征：10指指甲甲根红变，皮囊肿胀；食指指甲甲周明显红变，油光可鉴。

（二）慢性盆腔炎

慢性盆腔炎可分为慢性输卵管炎、卵巢周围炎和盆腔结缔组织炎三种情况，其指甲特征各有不同，如表15–2所示。

图15–11为急、慢性盆腔炎指甲特征示意图。

表15–2　盆腔炎的指甲特征

| 疾　病 | 指甲特征 |
| --- | --- |
| 急性盆腔炎 | 10指指甲甲根红变；食指指甲甲周红变 |
| 慢性盆腔炎 | |
| 　输卵管炎 | 食指指甲外侧沿红变，边缘内藏污垢 |
| 　卵巢周围炎 | 食指指甲内侧沿毛粗、凹凸变，边缘红变 |
| 　盆腔结缔组织炎 | 食指指甲边缘黑变；环指、小指指甲黑色缺变 |

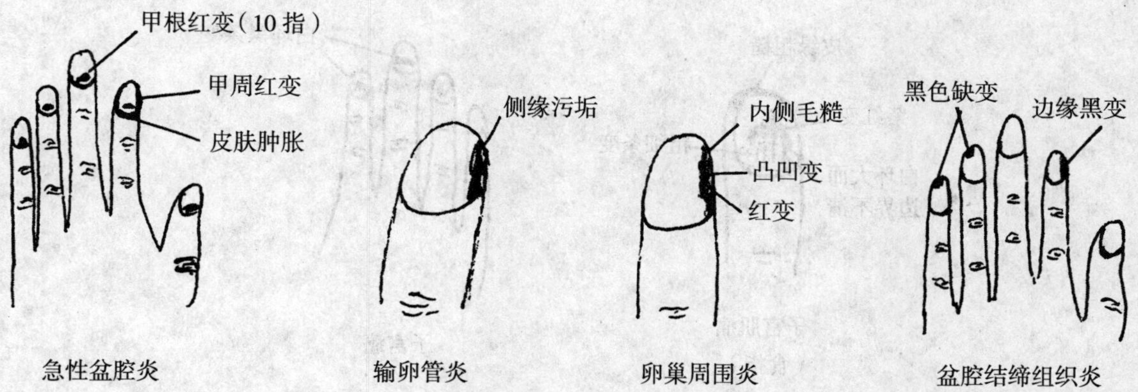


图 15-11　急、慢性盆腔炎的指甲特征

## 三、子宫疾病

子宫疾病有多种，现分述子宫颈炎、子宫肌瘤和子宫脱垂的指甲特征。

（一）子宫颈炎

急性子宫颈炎：食指指甲前缘红带变，从甲尖到甲根红色逐渐变淡，如子宫颈糜烂则红带缺变，坏死呈紫红色变。

慢性子宫颈炎：食指指甲前缘缺变，缺变形态依糜烂面大小和轻重而变；指甲远端紫红带变。

急、慢性子宫颈炎指甲特征如图 15-12 所示。

（二）子宫肌瘤和子宫癌

子宫肌瘤：食指指甲甲根呈紫红色变，白环大而边界不清，甲皮分离，皮缘粗糙，甲板上有大小不等的粗细条纹。病重或病久后指甲弯曲，甲色由紫红变紫黑色。

子宫癌：拇指、食指、中指指甲白环黑条变，条纹向前延伸。有一部分患者环指指甲白环也有少量黑变。

子宫肌瘤和子宫癌的指甲特征如图 15-13 所示。

（三）子宫脱垂

指甲特征：拇指、食指指甲呈竹节状；食指指甲双侧红条变，前端红球变。连起来看，就像毛竹顶红球。

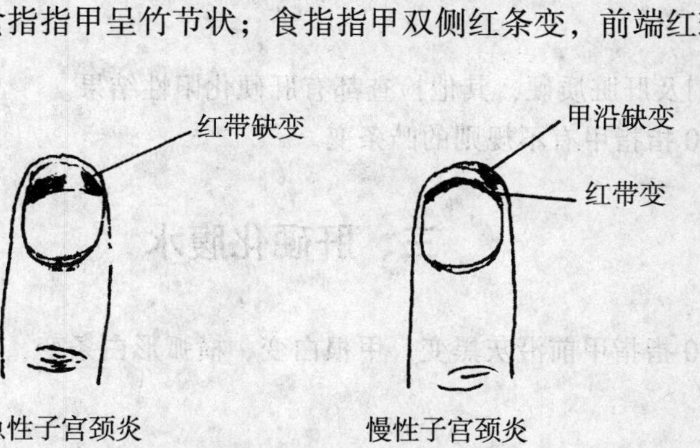


图 15-12　子宫颈炎的指甲特征（食指）

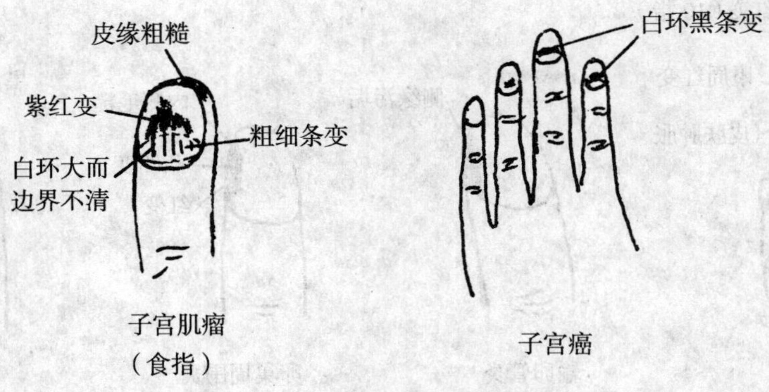


图 15-13　子宫肌瘤和子宫癌的指甲特征

### 四、输卵管肿瘤

指甲特征：食指指甲侧缘甲皮分离，甲内藏有乌黑色物质；拇指指甲内侧也是甲皮分离，藏有乌黑色物质。乌黑色条变边缘部整齐。

## 第十节　指甲诊断肝硬化

甲征观察肝硬化要比临床诊断早得多，只要肝脏有纤维组织增生，甲根就有表现——白色毛玻璃样变。肝硬化腹水除白色毛玻璃样变外，还有横弧形白条变。

肝硬化可分为四类，各类指甲特征有所不同。

### 一、隐性肝硬化

指甲特征：10 指指甲根白变，前沿灰黑色变。

### 二、症状性肝硬化

临床体检能扪及肝脏质硬，其他检查都有肝硬化阳性结果。

指甲特征：10 指指甲有不规则的凸条变。

### 三、肝硬化腹水

指甲特征：10 指指甲前沿灰黑变，甲根白变，横弧形白条变，弧形朝向指甲根。

### 四、无症状性肝硬化

患者本人毫无病态感觉，但已有明显的病理改变，如肝肿大，脾肿大，硬化，蜘蛛痣。

指甲特征：10 指指甲圆弯变，甲色深红，皮囊呈咖啡色，属门脉性肝硬化一种。

各类肝硬化指甲特征见图 15–14。

## 第十一节　指甲诊断鼻炎和鼻窦炎

鼻炎和鼻窦炎是鼻部的主要疾病，两者常相互影响，连为一体。鼻炎可分为萎缩性鼻炎和过敏性鼻炎两种，鼻窦炎中上颌窦炎发病率最高，筛窦炎次之，额窦炎又次之。

### 一、萎缩性鼻炎

指甲特征：环指、小指指甲甲根毛玻璃样变；甲板近端有细凹条变；翘甲变。

### 二、过敏性鼻炎

指甲特征：环指指甲有紫色花纹；小指指甲有斑块状紫色变；甲根段为毛玻璃样变。

两种鼻炎的典型指甲特征如图 15–15 所示。

### 三、上颌窦炎

指甲特征：小指指甲甲根有 4–6 条中凸条变及小凸条变；病症迁延时间长，累及上呼吸道炎症时，则环指也有同样变化。

### 四、筛　窦　炎

指甲特征：小指指甲甲根部有双链条状凸变；环指指甲红变；中指指甲红块变。

### 五、额　窦　炎

指甲特征：小指指甲有斜行的条纹变化。此种特征和急性白血病有相似之处（比较图 15–16 与图 15–10）。两者是否有关，有待考证。

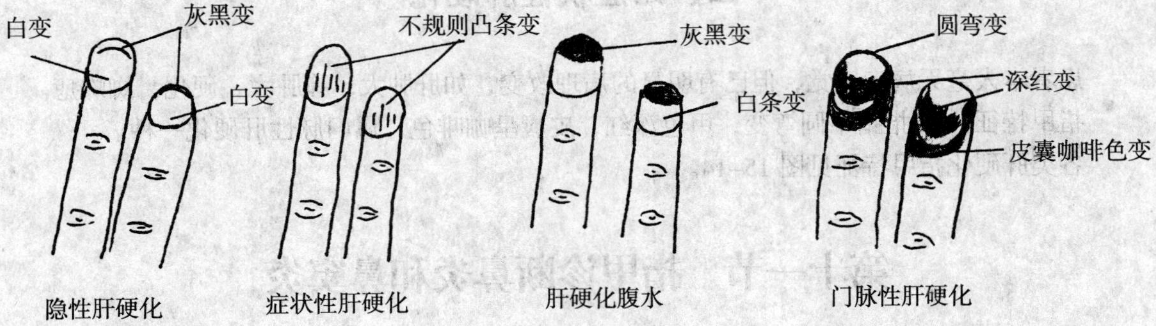


图 15-14　各类肝硬化的指甲特征(10 指)

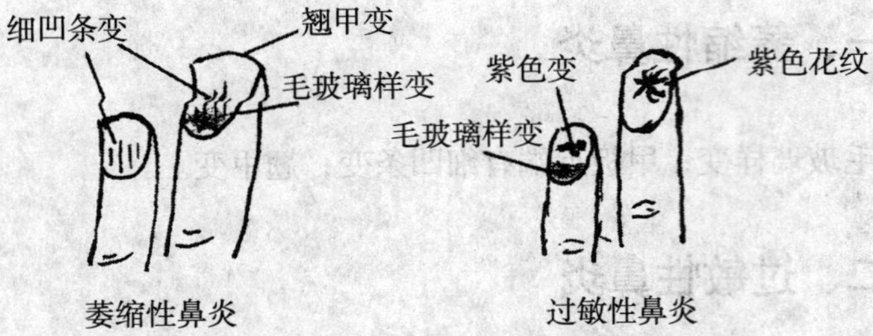


图 15-15　鼻炎的指甲特征(环指、小指)

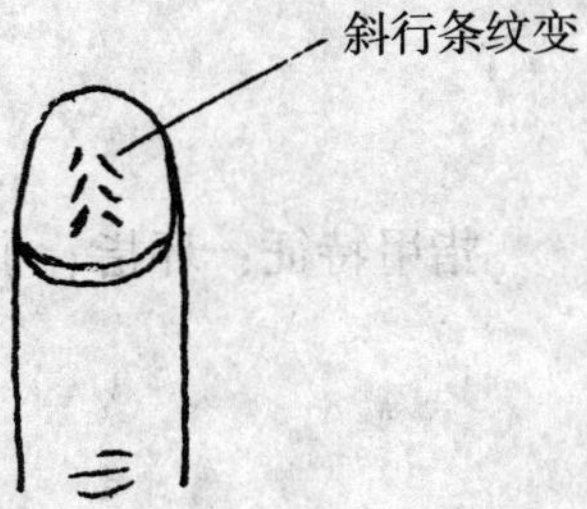


图 15-16　额窦炎的指甲特征(小指)

## 参考文献

[1] 李学诚：《指甲诊病彩色图谱》，山西科学教育出版社 1990 年版。
[2] 彭清华、朱文峰：《中国民间局部诊法》，湖南科学技术出版社 1995 年版，第 378—411 页。
[3] 朱文峰：《中医诊断学》，人民卫生出版社 1999 年版，第 105—109 页。
[4] 邓铁涛：《实用中医诊断学》，人民卫生出版社 2004 年版，第 468—473 页。
[5] 宋孟斋：《爪甲荣枯与溃疡病》，载《河北中医》，1984 年第 2 期，第 19 页。

第十六章

# 壮医甲象诊病法

## 第一节　壮医甲象诊病方法

壮医甲象诊病法是以壮医临证二十八甲象为依据，体察辨识病名、征象、症状、病机，进而综合论治的方法。诊察指甲与甲象辨证是壮医独具一格的重要诊察手段和传统学术，是临床各科的共同基础（覃保霖，1968）。

### 一　诊病概要

壮医甲象诊病方法可概括如下：

（1）诊察指甲形态、质地、色泽，并作层位剖析，确定指甲类型和甲象属性。

（2）确定甲象与脏腑的对应关系。

（3）根据症象、脉象、舌象、甲象四象合参，辨证论治。

### 二　指甲诊察

诊察指甲宜在自然光照下，令受检者伸手俯掌，各指自然伸直，检查者（医者）距手指一尺用目直观，亦可借助放大镜观察。诊察时应逐一检查各指的甲体（甲板）、甲床、月痕（弧影）、甲襞、孙络①，分辨其形状、质地、颜色、泽度、动态等，一般应察看两手各指指甲，并互相对比，必要时可再诊视两足趾甲，以资比较，综合分析。

检查甲象的要领如下：

●甲体——正常时为微曲透明的角质板。望诊时要注意其形状大小、弯曲、扁平、凹凸、厚薄、嵴棱、疰食、断裂、残缺等；质地坚软、韧脆、致密、粗糙等；颜色的深浅；泽度的荣枯等。

●甲床——以指按压甲板，透过角质层检查甲床形态、斑纹、瘀点、色泽及孙络动态等。

①孙络——孙络是经络系统中络脉的一种。络脉是经脉的分支，有别络、浮络和孙络之分。孙络是最细小的络脉，《素问·气穴论》称它有“溢奇邪、通荣卫”的作用。此处指甲床所含毛细血管。甲床含有丰富的毛细血管，是营养供应和物质代谢的聚散之区，也是形成甲象及其动态的关键所在。

●月痕——月痕为甲根基底部显淡白色的弧影，如一轮新月。检查时以指压甲板，观察月痕形态变异、色泽变化、孙络动态等。

●甲襞——观察皱襞之形态、色泽、孙络动态以及与甲体结合是否规整，有无缺损等。

## 三、层位剖析

人体躯体、脏腑经络、气血体能等信息层叠融合在指甲上成象①，是为甲象。

在同一甲象中又有标本之分，“本”指甲中到甲根，包含有月痕和甲基质，为甲象之本，与脏腑气血息息相关；“标”指甲尖及游离缘，为甲象之标，多受外因病害所致。

在诊察甲象中，除仔细检查指甲生长发育、形态特征、色泽表现外，尤须对甲象作层位剖析或动态观察。

辨析甲象定位时，不仅有甲跟、甲中、甲尖的标本之分，还要注意浅层位（甲柱面）、中层位（间体介质）与深层位（甲基质）之别。根据经络连属根结聚散，甲本常反映脏腑病变，甲尖常反映躯干肢节皮部症状。按照表里层次，甲柱面浅层常与体表的皮部相关，例如皮部风燥，因病位在表，仅影响到甲板的粗糙灰白；如果是脏腑病变，因病位在里，故常见甲床及甲基质的斑纹瘀点等征象；甲体间质层淤滞，常发病位应在皮里膜外及体腔等处。

## 四、形态和色泽

指甲形态，随病证而有变异。病在脏腑，或累及经络，营卫阻滞，气血失常时，常见指甲卷如葱管，粗似蒜头，剥如竹笋，枯似鱼鳞，曲类鹰爪，塌同瘪螺，嵴沟脆裂，杂色斑驳，疰食啃缺，症瘕赘瘤等。

指甲色泽，随脏腑虚实、气血荣枯、邪正盛衰而相应变化。大体情况如下：色红干燥为气分热，红紫为血分热，淡白为脏腑虚寒，苍白是血气俱虚，紫绀是壮热蕴毒，青紫为寒痛挟风邪，黄色为湿热或黄疸，蓝色为心血瘀阻或邪犯肝经，色黑为死血瘀滞或邪犯肾系。而且色深邪进，晦涩正虚，枯萎则气血津液濒于衰竭；虽杂色互见，倘润泽滋华，为向愈之征；若枯萎干涩，则为趋向重笃之象。

# 第二节　二十八甲象

诊察指甲与甲象辨证，按照壮医传统理论和临证实务经验，经综合分析，覃保霖（1988）归纳成28种甲象，其指甲特征如表16-1所示。除本色甲外，其余27种甲象都有相关的症状、征候，以至病机等方面，例如横沟甲，可综述如下，余不赘述。

①象——藏象学说是中医学的重要理论基础。藏，是指藏于体内的内脏；象，是指表现于外的生理、病理现象。王冰曰：“象，谓所见于外，可阅者也。”张景岳在《类经》中说：“象，形象也。藏居于内，形见于外，故曰藏象。”人的五脏六腑虽深藏于躯体之内，但脏腑的生理功能和病理变化都有征象表现于外，故症象、舌象、脉象、甲象，皆有其特征性表现，故望症、望舌、切脉、望甲可以推断疾病的实质。

## 横 沟 甲

肌肤风燥， 气滞血壅， 肺蕴燥邪， 肝气郁滞， 皮肤枯涩，
鳞屑疹点， 郁结逆气， 心烦少眠， 躁急善怒， 癫狂吐舌，
心烦恍惚， 躁烦火郁， 肺热咳逆， 痰嗽哮喘， 咽痛恹热，
舌如草莓， 斑疹殷鲜， 胸肋刺痛， 腹满痞胀， 奔豚伏梁，
脾阳不振， 腰肾强痛， 四肢挛痹， 骨蒸盗汗， 妇女崩漏，
小儿惊痫， 积聚症瘕， 高山气薄， 异态凸甲。

**表 16-1 壮医二十八甲象的指甲特征**

| 次 序 | 甲 型 | 指甲特征 |
|---|---|---|
| 1 | 本色甲 | 本色甲象， 气血充盈， 光华内蕴， 润泽涵神 |
| 2 | 葱管甲 | 葱管甲象， 卷曲如筒， 甲面粗涩， 枯槁失荣 |
| 3 | 蒜头甲 | 蒜头甲象， 指端粗隆， 甲板过曲， 末端弯拱 |
| 4 | 竹笋甲 | 竹笋甲象， 甲层支离， 灰涩疏松， 甲床郁滞 |
| 5 | 鱼鳞甲 | 鱼鳞甲象， 如枯鱼鳞， 纵横凹点， 斑驳不明 |
| 6 | 瘪螺甲 | 瘪螺甲象， 苍白塌缩， 月痕失泽， 甲襞灰枯 |
| 7 | 鹰爪甲 | 鹰爪甲象， 甲尖弯曲， 甲面凹凸， 褐色斑瘀 |
| 8 | 羹匙甲 | 羹匙甲象， 能容水珠， 月痕苍白， 甲襞干枯 |
| 9 | 扭曲甲 | 扭曲甲象， 纵横纽屈， 月痕灰黯， 甲襞壅窒 |
| 10 | 嵴棱甲 | 嵴棱甲象， 纵棱突起， 柱面不平， 甲床瘀滞 |
| 11 | 横沟甲 | 横沟甲象， 凹陷带沟， 甲床瘀点， 月痕如垢 |
| 12 | 软薄甲 | 软薄甲象， 薄软似纸， 月痕失华， 甲襞披离 |
| 13 | 粗厚甲 | 粗厚甲象， 粗糙浑浊， 灰白而涩， 月痕苍枯 |
| 14 | 脆裂甲 | 脆裂甲象， 甲失韧度， 层状断裂， 粗疏而浊 |
| 15 | 胬肉甲 | 胬肉甲象， 畸形臃肿， 胬肉盘根， 甲襞凸隆 |
| 16 | 萎缩甲 | 萎缩甲象， 如同枯叶， 甲体短绌， 甲襞残缺 |
| 17 | 暴脱甲 | 暴脱甲象， 甲床显露， 甲襞残损， 甲跟苍枯 |
| 18 | 白色甲 | 白色甲象， 苍白失荣， 月痕枯涩， 甲质疏松 |
| 19 | 红紫甲 | 红紫甲象， 红紫相侵， 月痕色涩， 甲襞黯纹 |
| 20 | 紫绀甲 | 紫绀甲象， 甲床紫绀， 月痕滞涩， 甲襞乌黯 |
| 21 | 青紫甲 | 青紫甲象， 甲床郁滞， 月痕失泽， 甲襞褐赤 |
| 22 | 蓝色甲 | 蓝色甲象， 古铜乌蓝， 月痕滞浊， 甲襞乌黯 |
| 23 | 黄色甲 | 黄色甲象， 甲体色黄， 甲根滞涩， 月痕微苍 |
| 24 | 黑色甲 | 黑色甲象， 根似焦煤， 甲体色黑， 月痕棕灰 |
| 25 | 斑点甲 | 斑点甲象， 杂色纷披， 甲面斑驳， 月痕枯瘠 |
| 26 | 疰蚀甲 | 疰蚀甲象， 状似虫蚀， 稀疏斑痕， 甲襞干瘪 |
| 27 | 啃缺甲 | 自啃指甲， 甲体残缺， 质地疏松， 月痕脱屑 |
| 28 | 症瘕甲 | 症瘕甲象， 凹凸不平， 甲层粗涩， 月痕畸形 |

# 第三节　甲象九畴

壮医观甲诊病时将指甲划一井字，区分为三部九区，与人体上焦、中焦、下焦相互对应，甲象三部九区成为藏象之投影，是为甲象九畴图（图 16–1）。

根据临床经验，甲体指尖部（甲尖）主上焦，称为天部，尖心属心，两边（即尖边）属肺；甲体中部（甲中）主中焦，称为人部，中心属脾胃，两侧（即中侧）属肝胆；甲体根部（甲根）主下焦，称为地部，根心属肾与膀胱，两旁（即根旁）属小肠大肠。壮医认为，凡此九畴为气血所萃，乃后天之本。而月痕涵孕精华，是为先天之母，主胞宫、精室、骨髓。九畴十区分属五脏六腑，人体的生理病机，凭借经络气血为载体，使物质流、能量流、信息流交会于甲体而成甲象。

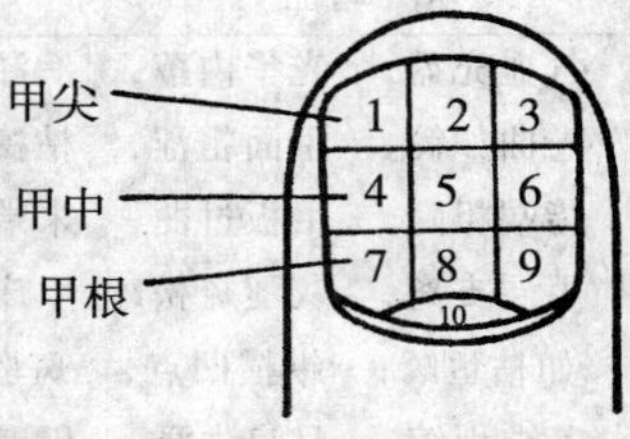


图 16–1　甲象九畴示意图

2.尖心；1、3.尖边；5.中心；4、6.中侧；8.根心；7、9.根旁；10.月痕

**甲象九畴歌**

甲象九畴涵藏象，三部九区分野祥；
尖心属心主神明，尖边属肺气斯扬；
中心脾胃化精微，中侧肝胆□其乡；
根心肾与膀胱府，根旁分属大小肠；
月痕先天蕴基质，胞宫精宫骨髓藏。

# 第四节　五脏病证候的指甲特征

五脏，是心、肺、脾、肝、肾的合称。五脏病证候的指甲特征如下：

## 一　心病证候

(一）心热证

心火亢盛：甲尖色赤或呈红紫甲；

外邪化火：尖心及尖边紫绛较深，或现紫绀甲；

痰火扰心：尖心青赤，现青紫甲象；

心脉滞阻：甲下出血，现蓝色甲象。迁延日久，气滞血瘀，现蒜头甲象。

(二）心虚证

心气虚：尖心色淡、苍白；

心阳虚：甲尖紫黯。心阳暴绝呈蓝色或黑色；

心血虚：甲苍白无华；

心阴虚：甲紫而滞黯；

心经络淤阻：甲青紫色；

心久虚证：随气血率损而呈现软薄、羹匙、萎缩、葱管、竹笋等甲象。

## 二、肺病证候

（一）肺寒证

甲尖边苍白，寒痰壅肺则甲板苍白如积垢，日久呈现竹笋、白色或软薄甲象。

（二）肺热证

甲尖边色红，呈现红紫甲象。燥邪犯肺，则甲体枯涩，日久现鱼鳞、横沟、脆裂、粗厚或蒜头甲象。

（三）肺虚证

肺阴虚：甲尖边苍白或乳白色，甲体枯涩，日久呈现脆裂、粗厚甲象。

燥邪犯肺：甲体干枯，日久出现鱼鳞、蒜头、羹匙、葱管、脆裂或暴脱甲。

（四）肺实证

甲尖边瘀滞、粗糙，日久呈现葱管、鹰爪、蒜头、粗厚、脆裂、症瘕诸甲象。

## 三、脾病证候

（一）脾寒证

甲体中心苍白，日久现羹匙、软薄、横沟、疰蚀、瘪螺诸甲型。

（二）脾热证

甲体中心黄浊，滞涩如积垢，日久则现嵴棱、啃缺、胬肉、斑点、黄色诸甲象。

## 四、肝病证候

（一）肝寒证

甲体两侧黄浊、紫黯、青紫，日久呈现葱管、鹰爪、竹笋、扭曲或蓝色甲象。

（二）肝热证

甲体两侧黄赤，以至紫绛，日久转黯，呈现嵴棱、扭曲、横沟、鹰爪、黄色诸甲象。

（三）肝虚证

甲体两侧青紫、橘黄，日久呈现扭曲、萎缩、鹰爪、黄色诸甲象。

（四）肝实证

甲体两侧青、紫、绀、蓝，日久呈蓝色、黑色、黄色、粗厚、疰蚀、症瘕诸甲象。

## 五、肾病证候

（一）肾阴虚证

甲根中心淡白，月痕枯涩黑色，日久呈现鱼鳞、竹笋、嵴棱、黑色或暴脱甲象。

（二）肾阳虚证

甲根中心苍白，月痕枯萎白色，日久呈现葱管、鱼鳞、啃缺、白色、脆裂或暴脱甲象。

# 第五节　六腑病证候的指甲特征

六腑，即胆、胃、大肠、小肠、膀胱、三焦的总称。六腑病证候的指甲特征如下：

## 一、胆病证候

胆寒证：甲体两侧青紫，可呈现鹰爪、扭曲、横沟甲象。

胆热证：甲体两侧黄浊，可呈现扭曲、胬肉、黄色甲象。

胆虚证：甲体两侧淡青色，日久可呈现萎缩、扭曲、竹笋甲象。

胆实证：甲体两侧黄黯，瘀滞日久可呈现扭曲、粗厚、鹰爪、症瘕诸甲型。

## 二、胃病证候

胃寒证：甲体中心淡白或呈青紫甲象。日久可现羹匙甲，寒泄无度，可见瘪螺甲。

胃热证：甲体中心黄浊或红紫色，日久可现胬肉或斑点甲象。

胃虚证：甲体中心苍白，日久可出现葱管、萎缩、斑点、疰蚀甲象。

胃实证：甲体中心黄浊如积垢，日久可出现胬肉、斑点、嵴棱、疰蚀、粗厚、症瘕诸甲象。

## 三、大肠病证候

寒证：甲根旁淡白或青紫色，呈现葱管或瘪螺甲象。

热证：甲根旁黄浊、紫绀、粗厚、呈现斑点甲象。

虚证：甲根旁灰白，日久可呈现白色、羹匙、啃缺、萎缩或暴脱甲象。

实证：甲根旁黄黯，日久现横沟、嵴棱、胬肉或症瘕甲象。

## 四、小肠病证候

虚寒证：甲根旁苍白、青紫色，呈现羹匙甲象。

实热证：甲根旁红紫色，呈现紫绀或斑点甲象。

## 五、膀胱病证候

虚寒证：甲根中心灰白，枯涩，或现鱼鳞甲象。

实热证：甲根中心红赤，干涩，呈现嵴棱、斑点甲象。

### 六、三焦病证候

上焦主证：甲尖灰白而浊。

中焦主证：甲体中部瘀滞黄浊。

下焦主证：甲根滞涩、臃肿，月痕浑浊。

## 第六节　温热病证候的指甲特征

卫气营血和三焦是温热病证候的分类方法。前者代表温热病发展过程中浅深轻重的不同阶段，后者代表温热病由上而下的传变过程。

### 一、卫气营血病证候

卫分证是实热病邪侵入肌表，卫气功能失常所表现的证候，病在肺与皮毛；气分证是温热病邪内传脏腑，表现阳热亢盛的里热证，病在胸、膈、脾、胃、肠、胆；营分证是温热病邪内陷的深重阶段，病在心与包络；血分证是温热病发展过程中较为深重的阶段，病在肝肾。

温热病的不同发展阶段，各有其不同的指甲特征。

卫分证：甲尖尖心、尖边俱红，或呈深红色。

气分证：全甲深红，或呈现红紫甲。

营分证：全甲红紫，以至紫绀甲。

血分证：甲现青紫、紫绀、黯蓝、黑色，或见甲下出血、瘀血。

### 二、三焦病证候

温热病的传变，始于上焦心、肺及心包，上焦病不解则传入中焦脾与胃，中焦病不解则传下焦肝与肾。三焦辨证与卫气营血辨证，一纵一横，互为补充，相辅而行。

三焦证候亦与甲象变化息息相关。

上焦证：甲尖红或紫。

中焦证：甲体中部红紫、紫绀、青紫、斑点互见。

下焦证：甲根青紫、紫绀、蓝色、黑色，或见甲下出血，失水则呈现瘪螺甲。

## 参考文献

[1] 俞长荣：《验甲晕辨虚实》，载《福建中医药》1960 年第 5 期，第 29 页。
[2] 李元文：《辨甲在中医诊断中的意义》，载《云南中医杂志》1988 年第 1 期，第 40 页。
[3] 覃保霖、覃自容：《诊察指甲与甲象辨证》，载《辽宁中医杂志》1983 年第 10 期，第 21 页。
[4] 覃保霖、覃自容：《观甲诊病》，广西民族出版社 1988 年版
[5] 邓铁涛：《实用中医诊断学》，人民卫生出版社 2004 年版，第 255—266 页。

第十七章

# 指甲诊癌法

## 第一节 概 述

指甲诊断恶性肿瘤早已为我国医家所重视。

林紫宸（1960）指出，凡患肝癌、胃癌、子宫癌的患者，其指甲表面必现晦黄色。

杨准盖（1978）认为，拇指、食指、中指指甲出现黑纹和紫纹可作为消化道肿瘤及女性生殖系统肿瘤的迹象，这些条纹与指甲根部相垂直，可为一条或数条，粗细不等，可如发丝粗至0.3厘米，多见于右手。其中，拇指、食指两指指甲出现紫纹多见于食道癌、胃癌；拇指、中指指甲紫纹可见于女性生殖系统肿瘤。

潘德年（1985）在1979—1982年期间，观察了800例癌症病人和非癌症及健康人的指甲，以一指或多指同时出现一条或几条宽变为0.1—0.4厘米、颜色从褐色到黑色深浅不一的甲床纵纹为阳性，结果发现，胃癌阳性率为53%，肝癌阳性率为49%，肠癌阳性率为46%，食管癌阳性率为39%，而胃病、肝病、肠病的阳性率分别为30%、36%和10%，健康人阳性率为11%，癌症组与非癌症组及健康组有极显著差异，而后两组间无显著差异。孙秉严（1985）亦认为观察指甲诊断癌症有一定价值。

王文华（1990）认为，观察指甲血气符号可以诊断鼻咽癌、肺癌、食管癌、胃癌和肝癌。李学诚（1990）描述了胃癌、肝癌、直肠癌、子宫癌、白血病等5种恶性肿瘤的指甲形态、色泽和甲周组织特征。

周立寰（1993）在1968—1992年期间观察了499例癌症病人的指甲，其中胃癌199例，肺癌73例，肠癌39例，贲门癌27例，食道癌23例，癌性胸水7例，肝癌3例，其他癌65例。

表17-1 指甲诊断恶性肿瘤一览表

| 王文华（2001） | 周立寰（1993） | 李学诚（1990） | 王晨霞（2002） | 潘德年（1985） | 杨准盖（1978） |
|---|---|---|---|---|---|
| 肺 癌 | 肺 癌 | | 肺 癌 | | |
| 食道癌 | 食道癌 | | | 食道癌 | 食道癌 |
| 胃 癌 | 胃 癌 | 胃 癌 | 胃 癌 | 胃 癌 | 胃 癌 |
| 结肠癌 | 肠 癌 | | | 肠 癌 | |
| 直肠癌 | 直肠癌 | 直肠癌 | | | |
| 肝 癌 | 肝 癌 | 肝 癌 | | 肝 癌 | |
| 宫颈癌 | 宫颈癌 | 子宫癌 | | | 子宫癌 |

续表

| 王文华（2001） | 周立寰（1993） | 李学诚（1990） | 王晨霞（2002） | 潘德年（1985） | 杨淮盖（1978） |
|---|---|---|---|---|---|
| 乳腺癌 | 乳腺癌 | | 乳腺癌 | | |
| 肾　癌 | | | | | |
| 前列腺癌 | | | 前列腺癌 | | |
| 鼻咽癌 | 鼻咽癌 | | 鼻咽癌 | | |
| 上颌窦癌 | 上颌窦癌 | | | | |
| 扁桃体癌 | 扁桃体鳞癌 | | | | |
| | | 急性白血病 | 白血病 | | |
| | | 慢性白血病 | | | |
| | | | 淋巴癌 | | |
| 脑　瘤 | 脑　癌 | | | | |
| （子宫肌瘤） | | （子宫肌瘤） | | | |
| | | （输卵管瘤） | | | |
| | | （乳头状瘤） | | | |
| | | （乳房纤维腺瘤） | | | |

靳士英（1997）发现，恶性肿瘤患者指甲甲板形质、色泽异常以及甲下肉色异常比一般疾病组和健康组严重，异常发生率有极显著差异。认为甲床紫晕、甲床整体带青、指压反应延迟可供恶性肿瘤病情、预后、转移倾向判断时参考。

王文华（2001）在继续探索的实践过程中又获得了许多新的认识和经验，将指甲可以诊断癌症的数目扩大到14种（表17–1）。

王晨霞（2002）指出，甲床下出现红色或暗黄色阴影是癌症的标志，色泽深浅与肿瘤的良恶程度有关。

## 第二节　癌症的指甲信息符号特征

### 一、王文华的报告

王文华（2001）检验了14种恶性肿瘤的甲下血气符号的形态、色泽和区位特征，发现各种癌症的指甲特征有一定的规律性。

（一）典型案例

1975年6月7日，发现卓某（男，42岁）双手拇指指甲中部近、远段皆有椭圆形符号，边缘不太整齐，紫黑色；中段还见红色线条状符号（上颌窦炎）。告之患者，符号颜色不好，形状也有问题，嘱其早去医院进行检查。之后经随访了解，确诊上颌窦癌，已手术。

1986年10月9日，刘某（男，32岁）主诉间歇性头痛，时有恶心。甲检发现，左拇指指甲中部中段有一锥形符号，暗紫色，疑为脑肿瘤。但患者说，曾看过医生，认为是神经性头痛。由于符号颜色不正常，嘱患者再去肿瘤医院进一步检查。一个月后随访得知，经CT检查确诊为脑胶质瘤。

1987年10月8日，魏某（男，48岁）肛门口坠胀，大便黏液带血，小便不适，隐痛，自以为痔疮，未曾诊治。甲检发现，右手中指指甲中部近段有条形符号，黑色，疑为直肠肿瘤。后经医院诊断为直肠癌。

1987年12月6日，张某（男，58岁）右手食指指甲中部远、近段各有一个点状符号，远段的呈紫黑色，近段的色紫红，两点之间还有一条线状符号相连，亦呈紫红色（食管炎），提示食管癌。经食管吞钡X线检查，诊断为食管上段癌变。

1988年3月17日，黄某（男，75岁）左手食指指甲中部近段（偏远）有一椭圆形符号，紫黑色周围呈淡黄色。该指甲桡侧近段还有一个点状符号，黑色。临床诊断为原发性左下支气管肺癌。

1988年3月31日，陈某（男，48岁）右手拇指指甲中部近段有一条状符号，呈黑色，周围色紫红；中、远段处还见一钩形符号，呈紫黑色，指甲诊为鼻咽癌。患者自述：1987年7月确诊鼻咽癌，已做放疗，现来沪复查。

1988年4月2日，常某（男，44岁）右手环指指甲中部近段有横椭圆形符号，其桡侧端见一黑点，其余部位为紫红色，提示肝癌。临床诊断：肝硬化，原发性肝癌，门脉高压。

1989年6月8日，廖某（女，48岁）右手食指指甲中部中段见一紫黑色点状符号，周边比较模糊，可疑乳腺癌。后经B超等检查，外科确诊为乳腺癌，手术治疗。

1994年4月25日，何某（女，28岁）右手中指指甲桡侧中段发现紫黑色三角形符号，其周围呈紫红色云雾状，可能胃癌，嘱患者尽快到医院进一步检查，及早治疗。2个月后家属告之，医院确诊胃癌，已手术出院。

1995年7月18日，章某（女，42岁）右手中指指甲中部中段有一紫黑色点状符号，提示结肠肿瘤可能。后经结肠镜检及活检，确诊为结肠癌（腺癌）。

（二）一般特征

14种癌症的指甲血气符号特征如表17-2所示。

**表17-2　癌症的指甲血气符号特征**

| 疾　病 | 区　位 | 形　状 | 色　泽 |
|---|---|---|---|
| 肝癌 | 右手环指中部和尺侧（近中段多见） | 椭圆形、圆形、条形，符号周围呈丝状 | 紫黑，黑带黄 |
| 肺癌 | 食指桡侧近段及中部近段 | 点状、椭圆形 | 紫黑，黑 |
| 食管癌 | 右手食指中部 | 点状、椭圆形、蜘蛛形 | 黑、紫黑、淡黄 |
| 胃癌 | 右手中指桡侧中段 | 椭圆形、三角形、云雾状 | 黯黑、紫红、鲜紫红 |
| 结肠癌 | 右手中指中部中段 | 条形、椭圆形、圆形 | 黯紫、紫黑、黑 |
| 直肠癌 | 右手中指中部近段 | 条形、椭圆形 | 紫黑、黑 |
| 宫颈癌 | 环指挠侧近段 | 条形、椭圆形、圆形 | 紫黑、黯紫 |
| 乳腺癌 | 食指中部中段 | 横条形、圆形 | 紫黑、黑 |
| 肾癌 | 环指尺侧近、中段 | 椭圆形、月牙形、圆形 | 黑、紫黑 |
| 前列腺癌 | 左手环指中部远、近段 | 三角形、锥形、椭圆形、条形 | 紫黑、黯紫、紫红 |
| 鼻咽癌 | 拇指中部 | 条形、钩形 | 紫黑、黯黑 |
| 上颌窦癌 | 拇指中部近、远段 | 三角形、椭圆形（边缘不整齐） | 紫黑、黯紫 |
| 扁桃体癌 | 拇指桡侧近段 | 圆形、椭圆形 | 黑、紫黑 |
| 脑瘤 | 拇指中部，尺侧近、中段 | 点状、锥形、椭圆形 | 紫黑、黯紫 |

各种癌症的指甲血气符号示意图见图17-1、图17-2、图17-3、图17-4、图17-5。图

17–5 中还示出了肺结核和前列腺肥大的指甲符号以与相应癌症作比较。

## 二、周立寰的报告

周立寰（1993）检查了 12 种癌症的指甲符号，发现诊察指甲对癌症诊断有重要意义。

（一）典型案例

1972 年 10 月 30 日，上海某棉纺厂女工赵某，甲诊发现胃癌，后经辅助检查证实。同年，上海青浦县农民顾某，在环指指甲内、外侧有平行黑色点，点周围有紫色符号，诊断为肝癌。后经检查证实。

1974 年 9 月，陈某右环指指甲内侧中部有一黑色直线条，在中部还有许多黄色点状符号，诊断为晚期肝癌。后经证实。同年 5 月，对左某的指甲观察发现食指指甲内侧近端有很多黑色符号，诊断为支气管癌。后经进一步检查证实。

1975 年 2 月，杨某右环指指甲中部近端有一片白色符号，提示为肝癌。后经检查证实。

1977 年，柴某右手食指指甲内侧近端有一条黄色伴紫暗色线条，提示食道癌。后经证实。

（二）一般特征

12 种癌症的指甲符号特征如表 17–3 所示。

各种癌症的指甲符号分布示意图如图 17–6 所示。

**表 17–3　癌症的指甲符号特征**

| 疾　病 | 区　位 | 形　状 | 颜　色 |
|---|---|---|---|
| 肝　癌 | 右环指中部近端 | 点状、条状、片状 | 白、黄、黑 |
| 食道癌 | 右食指内侧近、远端，中部 | 云雾状、三角形、椭圆形、线条状、点状 | 黄、白、紫红、黯黑 |
| 胃　癌 | 右中指外侧中段 | 条状、方形 | 紫红、紫黑 |
| 结肠癌 | 右环指外侧中段 | 条状 | 黑 |
| 直肠癌 | 左环指内侧远段 | 条状 | 黑 |
| 宫颈癌 | 右环指桡侧近段 | 点状、圆圈 | 红 |
| 乳腺癌 | 右食指内侧远段、中部近段 | 点状、线条状、菜花形 | 淡绿、红、黑 |
| 咽喉肿瘤 | 右食指桡侧远段 | 点状、斜线 | 淡红、黑 |
| 支气管癌 | 右食指尺侧 | 点状 | 黑 |
| 上颌窦癌 | 右拇指中部近段及近段靠近月痕缘 | 三角形、菜花形、蜘蛛形 | 红、黑 |
| 扁桃体鳞癌 | 右食指桡侧中段 | 条状、菜花形、斜线 | 淡红、黑 |
| 脑　癌 | 右拇指外侧中、远段 | 点状、斜线 | 黑、白、红 |

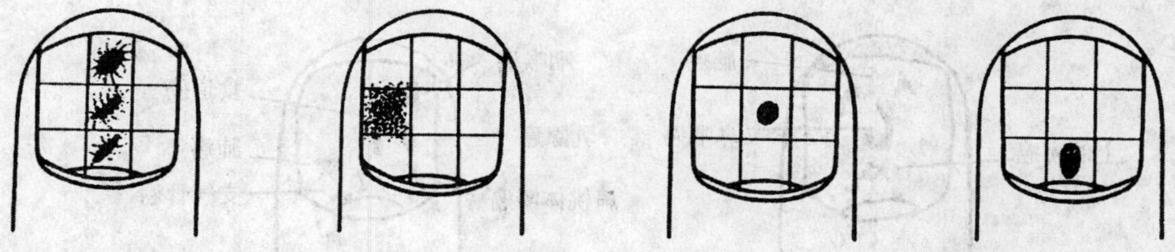

食管癌（右手食指指甲）　胃癌（右手中指指甲）　结肠癌（右手中指指甲）　直肠癌（右手中指指甲）

**图 17–1　几种消化道癌的指甲符号示意图**

肝癌（右手环指指甲）　肾癌（右手环指指甲）

**图 17–2　肝癌和肾癌的指甲符号示意图**

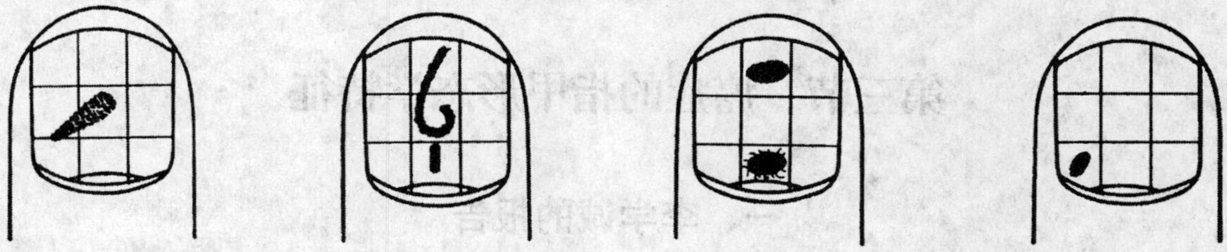

脑癌（左手拇指指甲）　鼻咽癌（拇指指甲）　上颌窦癌（拇指指甲）　扁桃体癌（拇指指甲）

**图 17–3　几种头部癌症的指甲符号示意图**

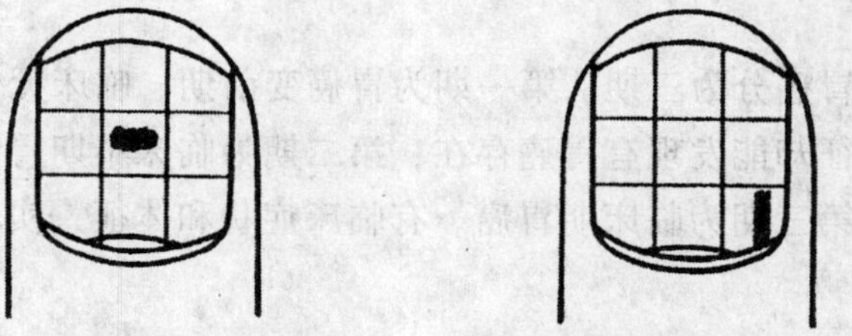

乳腺癌（左手食指指甲）　宫颈癌（左手环指指甲）

**图 17–4　乳腺癌和宫颈癌的指甲符号示意图**

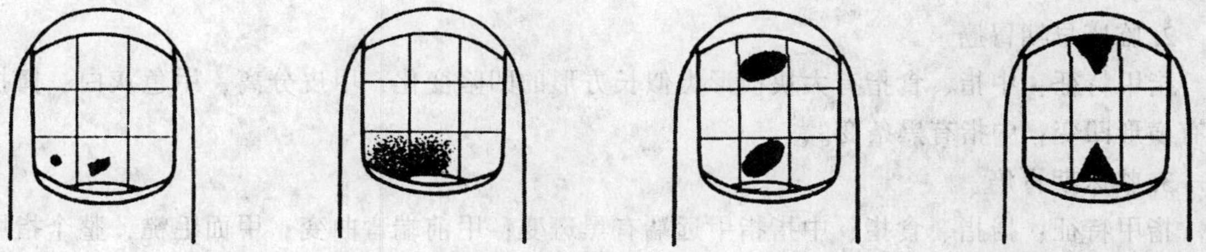

肺癌（右手食指指甲）　肺结核（右手食指指甲）　前列腺癌（左手环指指甲）　前列腺肥大伴前列腺炎（左手环指指甲）

**图 17–5　肺癌和前列腺癌的指甲符号示意图(附:肺结核和前列腺肥大)**

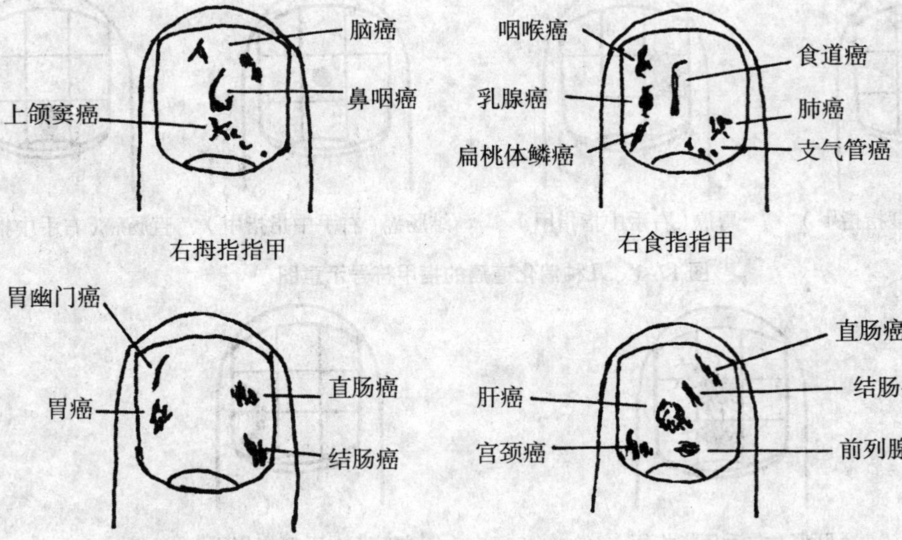


图 17-6　癌症的指甲符号位置示意图

# 第三节　癌症的指甲形态学特征

## 一、李学诚的报告

李学诚（1990）检验了 5 种恶性肿瘤的指甲特征，其中白血病和子宫癌的指甲形态、色泽及甲周组织变化在本书第十五章第七、第九节做了介绍。现述其余 3 种癌症的指甲特征。

（一）胃癌

按临床表现，可将胃癌分为三期。第一期为胃癌变前期。临床无任何症状，检查也无阳性结果，但察看指甲特征却能发现有胃癌存在；第二期为临床早期胃癌。只有在活组织检查时偶然可看到癌细胞；第三期为临床期胃癌。有临床症状和体征，实验室检查可得出阳性结论。

1. 胃癌变前期

指甲特征：10 指指甲色如肤色，甚至比肤色更加灰暗，指甲圆变、曲变，甲皮分离，皮缘粗糙。

2. 临床早期胃癌

指甲特征：中指、食指有大块横形类似长方形的凹陷变化，甲皮分离，甲色灰白；拇指也有横形凹变；中指有黑条变。

3. 临床期胃癌

指甲特征：拇指、食指、中指指甲远端有黑斑变；甲前端弯曲变；甲面毛糙，整个指甲如烂铁皮高低不平；甲根黑条变；甲皮分离，甲色浅白或白、淡黄块状多变。

胃癌的指甲形态特征如图 17-7 所示。

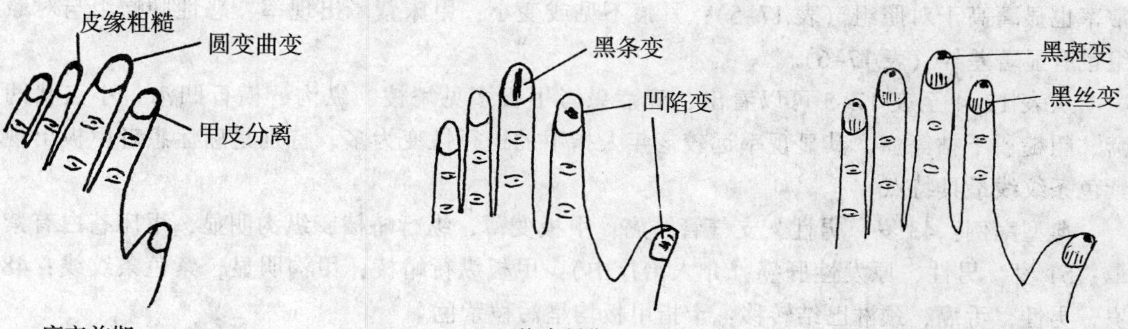


**图 17–7　胃癌的指甲形态特征示意图**

（二）肝癌

引起肝脏癌变的原因可以分为四种：一是慢性肝炎转为癌变；二是精神刺激所致；三是毒物的影响；四是回盲部炎症引起。

1. 慢性肝炎所致肝癌

指甲特征：十指指甲薄而有光泽，呈长圆筒形；甲根稍有白变，甲色鲜淡紫红色；指背静脉怒张。

2. 精神刺激所致肝癌

指甲特征：食指、中指、环指、小指指甲中部有一纵向铁钉状凹陷，前大根小；中指、环指指甲近端（指根）有一小紫斑，后者稍大；甲皮稍有分离，皮带缘上有石灰样沉着。

3. 中毒性肝癌

指甲特征：中指指甲紫黑变，如尸体色；食指、中指、环指、小指指甲前缘有不整齐白带变。

4. 青少年肝癌

指甲特征：环指指甲明显红变；食指、中指、小指指甲前沿有深红色断条变，手指苍白，瘦弱，肿瘤已有鸡蛋大小。肿瘤继续发展，食指、中指、环指、小指指甲近端深红变，远端红带变，中央白玉变；静脉怒张。从指甲特征推论这型癌变与回盲部炎症有关（两者指甲形态特征相似），可能是回盲部的肠道菌群失调引起体内代谢紊乱，诱发肝细胞癌变。

肝癌的指甲形态特征如图 17–8 所示。

（三）直肠癌

肛管、直肠癌是肠癌中最常见而主要的疾患。

指甲特征：右食指指甲大块横行凹变；左食指指甲甲缘疏松变，甲色灰暗无光泽，呈恶性病灰色，皮缘粗糙，甲皮分离（图 17–9）。

## 二、靳士英的报告

靳士英（1997）研究、观察了 249 例恶性肿瘤患者（Ⅲ组）的甲象，并以 50 例正常人（Ⅰ组）和一般疾病患者（Ⅱ组）作对照比较。发现恶性肿瘤患者的甲板形质异常率高达 89%，而正常人组和一般疾病组分别为 18%和 32%（表 17–4）；恶性肿瘤患者的甲板色泽异常率也显著高于对照组（表 17–5）；月痕不见或变小；甲床紫晕出现率，恶性肿瘤组与对照组也有显著差异（表 17–6）。

从表 17–4 至表 17–5 可以看出，癌症患者甲板多见嵴棱、纵沟、横行凹沟、小点状凹窝、粗糙、干枯等症，其显现率远较老年人指甲的退行性变为多。特别是癌症患者甲板出现紫色条纹线最具特点。

典型案例：43 岁，男性，支气管鳞癌：甲板变薄，纵行嵴棱，纵沟明显，甲床苍白有紫晕；51 岁，男性，原发性肝癌（介入治疗中）：甲板纵行嵴棱，甲沟明显，紫色条纹线；48 岁，男性，舌癌，颈淋巴结转移：十指甲板均呈污秽紫色。

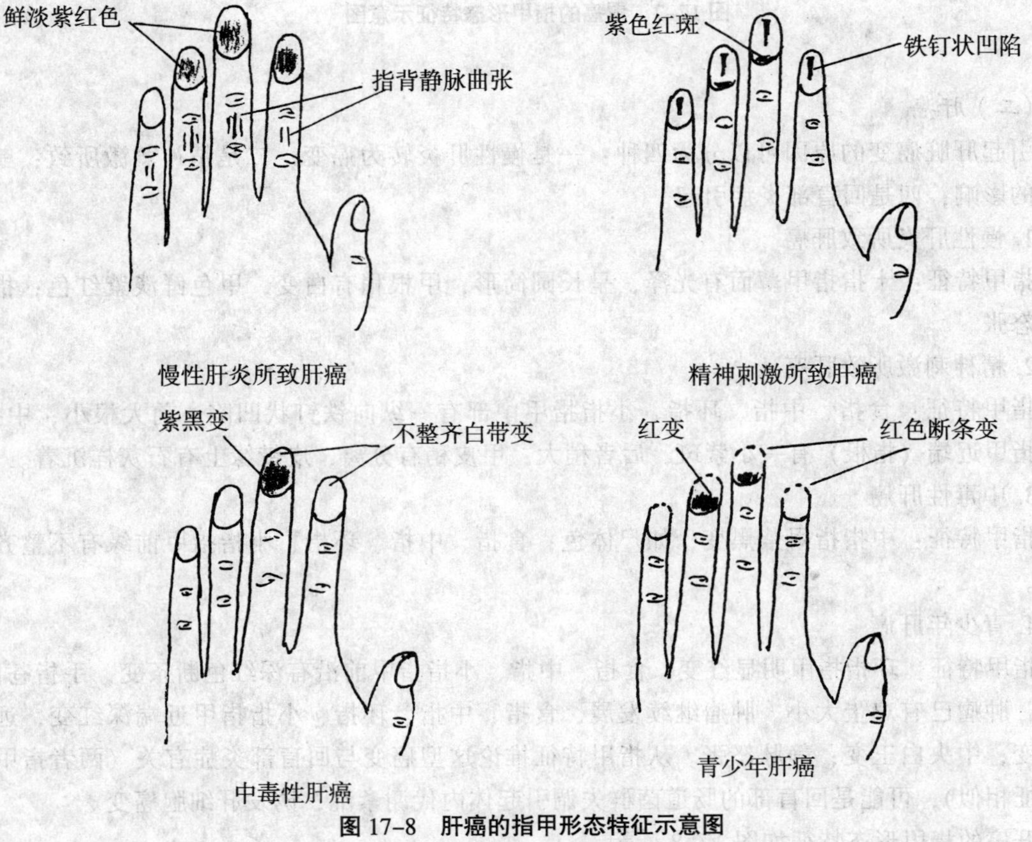


图 17–8　肝癌的指甲形态特征示意图

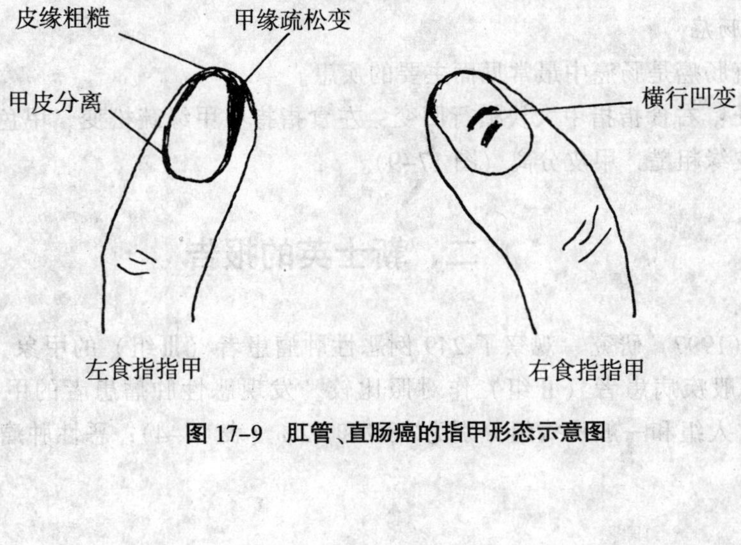


图 17–9　肛管、直肠癌的指甲形态示意图

表 17-4　癌症患者的甲板形质变化

| | 正常人（Ⅰ） | 一般病人（Ⅱ） | 癌症病人（Ⅲ） |
|---|---|---|---|
| 总例数 | 50 | 50 | 249 |
| 杵　状 | | 2 | 10 |
| 嵴　棱 | 6 | 10 | 189 |
| 纵　沟 | 5 | 10 | 86 |
| 横　沟 | 2 | | 40 |
| 小凹窝 | | 3 | 57 |
| 灰　甲 | 1 | 1 | |
| 异常例数 | 9 | 16 | 222 |
| 异常率（%） | 18.00 | 32.00△ | 89.16** |

注：①每例可有多种异常表现。

②**：与Ⅰ组、Ⅱ组比较，$x^2$ 分别为 119.99、83.76，P<0.01；△：与Ⅰ组比较，$x^2$=29.20，P<0.01。

表 17-5　癌症患者的甲板色泽变化

| | 正常人（Ⅰ） | 一般病人（Ⅱ） | 癌症病人（Ⅲ） |
|---|---|---|---|
| 总例数 | 50 | 50 | 249 |
| 紫　纹 | | | 32 |
| 污　黄 | | 1 | 16 |
| 晦　暗 | 2 | 2 | 16 |
| 白　斑 | 2 | 2 | |
| 磨玻璃样 | | 2 | 26 |
| 玛瑙样 | | 1 | |
| 出现例数 | 4 | 8 | 110 |
| 出现率（%） | 8.00 | 16.00 | 44.17** |

注：**：与Ⅰ、Ⅱ组比较，$x^2$ 分别为 23.10、13.84，P<0.01。

表 17-6　癌症患者的月痕及甲下肉色变化（%）

| | 正常人（Ⅰ） | 一般病人（Ⅱ） | 癌症病人（Ⅲ） |
|---|---|---|---|
| 月痕不见或变小 | 18.00 | 32.00 | 60.64**,△△ |
| 甲床紫晕 | 4.00 | 10.00 | 24.10**,△ |
| 甲床苍白 | 2.00 | 8.00 | 5.62 |

注：①与Ⅰ组比较，**P<0.01。

②与Ⅱ比较，△P<0.05，△△P<0.01。

## 三、庄振西的报告

庄振西（1994）在《手形手纹手诊》一书中综述临床经验和文献报道时，指出指甲诊癌有下列要点：

(1) 当指甲出现一片片黑色或褐色或呈雀斑状而且常发生在手的大拇指和脚的大脚趾的指甲上，尤其是在指甲周围也出现褐色或黑色改变时，可能意味着病人患有恶性肿瘤——黑色素瘤。

(2) 当指甲根部长出数条黑线，通常只长到指甲的中部，提示体内正在或发生了癌变，应当去医院进一步检查，明确诊断及早治疗。

(3) 指尖端甲板周围出现黄色，要警惕恶性黑色素瘤。

(4) 指甲青色瘀斑，是中毒性早期癌症的征兆。

(5) 指甲甲板两边嵌入甲缘，中间隆起，紧扣于甲床者，易患肿瘤。

(6) 直肠癌病人10指指甲常有纵向嵴纹并呈紫色，纵嵴纹的数目和颜色改变与病情有关。

(7) 指甲出现宽窄不等的纵嵴纹，提示患有子宫肌瘤等病。

(8) 右手环指指甲出现三角形或云雾状改变，颜色淡者为肝炎，症轻；颜色紫红为症重。如果出现圆形、椭圆形改变，颜色较黑，则可能提示患有肝癌。

## 第四节　癌症的指甲色泽特征

王晨霞（2002）认为，指甲色泽与肿瘤的良恶程度有关。观察的方法是：医生用拇指和食指捏紧受检者手指指甲边缘肉际部，平行快速地左右摇摆，甲床下血液循环会随着医生手指的摇摆速度全面均衡地快速流动，此时注意观察指甲下血液循环是否均衡。若指甲上出现位置固定、不随甲床血液流动而变换部位的红色或暗黄色条形或块状阴影，则表明该受检者体内存在肿瘤。阴影的大小和形态与体内肿瘤大小和形状没有对应规律性，但其色泽与肿瘤病程有关。

### 一、与肿瘤良恶及部位的关系

阴影色泽、位置与肿瘤良恶程度和部位有如下规律：

●良性或早期肿瘤：多见于红色。

●中晚期肿瘤或恶性肿瘤：暗黄色或苍白色。

●头颈以上部位肿瘤：拇指指甲出现红色或暗黄色小阴影。

●呼吸系统肿瘤：食指指甲出现红色或暗黄色小阴影。

●胰腺、胃部肿瘤：中指指甲出现红色或暗黄色小阴影。

●肝脏、肾脏肿瘤：环指指甲出现红色或暗黄色小阴影。

●内分泌、生殖系统肿瘤：小指指甲出现红色或暗黄色小阴影。

### 二、与肿瘤病程的关系

阴影色泽、指甲形态与肿瘤病程有如下规律：

●早期乳腺癌：指甲半月板（弧影）变小。

●早期鼻咽癌：甲面高低不平，脆变增大。

●早期胃癌：甲面无光泽，易裂。

●早期前列腺癌：指甲见于红色。

●中晚期白血病：指甲暗黄色。

●淋巴癌：指甲苍白色。

●中晚期肺癌：指甲呈卷筒状。

●神经、骨骼系统肿瘤：指甲呈卷筒状。

## 参考文献

[1] 林紫宸：《癌肿诊断》，载《福建中医药》1960年第5期，第29页。
[2] 杨维益：《肿瘤内科学总论》，内蒙古人民出版社1978年版，第143页。
[3] 潘德年、林思菊、黎昌琦等：《中医望诊法在消化道癌临床诊断应用初探》，载《中医杂志》1985年第6期，第51—53页。
[4] 王文华、李捷珈：《指甲诊病》，上海中医学院出版社1990年版，第42—105页。
[5] 李学诚：《指甲诊病彩色图谱》，山西科学教育出版社1990年版，第20—118页。
[6] 周立寰：《指甲诊病》，南京出版社1993年版。
[7] 靳士英、周侠君、何尚宽等：《恶性肿瘤甲象特点的观察研究》，载《广州中医药大学学报》1997年第3期，第156—158页。
[8] 王文华、李捷珈、傅建萍：《指甲测百病》，上海科学教育出版社2001年版，第56—202页。
[9] 王晨霞、潘梅：《癌症看指掌》，知识出版社2002年版，第149—157页。
[10] 庄振西：《手形手纹手诊》，华龄出版社1994年版，第68—317页。
[11] 祝恒琛：《辨甲诊病》，上海中医药大学出版社2003年版，第148—151页。